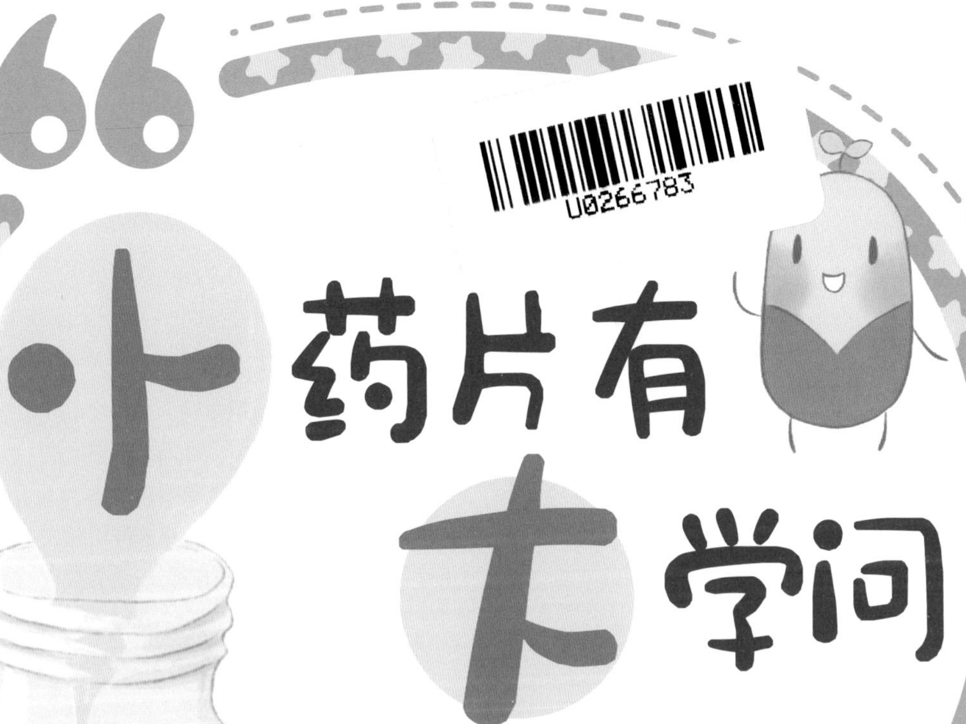

小药片有大学问

Xiao Yaopian You Da Xuewen

杨丽杰　吴一波 / 编著

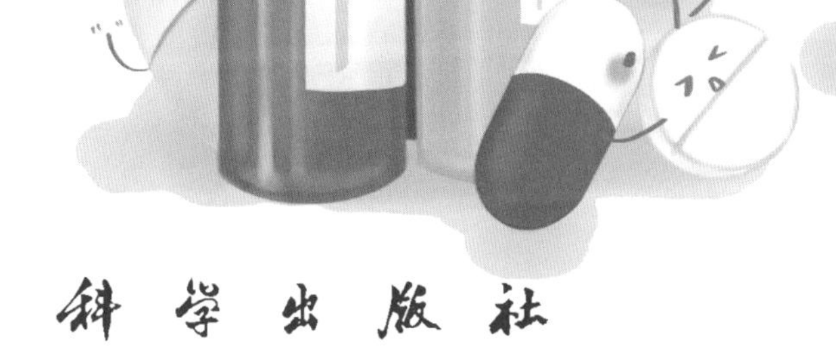

科学出版社

北　京

内 容 简 介

《小药片有大学问》是一本关于用药知识的科普读物，旨在引导公众关注用药安全，提升药物素养。

本书由多位具有丰富药学实践经验的作者撰写而成，以“药宝”为叙述者，以故事为案例，以循证为思想，为公众系统地介绍药物相关知识。本书分为“药物知识知多少”“药品说明书你会看吗？”“常见不常知的给药形式”“用药误区别中招”“用药禁忌知多少”“特殊人群用药警示”六章，针对药品说明书、药物剂型、用药误区、用药禁忌、特殊人群用药等公众关心的问题给予逐一解答，由专业插画师进行插画创作，增强了本书的趣味性和可读性。

本书是老百姓用药前的必修课，更是避免用药差错的必备书。

图书在版编目(CIP)数据

小药片有大学问 / 杨丽杰，吴一波编著 . —北京：科学出版社，2022.3

ISBN 978-7-03-071312-4

I. ①小… II. ①杨… ②吴… III. ①药物学—通俗读物 IV. ① R9-49

中国版本图书馆 CIP 数据核字 (2022) 第 001632 号

责任编辑：侯若男 / 责任校对：彭 映

责任印制：罗 科 / 封面设计：墨创文化

科 学 出 版 社 出版

北京东黄城根北街16号

邮政编码：100717

http://www.sciencep.com

四川煤田地质制图印刷厂印刷

科学出版社发行 各地新华书店经销

*

2022年3月第 一 版 开本：787×1092 1/16

2022年3月第一次印刷 印张：15 3/4

字数：373 000

定价：95.00 元

（如有印装质量问题，我社负责调换）

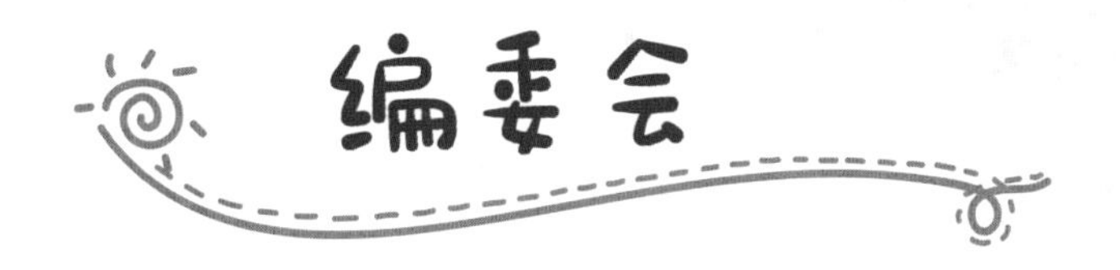

编委会

序一

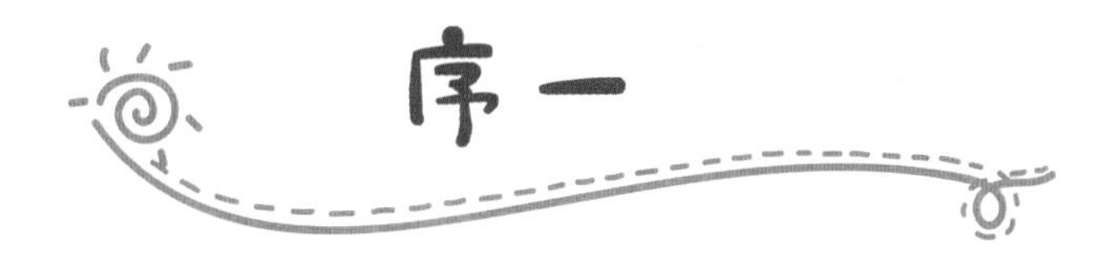

随着我国卫生事业的发展和医疗服务水平的不断提高，公众用药越来越普遍，安全用药问题也逐渐成为公众关注的热点和焦点。药品是一种特殊商品，其质量优劣、用药是否科学，直接影响使用者的身心健康及安全。由于国内药物相关科普比较薄弱，居民自主使用药品（如购药、服药及药后反馈等）仍存在包括难以识别药品不良反应、药依从性较差以及盲目追求新、贵药等在内的不科学用药问题，这些问题不仅危及公众身体健康，同时增加了患者的医疗成本。

经过多年的健康传播工作理论与实践研究，我总结出健康传播的七个必要范畴：健康知识的科普、健康政策的解读、健康事件的报道、健康人物的塑造、健康信息的导航、健康文化的浸润和健康传播的国际化。健康知识科普的理念是什么？一般而言，就是要用公众能听得懂的语言来介绍健康知识，与伪科学、伪科普、伪养生做斗争，用权威信息挤压谣言滋生的空间。不可否认的是在数千年的药物探索与实践期间，药物对人类健康和医学进步做出了巨大贡献，但是药物也是一把双刃剑，既可以防治疾病，也可能会产生不良反应危害人类，用前人的话总结即“是药三分毒”。虽然如此，但药物在改善与维持人类健康中仍起着不可替代的作用，毕竟人的一生中难免会遇到各种各样的疾病，只有通过医治并正确服用或借助药物才可以治愈，反之则会事与愿违。因此只有普及合理、科学、安全的用药知识，引导公众纠正生活中被误导的用药观念和习惯，提醒公众关注用药安全，提升公众药物素养，才可以减少甚至消除不合理用药带来的不良影响和危害。

由中国医师协会健康传播工作委员会高校学组杨丽杰（哈尔滨医科大学）

和吴一波（北京大学）领衔的健康科普团队撰写的《小药片有大学问》一书，由浅入深从药物历史、药物识别、给药形式和注意事项，结合具体案例分别介绍药物历史的发展脉络、药物说明书载明的重要信息、药物服用的“法”与“量”、常见不常知的给药形式和特殊群体用药注意事项。引用具体案例，读者置身其中想象自己遇到这些情况应该怎么解决，然后通过继续阅读寻求答案。同时以“药宝”为切入点，通过故事情节展开叙述，如药宝小故事、药宝小课堂、药宝小贴士等贴近民生的话题，这就使得艰深晦涩的医学科普知识变得通俗易懂、科学实用，具有良好的可读性和趣味性。当然这也离不开由药学、医学、公共卫生、传播学等方面专家构建的创作团队的付出，他们在日常繁忙工作之余，投身公益科普创作，从多个方面来介绍用药知识。

我坚信，通过阅读这本书，老百姓可以合理地用药，走出用药误区，增强疾病预防和自我健康管理的能力，提高公众用药安全意识。

最后，祝贺《小药片有大学问》一书顺利出版！

中国医师协会健康传播工作委员会常务副主任委员　刘哲峰

2021 年 7 月

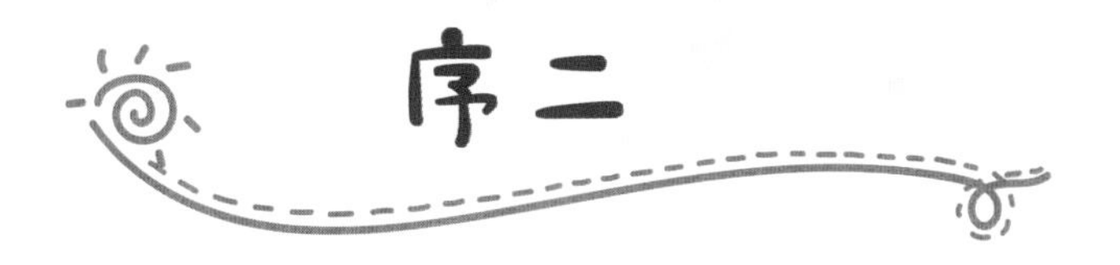

序二

很高兴为《小药片大学问》这本药物科普专著作序。这本书真正做到了图文并茂、通俗易懂，一个个小故事非常贴近我们的生活，而可爱的小药宝更是让你第一眼就会爱上他。

古代医书讲“用药如用兵”。用药之妙，如将用兵，《小药片有大学问》把练兵和用兵的道理和谋略讲得清清楚楚。第一篇“识药有方”介绍了药物基本知识及历史渊源、药品说明书和剂型、给药方式，如同讲解了练兵、养兵的过程，兵书大全和不同兵种的作战方式，了解这些内容有助于我们在生病养病的战场上“知己知彼，百战不殆”；第二篇“用药有道”介绍了用药误区、服药禁忌和特殊人群用药问题，非常详细地解读了用药之道，正所谓“兵不在多，独选其能，药不贵繁，惟取其效”。如果排兵布阵不得法、滥用兵力将会误入歧途。“是药三分毒”的说法人人皆知，但是我们要尽可能做到“杀敌一万，自损三千”而不是“杀敌一千，自伤八百”。“服药不忌口，坏了大夫手”也是我们熟知的俗语，大夫就是将领，吃药不忌口等同于我们自己给将领的兵阵设置了障碍，内奸不除，军队会立即瓦解或者后患无穷。

总之，我读完《小药片有大学问》，自己收获很大，相信您也会喜欢这本书，并通过这本书提升自己的药物素养，保证自己和家人的用药安全。

北京大学公共卫生学院教授　孙昕霙

2021 年 7 月

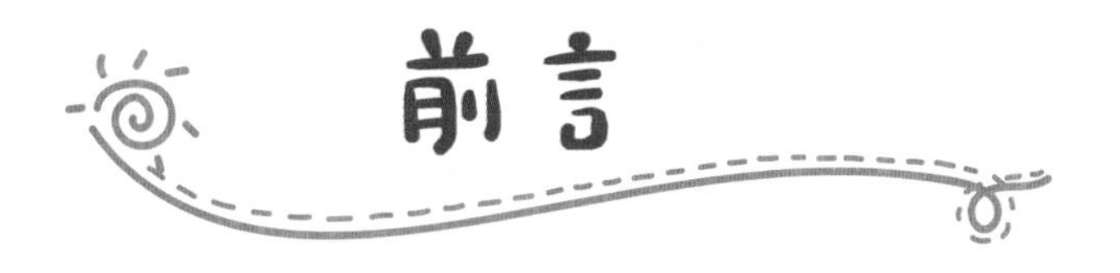

前言

党的十九大报告作出“实施健康中国战略”的重大决策部署，2019 年 7 月 15 日，国务院印发的《国务院关于实施健康中国行动的意见》（国发〔2019〕13 号）中提出了健康中国行动（2019—2030 年）的 15 项专项行动，其中“健康知识普及行动”作为首个重大行动，“合理用药”是个人和家庭应当关注的重点内容。然而，目前我国居民健康素养的水平仍比较低，2019 年全国居民健康素养水平仅为 19.17%，居民的药物素养更是不容乐观，根据世界卫生组织报告，全球死亡人数中有近 1/7 的患者死于不合理用药，药物性损害已上升至全球死亡原因的第五位。我国每年 5000 多万住院患者中有 250 万人是由于不安全用药引起，家庭中不合理用药超过 30%，每年引起死亡的有 19 万人之多。因此，加强安全用药科普，提高患者药物素养尤为关键。

本书由多位具有丰富药学实践经验的作者撰写而成，以“药宝”为叙述者，以故事为案例，以循证为思想，为公众系统地介绍药物相关知识。本书分为“药物知识知多少”“药品说明书你会看吗？”“常见不常知的给药形式”“用药误区别中招”“用药禁忌知多少”“特殊人群用药警示”共六章，针对药品说明书、药物剂型、用药误区、用药禁忌、特殊人群用药等公众关心的问题给予逐一解答，并以“药宝”为主人公讲解科普知识，由专业插画师进行插画创作，增强了本书的趣味性和可读性。本书是老百姓用药前的必修课，更是避免用药差错的必备书。

本书采取循证思维撰写健康科普，以保证文章的科学性；请专业人员进行易读性审核，让公众读得懂；最后由专业插画师进行插画创作，让科普更有趣！并本着科学循证、客观公正、简洁实用的原则，让读者能在最短的时间内获得科学实用的用药科普。

感谢四川省科技厅将本书列为“四川省科普作品创作类项目”！

感谢中国医师协会健康传播工作委员会、中国科技新闻学会健康传播专业委员会、中国科普作家协会医学科普创作专业委员会青年学组给予本书的学术支持！

感谢本书的顾问刘哲峰、孙昕霙给予本书的引领和指导，感谢本书的主审马满玲、张志敏对本书编写提供的宝贵建议，感谢编委会的所有成员对于本书内容的不断打磨和完善，感谢插画师孟杰和靖婷的精彩插画！同时，本书参考了大量国内外相关研究成果，吸取了许多专家和同仁的宝贵经验，在此向他们深表谢意！特别感谢科学出版社的编辑为本书出版所做的大量细致的工作！

由于编写人员大部分为一线的医药工作者，临床工作较为繁忙，编写工作难免存在疏漏之处，敬请广大读者批评指正！

杨丽杰　吴一波

2021 年 3 月

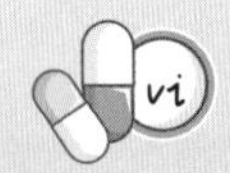

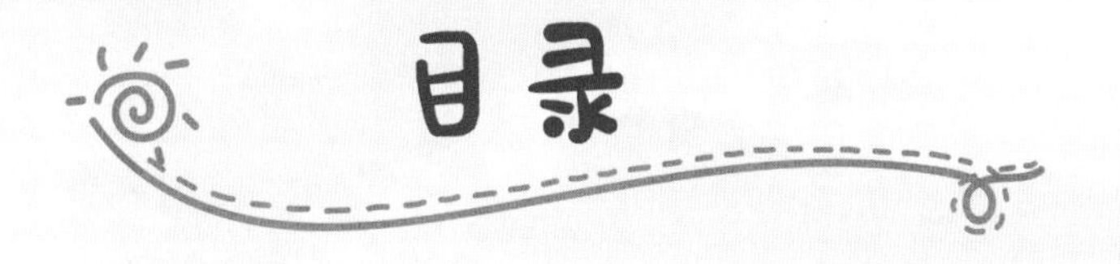

目录

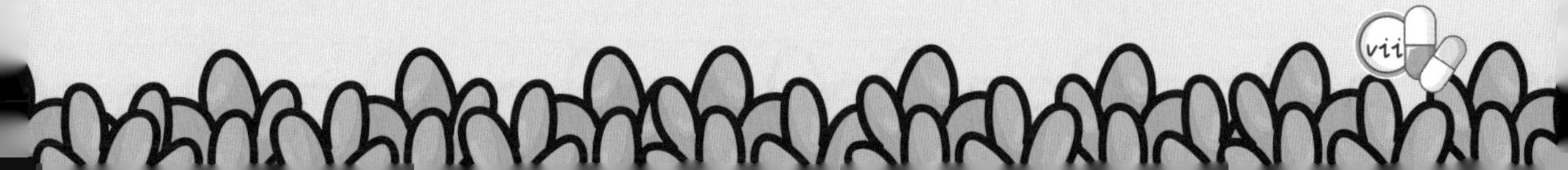

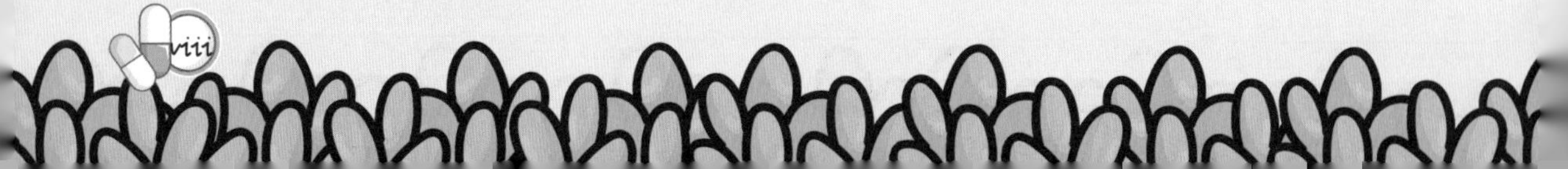

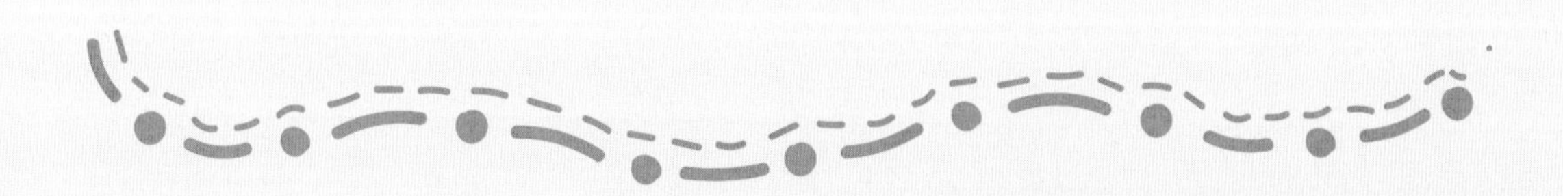

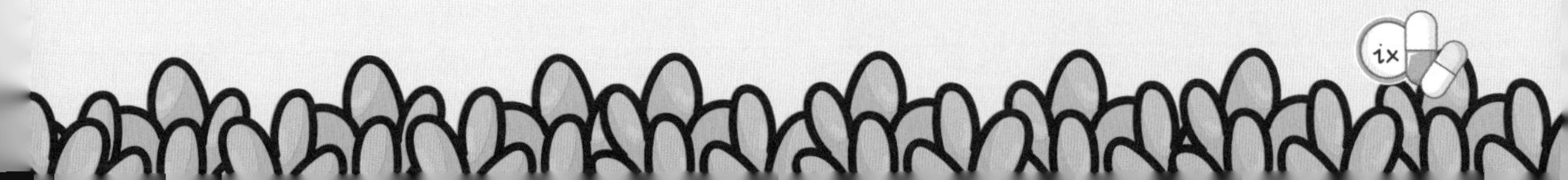

第一篇

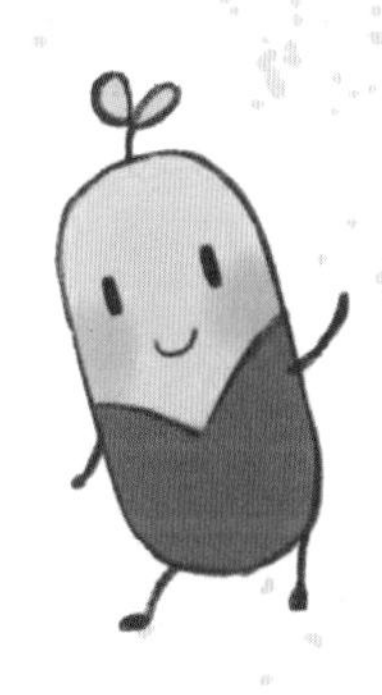

识药有方

俗话说：人吃五谷杂粮，哪有不生病之理？生了病，人们首先想到用药，面对这些家家都有的小东西们，我们到底了解它们多少？日常用药被难住了？虽说药品说明书是日常用药的好帮手，但有些人一看到密密麻麻的文字就犯晕。如何既抓重点，又避坑？研发人员真伟大，药物又出新形式，可谁来教教我们怎么用？

本篇中，药宝就带领大家学习新技能，正确识药，解决上述问题，帮助大家日常安全用药！

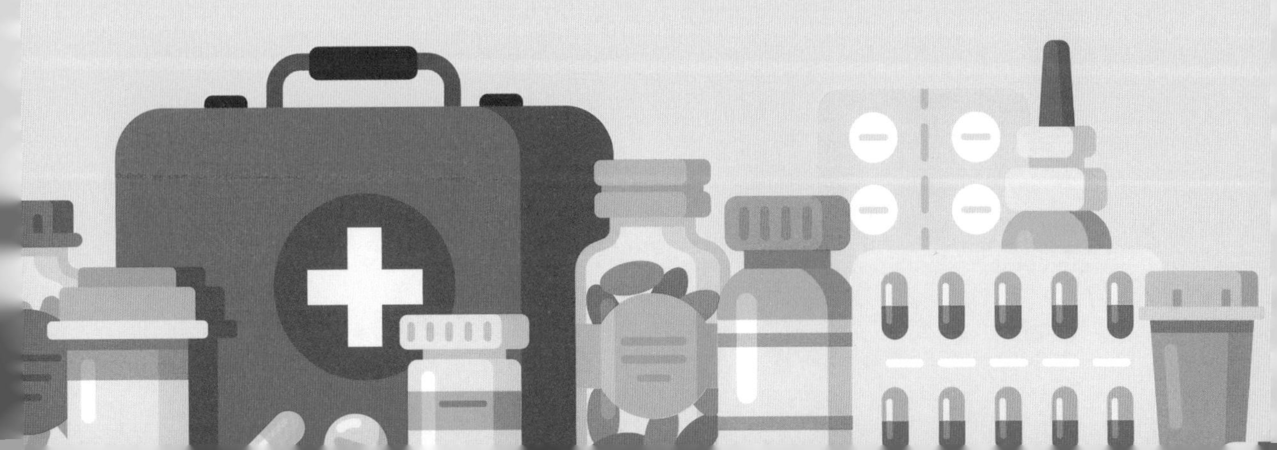

第一章

药物知识知多少

1.1 药物历史——小药片也有大历史

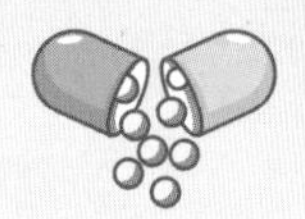

药宝小故事

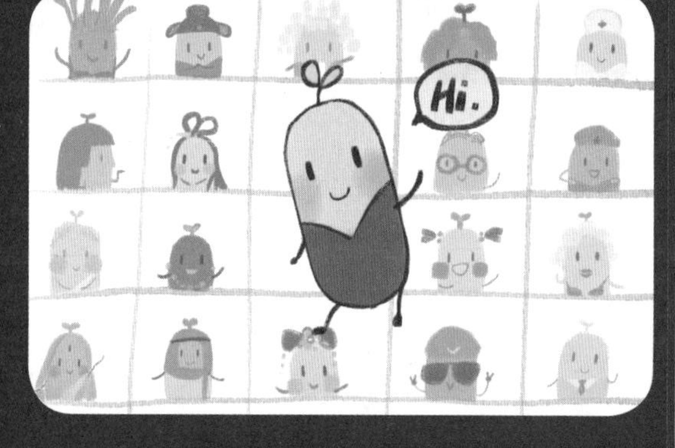

大家好！我就是药物化身——古老又年轻的药宝。说起我的故事，那可是七天七夜也讲不完，毕竟，药物的发展贯穿着世界文明的进程，我也是经历过从远古到现代的超长进化，并且还在努力获取新技能。

中华文明可谓“上下五千年”，那么，你知道药宝的“药”有多久的历史吗？药物是怎么萌芽的？又是怎么发展的？

药宝这就带大家穿越时空，看看药物是如何诞生，又是怎样走到了今天。

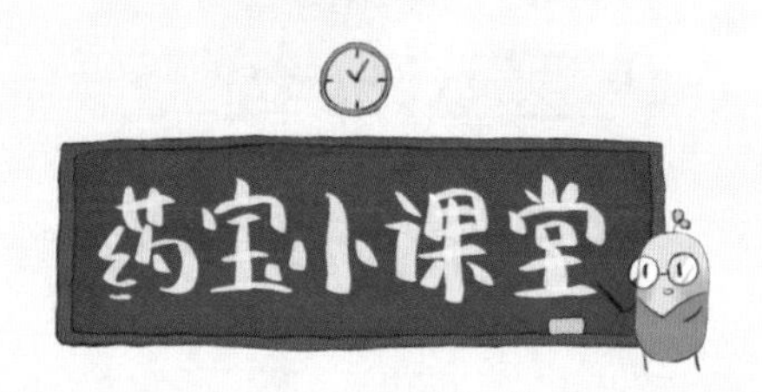

1. 药物是何时萌芽的？

其实，早在远古时代，药物就出现在了人们的生活里，并且与觅食密切相关。大家可以和药宝一起想象一下当时的场景。

古人类小明摘下了一个果子吞掉，发现能填饱肚子，他就默默记下了这个果子能吃。而古人类小红薅起一棵草嚼吧嚼吧咽下去，居然口吐白沫昏了过去，小红发誓再也不吃长成这样的草了。古人类老王捕猎的过程中不幸摔倒，腿上擦伤一片，痛得直抽气，这时热心的古人类小嘎把路边的小草放到老王的伤口上。咦！居然止痛了！

……

原始时代的古人类正是在这种植物栽培、采集与食用或使用的过程中，逐渐发现有些植物具有止痛、催吐等功能，有些植物却是对人体有害的。到了渔猎时期，人类开始用动物药来治疗疾病。在原始社会的末期，随着采矿与冶炼的发展，矿物药也开始出现。而火与酒的出现，也为人类的药物发展提供了重要的支持。

可以说，人类关于药物的认识都是在医疗实践中产生的。目前的资料显示，最早记载的医学实践之一是在古巴比伦时代（公元前2600年），当时的医生是集巫师、药师、医生为一人。

2. 人类关于药物的认识是如何发展的？

在文字还没出现的年代里，医药知识的传播只能依靠口耳相传。而文字出现后，人们则可以把药物的采集、产地、性状、功效等内容用书面的形式记载并分享给小伙伴们。

约公元前1500年，古埃及出现了十分重要的药学著作——《埃伯斯纸草卷》（Ebers Papyrus），书中共收集了800个处方、700种药物。中国的《神农本草经》约于东汉初年成书，是世界上较早系统记载药物的专著，共收载了365种药物。

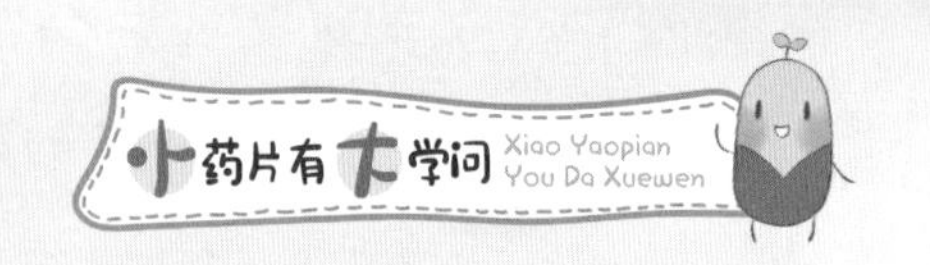

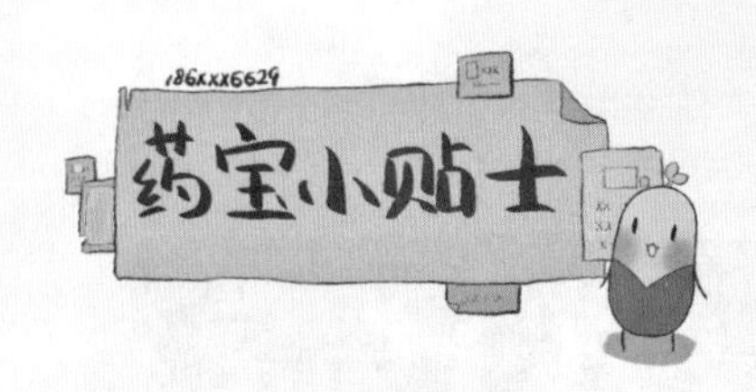

《神农本草经》是我国现存最早的药学专著。该书系统总结了汉代以前我国药学发展的成就，为本草学的发展奠定了基础。

《淮南子》中有记载神农尝百草的故事："尝百草之滋味，水泉之甘苦，令民知所辟就，当此之时，一日而遇七十毒。"

战国、秦汉及三国时期，中国的医药相较于春秋时期有了较大的发展，君、臣、佐、使的复方制剂得到了较为广泛的应用。

明朝李时珍编成的《本草纲目》在药物发展史上有巨大贡献，全书共52卷，约190万字，收载药物1892种，插图1000余帧，药方11000余条，是我国传统医学的经典著作，在国际上有7种文字译本流传。

而在中国之外，古罗马医学家盖仑（Galenus，公元129—199年）认为疾病产生于血液、黏液、黑胆汁和黄胆汁的失调，因此可以通过把草药混合成复方进行调节，进而治愈疾病。这种复方制剂也被称为盖仑制剂，此后的500年都在西方医药学界得到应用。

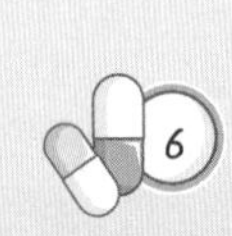

1. 什么时候药物开始有了标准?

人们在用药治病的过程中发现，如果没有统一的标准，那药物的安全性与有效性都很难维持在一个稳定的水平，用起来着实不放心。

为了解决这个问题，药典应运而生。药典就是指一个国家记载药品标准、规格的法典，一般是由国家药品监督管理部门主持制定、颁布与实施的。

就目前的资料看，世界上第一部官方药典诞生在中国，是公元659年由唐朝官方组织编纂而成的《新修本草》（也称《唐本草》），其中收载中药850种，开创了图文对照法编写药学专著的先例。在中国之外，欧洲的第一部官方药典是1498年在佛罗伦萨出版的《佛罗伦萨处方集》。在1546年，瓦莱利乌斯医生在纽伦堡编成了《纽伦堡药典》(原名《药方书》)，它的出现使药品向质量标准化和规范化前进了一大步。

2. 现代药学是从什么时候开始的呢?

我们说说关于去哪儿买药的问题。公元8世纪，阿拉伯人开设了世界上第一家私人药店。公元11世纪，即北宋时期，我国开设了世界上第一个国家药店——熟药所。

在现代药学正式开始前的漫长岁月中，人们主要利用的还是天然药物，这个时期可以称为药学发展的第一阶段。

18世纪后期，英国的工业革命不仅带来了工业上的变革，也大大促进了科学的发展。有机化学的发展为药学的进步提供了重要的技术基础。在1806年，德国化学家赛尔杜纳 (Sertürner) 从阿片中提取出了吗啡。据说他用分离得到的物质在自己和狗狗身上做实验后，狗狗很快昏睡过去，他本人也如此。于是，他就用希腊神话里梦魔墨菲斯(Morpheus)的名字命名了这种物质。这是人类第一次从自然界成功提取纯净的化合物活性成分。

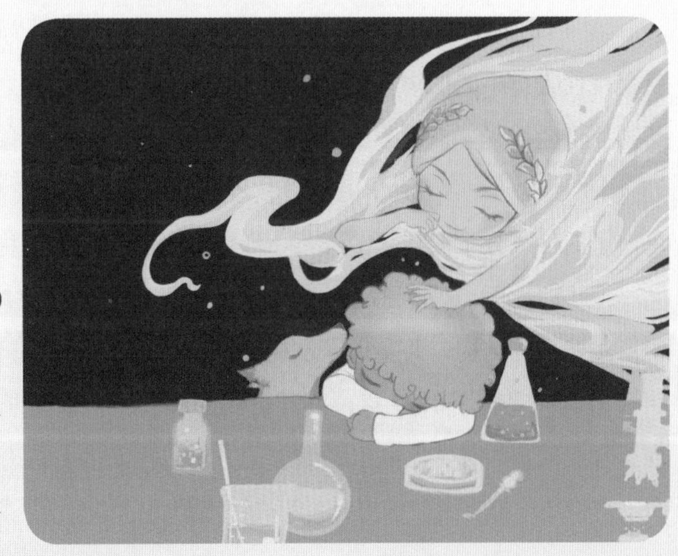

1818年法国学者佩尔蒂

埃 (P.J. Pelletier) 从番木鳖中分离出番木鳖碱。1820 年人们又从金鸡纳树的树皮中分离出了奎宁，医生们开始对此进行治疗性研究。随后，可待因、阿托品、可卡因等植物药中的活性成分相继被分离出来。

19 世纪初，吗啡的成功分离是现代药学开始的一个里程碑，而以生产奎宁为主开设的药厂是现代制药工业的鼻祖。

19 世纪末至 20 世纪 40 年代是药学发展的第二阶段，在这几十年里，有机化学迅速发展，化学与医学的碰撞促成了药物合成技术的兴起，寻找天然有效成分与合成药物并举。

20 世纪 40 年代—20 世纪 60 年代这二十多年是药学发展的第三阶段，此时大量的合成药物上市，生物化学也取得了巨大进展。胰岛素、维生素、肾上腺素、皮质激素等研究都在这一时期达到小高潮。

而药学发展的第四阶段就是指 20 世纪 70 年代至今。在近几十年里，化学、医学与生物学紧密相连，药物从较为宏观的层面到达了分子水平，多种学科交叉共进，精准医疗等技术出现，药物的发展达到了前所未有的高度[1]。

3. 药物发展史上还有哪些大事记?

说完了现代药学的发展，药宝必须要给大家讲一讲医学史上“传奇药物”的故事。

1）阿司匹林——人工合成药物史的开篇

在《埃伯斯纸草卷》里，就记载着古埃及人称之为“特柔莱”的一种药物，这也就是现代人口中的柳树。在阿司匹林进入人工合成阶段之前，古希腊医生希波克拉底、英国教士爱德华·斯通（Edward Stone）都曾用柳树来消炎、镇痛、解热。

1828 年，慕尼黑大学的药学教授约瑟夫·布什纳（Joseph Buchner）从柳树皮中提炼出了活性成分水杨苷。10 年后，活性更强的水杨酸被提取出，但分子结构尚不明确。又一个 17 年后，蒙彼利埃大学的化学教授查尔斯·格哈特（Charles Gerhart）首次阐明了水杨酸的结构，并实现了水杨酸的化学合成，但是产物并不稳定，也不纯净。

时间一晃到了 1897 年，拜耳公司的实验员费利克斯·霍夫曼（Felix Hoffmann）发现了合成阿司匹林（乙酰水杨酸）的方法。用新的方法合成的物质副作用大幅下降，纯净度与稳定度都有了显著提升。解热镇痛消炎的舞台上，属于阿司匹林的帷幕由此开启。

2）青霉素——相遇是个美丽的意外

在人类与细菌感染做斗争的道路上，抗生素承担了无可替代的角色。而抗生素的老祖宗——青霉素并非科学家着力追求的产物，却是诞生于一次美丽的意外。

不爱整洁的弗莱明一直在研究葡萄球菌，并在实验室里堆满了该洗的烧杯、试管和培养皿。1928年9月3日，度假归来的他突然发现，一个细菌的培养皿里出现了一块霉菌，在霉菌周围却没有长细菌。尽管他不知道这块霉菌从何而来，但还是好奇地采集并培养了它们。经过鉴定，这种霉菌是青霉菌属的一种，我们后来常用的抗菌药——青霉素就是从青霉菌里提取的。在那之前，人类一直没能获得一种能高效对抗细菌性感染且副作用小的药物。

3）青蒿素——中医药的世界级勋章

要说起药物能获得的"荣誉表彰"，大家应该都能想到诺贝尔奖。确是如此，胰岛素、单克隆抗体、前列腺素、青霉素等在我们生活中发挥巨大作用的药物研究都获得过诺贝尔奖。这里药宝就要和大家聊聊咱们的青蒿素啦。

青蒿素，一种来源于蒿属植物黄花蒿的传奇药物，对世界性的流行病——疟疾有较好的治疗作用。当然，对于我们中国人而言，它的传奇性更体现在"诺奖"上——药学家屠呦呦凭借在寄生虫疾病治疗研究方面取得的成就，被授予了诺贝尔生理学或医学奖，她也成为我国首个获得诺贝尔奖的本土科学家。

疟疾是一种由疟原虫引起的古老的流行病。20世纪60年代，由于疟原虫开始对奎宁类药物产生抗药性，疟疾即将面临无药可医的问题。1967年，我国有关部门紧急开会并部署了"523任务"，即开展全国疟疾防治药物研究的大协作工作。两年后，中医研究院中药研究所加入了"523任务"的"中医中药专业组"，当时还是研究实习员的屠呦呦担任组长。

经历了对数千个传统药方的筛选与研究后，1971年，实验人员终于证明青蒿乙醚中性提取物对于鼠疟原虫的抑制率达到了100%。两年后，屠呦呦课题组还发现了疗效更好的双氢青蒿素，1992年，双氢青蒿素片正式投产。青蒿素及其衍生物在中国成功地治愈了成千上万的疟疾患者。

最后，药宝想说，人们的生产生活孕育了医药文化。一部药物发现史也是人类科学发展史，从蒙昧到新知，从茹毛饮血到实验求真，从天然药物到化学合成药物，再到以生物药、靶向药为代表的现代药物，药物的发现始终伴随着科技与文明的进步。但新的致病因素也可谓层出不穷，演化了的病原体、新的病毒、新的污染……历史不仅仅存在于书本，历史就在我们脚下，人类将与新的挑战一同创造新的历史。

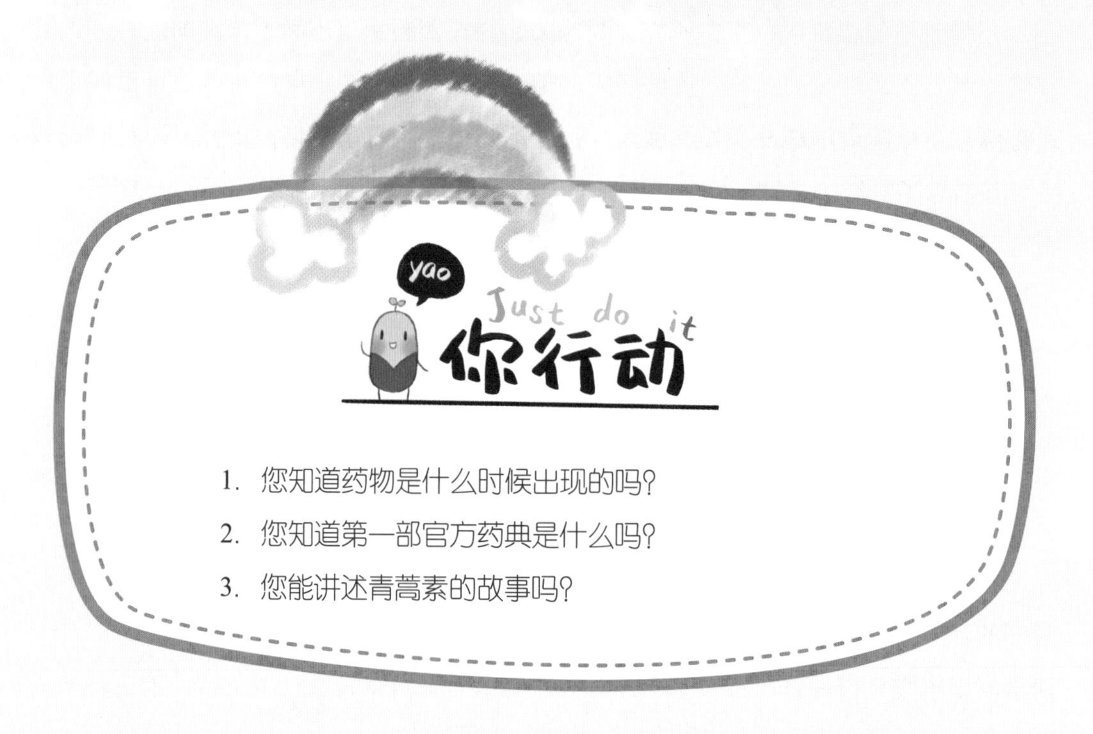

1. 您知道药物是什么时候出现的吗?
2. 您知道第一部官方药典是什么吗?
3. 您能讲述青蒿素的故事吗?

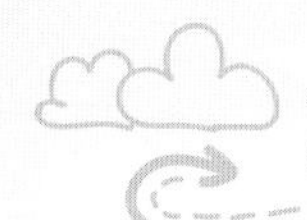

1.2 药物研发——上市前的研发历程

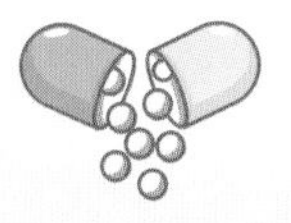

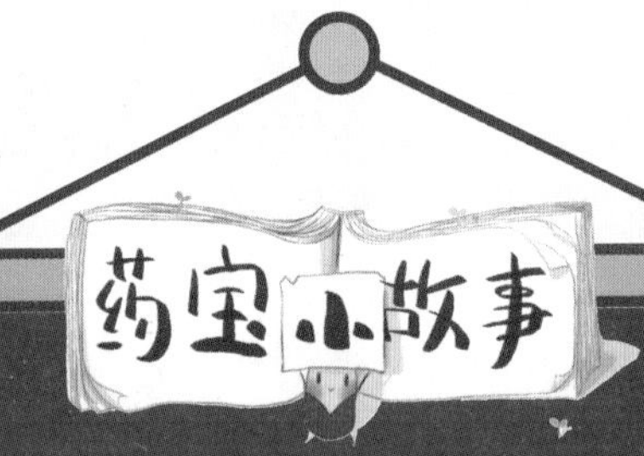

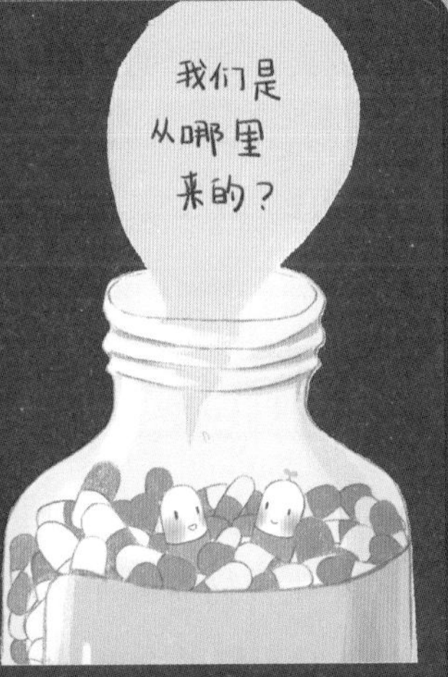

随着科技的进步，全球的医药研发日新月异。虽然目前我国制药企业中大部分仍以仿制药[①]为主，真正拥有创新药[②]研发能力的企业不多，但继2015年《国务院关于改革药品医疗器械审评审批制度的意见》（国发〔2015〕44号）等一系列鼓励新药发展的政策颁布之后，我国新药研发逐渐进入快速发展的崭新时代，越来越多的小伙伴历经千难万阻来到了药宝身边，和药宝共同造福人类朋友。正如人类宝宝好奇自己是如何降临世界的，药宝的小伙伴们也有同样的疑问。下面赶紧让药宝来给大家解惑吧，以传统的化学药物为例，新药的诞生就好比一场层层筛选、步步惊心的配钥匙之旅……

---

① 仿制药：指与被仿制药在剂量、效力、作用以及适应证上相同或趋同的一种仿制品。具有降低医疗支出、提高药品可及性、提升医疗服务水平等重要经济和社会效益。

② 创新药：是指具有自主知识产权专利的药物。相对于仿制药，创新药物强调化学结构新颖或新的治疗用途，在以前的研究文献或专利中，均未见报道。创新药的研究将给企业带来高额的收益。

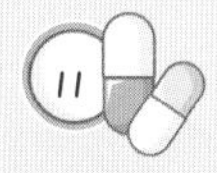

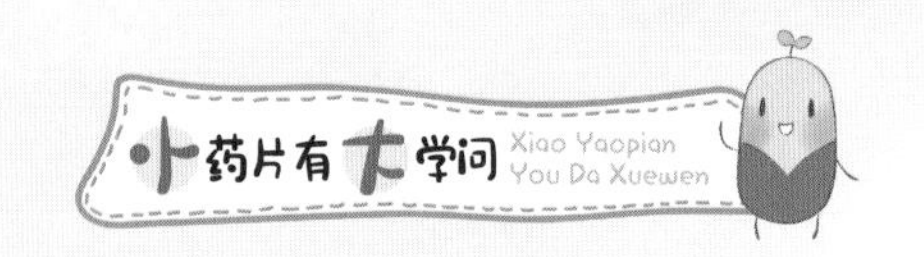

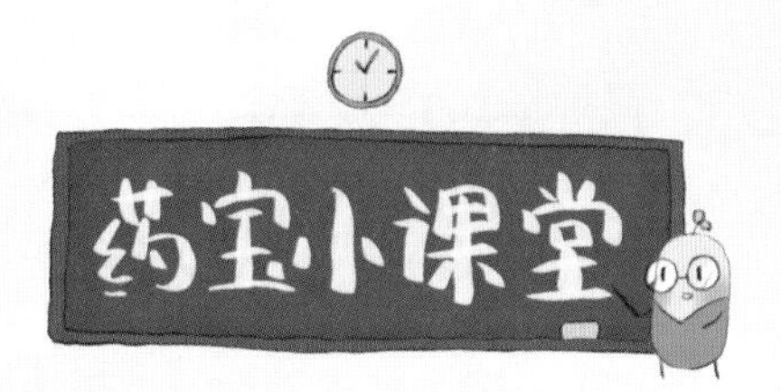

1. 寻找锁芯——药物作用靶点

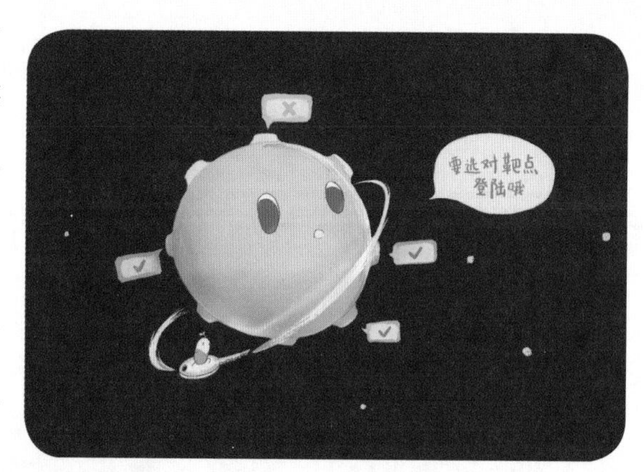

什么是靶点[2]？靶点是药物在体内的作用结合点，可以是蛋白质、基因等等。如果把疾病比作一把锁，那么靶点就是锁芯，药宝就是钥匙。

想要打造出一把新的钥匙（新药），就要先找到锁芯（靶点），研究出锁芯的立体结构，接下来才能根据它的立体结构来配制一把专门的钥匙。

2. 探索钥匙模型——先导化合物的确定与优化

这个过程很关键，也考验研究人员的能力。

先导化合物简称先导物，是指有独特结构的、对生物的生命现象产生一定影响的化合物。它可以是全新结构的化合物，也可以是一些已经上市的老药，甚至还可以在天然产物（动物、植物）中提取。那么如何知道一种化合物是否能对生命现象产生影响呢？这个时候需要研究人员进行一系列的细胞（体外）实验来初步验证[2]。

Only"Metal"

通俗地说，新药这把“钥匙”不好配。配钥匙之前，需要一个粗糙的钥匙模型，这个模型可以是利用计算机技术全新设计打造的；也可以是研究人员把不同模型的小零件拆分开来，重新组合而成的新模型；甚至可以是本来与其他锁匹配的钥匙。

然而并非所有的钥匙模型都适合

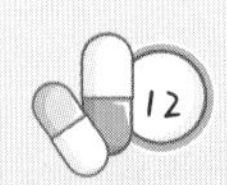

制作成钥匙，模型有可能是塑料做成的，有可能是木头做成的，也有可能是金属做成的。我们最终需要的是金属钥匙模型（先导物），只有金属钥匙才能开锁（对生命现象产生影响），其他塑料、木头的模型在这个阶段会被剔除。到这里，先导物就确定下来了。

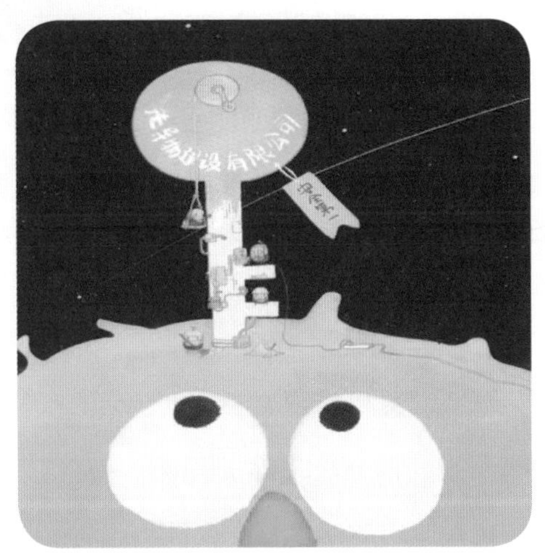

先导物并不完美，可能存在很多问题，比如疗效低、毒性大、结构不稳定等等，需要研究人员通过对先导物的分析，进一步优化和修饰，以期得到更好的先导物。换言之，我们可能需要在金属的钥匙模型上加点铜、减点铁，使之更完美。

3. 天选之模型——候选药物

经过不断优化和筛选后，可以排除大部分钥匙模型，剩下的则会作为“天选之模型”（候选药物[2]）进入体内试验阶段。

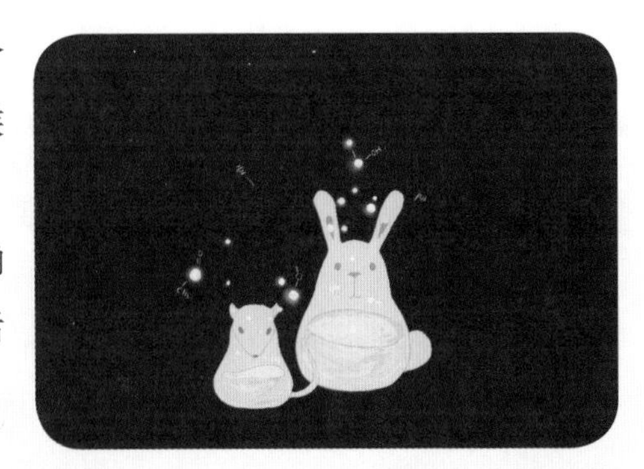

候选药物的确定是新药研发的里程碑，确定候选药物之前为新药的研究阶段，确定之后为新药的开发阶段。

4. 临床前研究

临床前研究[2]的目的，一是评估药物的药理和毒理作用，药物的吸收、分布、代谢和排泄情况，确定药物的有效性与安全性。这一阶段将会有无数的小白鼠（常用的实验动物之一）或其他实验动物为科学献身，以指导下一步的临床试验的给药方式、给药剂量与次数。

二是进行生产工艺、质量控制、稳定性等研究，比如，有的药对胃肠道刺激很大，可能需要开发为注射剂；有的药是专门用于儿童的，外观需要设计得生动活泼；有的药药效维持时间较短，可能需要优化成缓/控释制剂等等。这部分则需要在符合《药品生产质量管理规范》要求的车间完成。

5. 临床试验注册申报

经过上述一系列的研究之后，很多候选药物会因为有效浓度、毒性反应、致畸性、致（基因）突变等多种原因被淘汰掉。其余疗效确切、处方工艺质量稳定的药物，按照省（区、市）、国家药品监督管理局等相关部门的要求申报通过后，才能进行临床试验，观察药物对人体的作用[2]。

6. 临床研究

虽然前面已经在动物体内做过试验，但是人和这些动物毕竟有区别，为了确保药物在人体内的疗效和安全性，还需要进行临床人体试验。临床试验阶段一般分为四期。其中在药物上市前要完成三期临床试验，可登录药物临床试验登记与信息公示平台（http://www.chinadrugtrials.org.cn/）查询详情。上市后还会继续进行第四期临床研究[2]。

Ⅰ期临床试验[3]：一般会招募 20—30 例健康的志愿者或患者（以健康人为主），观测药物的安全性和毒性，确定最大的安全剂量。

Ⅱ期临床试验[3]：在健康人的身体上得到的数据并不能证实药物的疗效，因此Ⅱ期临床试验是对疗效的初步评价阶段。目的是初步评价药物对少数（至少 100 例）患者的疗效和安全性，确定最小的有效剂量。

Ⅲ期临床试验[3]：对较大量（至少 300 例）患者的疗效进行比较，既增加用药人数，也增加用药时间，确定不同患者人群的剂量方案，观察不常见或迟发的不良反应。

临床研究阶段平均需要 5—7 年，这是整个新药研发中平均耗时最长的一个阶段，也是耗费最高的一个阶段，尤其是Ⅲ期临床试验。但考虑研究失败的资金机会成本后，实际临床试验前的研究费用和临床试验的开发费用，相差不大。

7. 药物上市

完成了临床试验，证明该药物安全、有效、可控后，才能向药品监督管理局提交新药上市申请[2]。获得药品监督管理局批准后，药宝

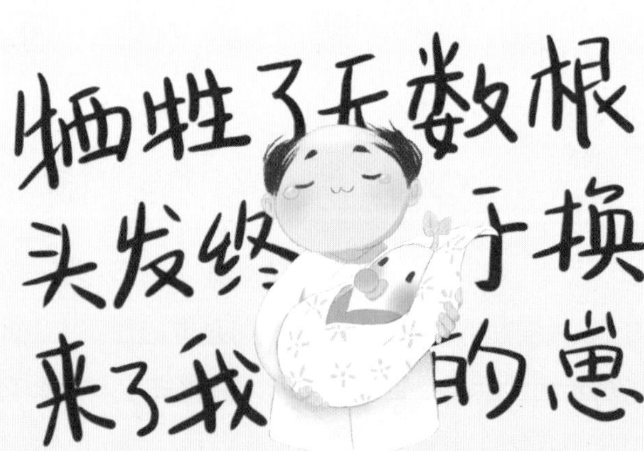

的小伙伴终于历经“九九八十一难”取得真经，接着展开上市后的旅程！

能从最开始的先导化合物，被顺利打磨成新药的宝宝凤毛麟角，但并不意味着我们从此就高枕无忧了，只要药物在市场上流通，就会一直被监测研究。新药上市后的研究，也称为Ⅳ期临床试验，这一阶段会考察广泛使用条件下（使用人群及周期）药品的疗效和不良反应（罕见）。

如果给药剂量有改变，或适应证有更新，或出现新的不良反应，则需要申请对药品说明书进行更新。如果药品出现重大的安全隐患，则需要被召回，甚至退市。

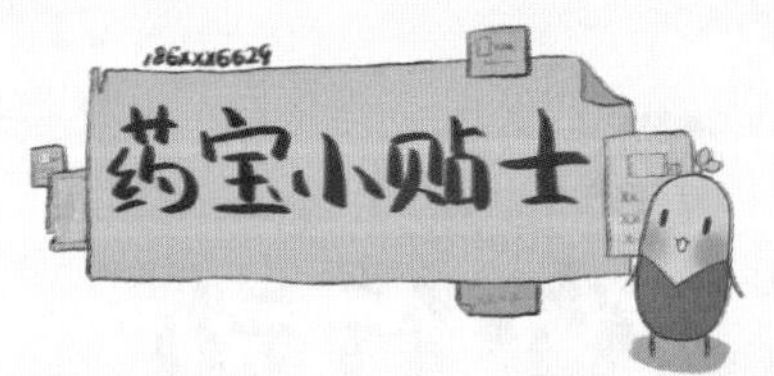

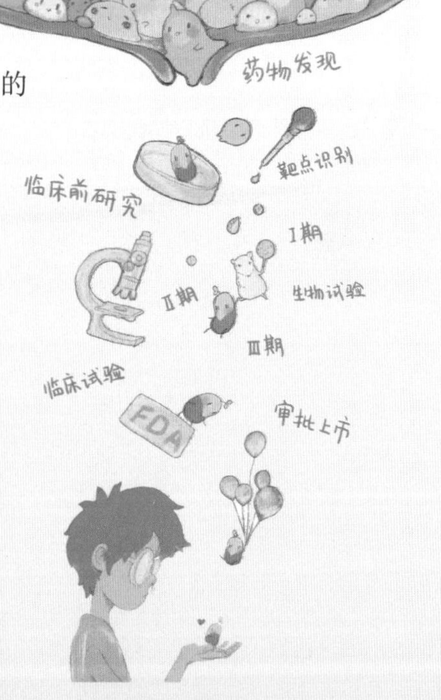

2014年塔夫茨药物研发中心①估算了1995年至2007年，来自10家公司的106种（1442个化合物）研究性新药和生物制剂研发的成本：一种药物从寻找靶点到最终上市，平均至少需要12年，实际花费约14亿美元（约94亿人民币），考虑研发失败的资金机会成本后，约为26亿美元[4]。换言之，开发10种化合物，最终只有1种药物上市，其余的9种化合物的成本也要算在上市的这个药物里面。

根据2018年美国药品研究和制造商协会的研究[5]，实验室研发每发现5000—10000个候选药物，只有250个可以进入到临床前研究阶段，其中只有5—10个可以进入到后续的临床试验，最终只有1个能够被美国食品药品监督管理局

① 塔夫茨药物研发中心：美国塔夫茨大学医学院的独立的、非营利性的学术研究中心。旨在提供数据分析和战略见解，以帮助药物开发人员、监管机构和政策制定者提高药物研发的效率和生产率。

（FDA）批准上市。这就意味着，药物最终可以上市的概率，只有 0.01%—0.02%。换言之，1 万把“钥匙模型”中可能只有一把能够成为治疗疾病的“金钥匙”。

由此可见，药宝的诞生，是一项周期长、投资高、风险大的系统工程。

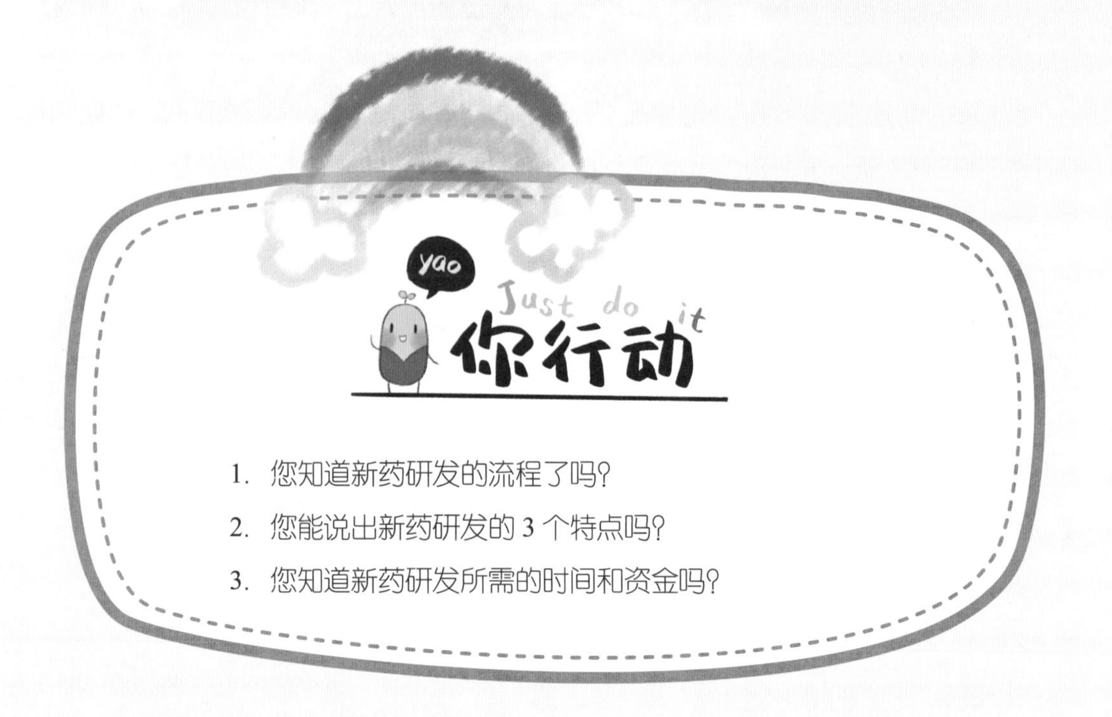

1. 您知道新药研发的流程了吗?
2. 您能说出新药研发的 3 个特点吗?
3. 您知道新药研发所需的时间和资金吗?

1.3 药物体内历程——十二时辰动力学

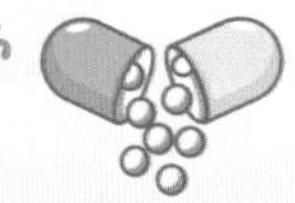

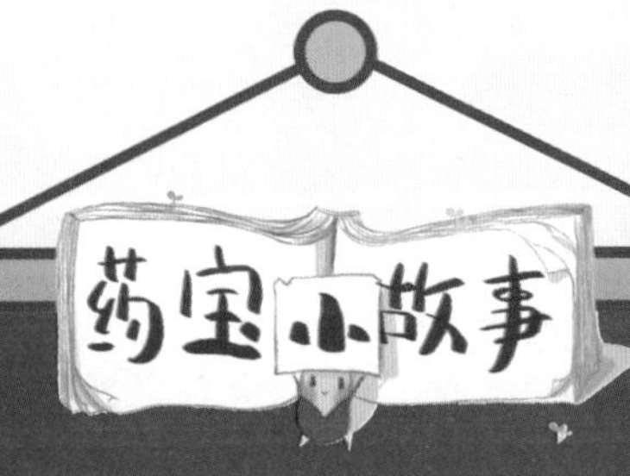

作为一名药学界无所不知的宝宝，药宝当然要紧跟时下热点。这不，当《长安十二时辰》[①]开播的时候，药宝马上拿起小板凳端坐在电视机前了。在此也要提醒朋友们：虽然长安的“十二时辰”很精彩，但也别忘了药宝的“时辰动力学”哦[②]。

服药千万条，按时第一条。子、丑、寅、卯、辰、巳、午、未、申、酉、戌、亥，十二时辰都有药宝的痛点。只有在合适的时间服用，才能起到更加安全、有效、经济、适宜的效果，为大家的生命健康保驾护航。

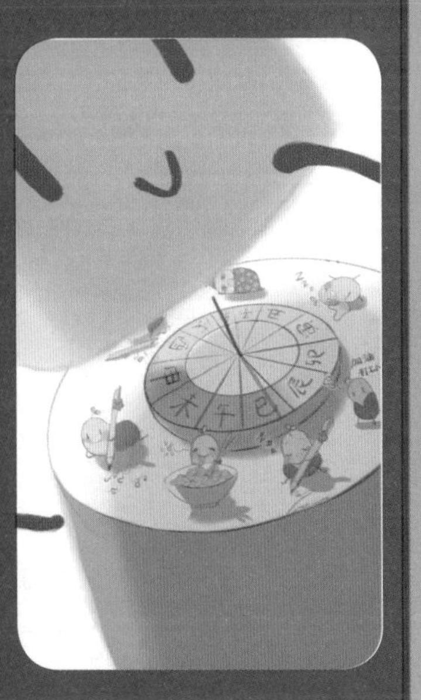

①《长安十二时辰》是由曹盾执导，雷佳音、易烊千玺领衔主演的古装悬疑剧。

② 时辰动力学：研究机体的生物时间特性对药物作用或药物体内过程的影响。

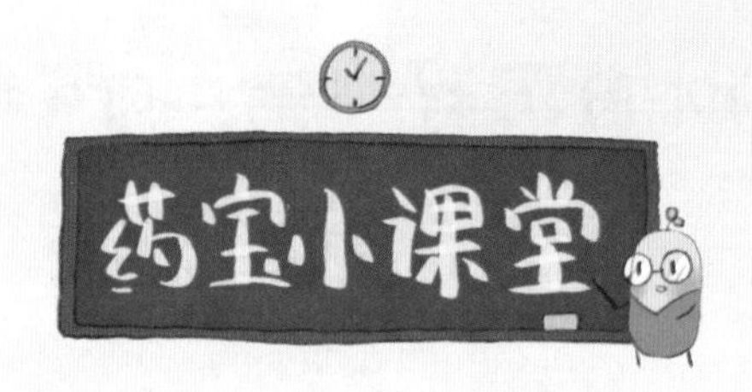

现在药宝就带着大家盘点人体时辰节律与不同药物用药时间的关系。

1. 心血管系统药物的用药时间

1）降压药

一般来说，人的血压在24小时内显示出“两峰双谷”的波动[6]，即6:00—10:00血压达到第1个峰值，16:00—20:00血压达到第2个峰值，但低于早上的第1个高峰，之后呈缓慢下降趋势，2:00—3:00血压下降到最低谷。如图1-1所示。

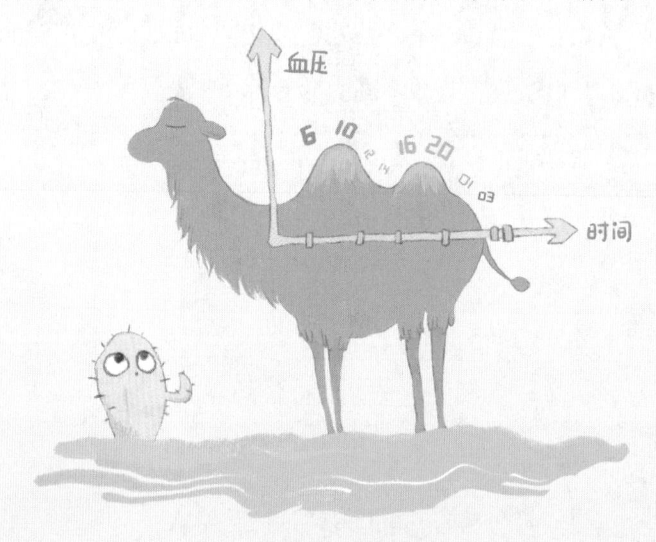

图1-1　人体24小时血压波动

这种血压波动曲线犹如一把勺子，又称勺型高血压，特点是早上血压高，夜间血压低。因此，应在血压高峰前1—2小时服降压药，使药物发挥作用时间正好与血压自然波动的两个高峰期吻合，即7:00—8:00、14:00—15:00。若降压药物作用维持时间较长，在早上服用一次即可。但一些特殊的降压药，如特拉唑嗪、多沙唑嗪等，因为会引起直立性低血压，常在睡前服药。

如果血压波动规律发生改变，则称之为非勺型高血压，在老年人中的比例较高。此时，服药具体时间需要咨询药师或医生。

2）抗心绞痛药

心绞痛的发作有昼夜节律性，高峰为6:00—12:00。临床上常用的抗心绞痛药物，如硝酸甘油、普萘洛尔、硝苯地平等，上午使用的作用强度比下午大[7]，所以一般建议心绞痛患者早晨醒来时马上服用抗心绞痛药。

而一些起效较慢的抗心绞痛药物，如苯磺酸氨氯地平、赖诺普利，则需在晚睡前给药，才可使药物在清晨发挥作用。

2. 他汀类调血脂药用药时间

他汀类降脂药主要包括阿托伐他汀、瑞舒伐他汀、氟伐他汀、辛伐他汀等。该类药物通过抑制体内特定的酶①，从而阻碍肝内胆固醇的合成。而该酶的活性在夜间最强[7]，所以他汀类降脂药一般要求在晚睡前服用。

但阿托伐他汀、瑞舒伐他汀因作用维持时间较长，可在一天内任意固定时间服用。

3. 消化系统药物的用药时间

1）抗酸药

抗酸药用于中和过多的胃酸，缓解胃部不适，包括碳酸氢钠（小苏打）、碳酸钙、氢氧化铝等。因为食物在胃内消化需要一定浓度的胃酸，而服用抗酸药意在中和过多胃酸。因此这类药物一般在餐前半小时或胃痛发作时服用。

一些复方制剂，如：胃舒平（复方氢氧化铝）、胃必治（复方铝酸铋）等，则建议在胃内消化后接近排空时，即餐后1—2小时服用疗效较好。

---

① 羟甲基戊二酰辅酶A（HMG-CoA）还原酶，本质是蛋白质。

2）抑酸药

抑酸，即抑制胃酸分泌的意思。抑酸药包括质子泵①抑制剂，如奥美拉唑、泮托拉唑等，以及H2受体拮抗剂②，如西咪替丁、雷尼替丁等。

质子泵抑制剂，是通过抑制胃细胞上活化的质子泵，从而抑制胃酸的分泌。质子泵的循环再生主要在夜间完成，其激活亦受到进食的影响，因此早餐前服用质子泵抑制剂，约有75%的质子泵因处于激活状态而被抑制，从而有效减少全天的胃酸分泌[7]。

组胺的基础分泌亦以夜间为主，因此，晚睡前服用H2受体拮抗剂能较好地控制胃酸的基础分泌[7]。

3）其他

促胃肠动力药，如多潘立酮、莫沙必利等，餐前半小时服用，待进餐时药物恰好能发挥作用，增强胃肠道蠕动。

胃黏膜保护剂，如硫糖铝、胶体果胶铋，空腹（餐前1小时）服用可使药物在胃内形成一层保护膜。需注意的是，这类药需在酸性条件下发挥作用，与抑酸药合用时，应咨询药师或医生服药间隔时间。

4. 内分泌系统药物的用药时间

1）降血糖药

人一天中的血糖并不是恒定不变的，存在昼夜波动。糖代谢正常并且生活规律的人，一般血糖在2:00—3:00最低，4:00—5:00以后逐渐升高。此外，血糖与进餐也密切相关，进餐后血糖较餐前升高，餐后半小时到1小时的血糖往往最高，餐后2小时的血糖开始下降，第二餐前降到最低。

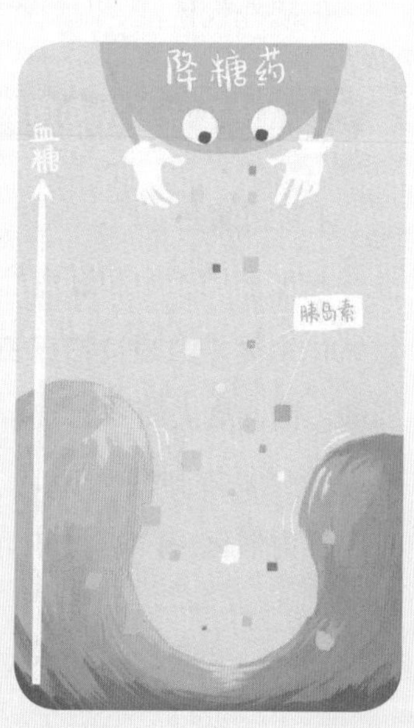

图1-2 人体胰岛素分泌

因此，作为唯一能够降低血糖的激素——胰岛素，它的分泌与进餐的关系大致分为两部分，一种是不依赖于进

① 质子泵：本质是一种蛋白质。

② H2受体拮抗剂：是一种抗组胺药，组胺是体内一种活性化合物，与过敏、发炎反应和胃酸分泌等相关。

餐的持续微量的分泌，称为基础胰岛素分泌，维持全天基础血糖的平稳；二种是进餐后血糖升高刺激引起的大量胰岛素分泌，以降低餐后快速升高的血糖。降糖药大部分也是作用于胰岛素的分泌，从而达到降糖的作用，如图 1-2 示意。

目前临床使用的降糖药种类较多，作用靶点不一样，药物剂型（片、肠溶片、注射液等）不一样，用药的时间也会不一样。可以简单总结为表 1-1[8]。

表 1-1 常见降糖药物使用时间表

用药时间	双胍类	α- 糖苷酶抑制剂	促胰岛素分泌剂	胰岛素增敏剂	DPP-4 抑制剂	SGLT-2 抑制剂	GLP-1 受体激动剂	胰岛素
餐前半小时			格列美脲、格列齐特等					人胰岛素
餐前10—15 分钟			格列齐特等					门冬胰岛素、赖脯胰岛素等
餐中	二甲双胍	阿卡波糖、伏格列波糖						
不受食物影响				罗格列酮、吡格列酮	沙格列汀、维格列汀等	达格列净、恩格列净等	利拉鲁肽等	甘精胰岛素

2）糖皮质激素类药物

糖皮质激素，是由肾上腺皮质分泌的一类重要激素，对机体的发育、生长、代谢以及免疫功能等起着重要调节作用，其分泌呈昼夜节律性变化，分泌的高峰在 7:00—8:00，2—3 小时后就迅速下降约 1/2，然后逐渐减少，直至 00:00—2:00 到最低谷。

临床常见的糖皮质激素类药物有氢化可的松、泼尼松、地塞米松等，用药时宜遵循人体分泌节律进行，宜采用 7:00—8:00 早餐后给药，避免打破规律造成内分泌紊乱。特殊情况下，如地塞米松抑制试验，用药时间应遵医嘱。

3）生长激素

相信不少人都听过“生长激素在晚上分泌”的说法，这也是很多家长要求孩子晚上早点睡觉的原因之一。其实这种说法不全对。虽然生长激素的分泌有明显的昼夜节律性，但这种节律却不是按时按点的，而是跟睡眠状态密切相关。

根据睡眠时脑电波的变化[6]，可以把睡眠分为慢波睡眠和快波睡眠，两种睡眠状态往往周期性交替进行，入睡后，一般先进入慢波睡眠，持续80—120分钟后转入快波睡眠，快波睡眠持续20—30分钟后又转入慢波睡眠，整个睡眠过程中有4—5次交替。慢波睡眠主要出现在前半夜的睡眠中，在睡眠后期逐渐减少甚至消失，与此相反，快波睡眠在睡眠后期的比例则逐渐增加，如图1–3所示。

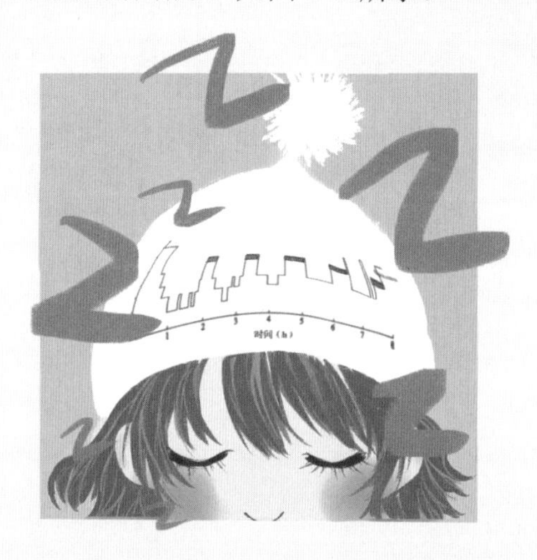

图1-3　正常成年人整夜睡眠中两种睡眠状态的交替

生长激素的分泌在慢波睡眠阶段明显增多，在快波睡眠阶段减少。由于人们通常晚上睡眠时间比白天长，有足够时间完成睡眠状态的交替，才有了“生长激素在晚上分泌”这一说法。因此，晚睡前注射生长激素是符合其分泌特点的[6]。

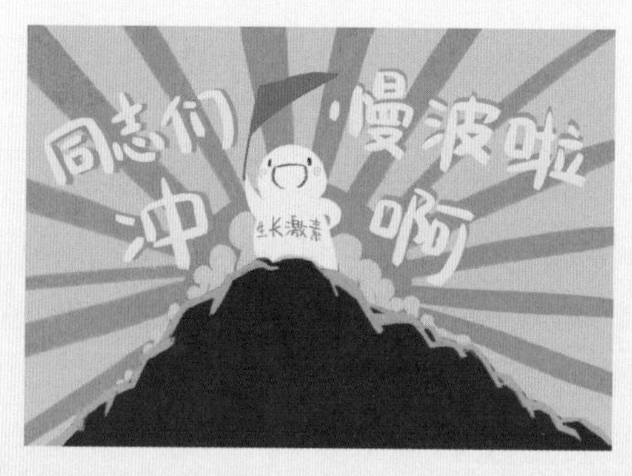

5. 其他系统药物的用药时间

1）钙片

一般来说，人体内的钙主要有两种形式——血钙和骨钙。日常通过饮食摄入的钙，大多数会在十二指肠处被吸收，此时维生素D就会把肠道的钙离子通道打开，让一大批钙离子快速进入血液，融合成血钙。如果体内的血钙过多，一部分的血钙就会贮存到骨骼中，形成骨钙。当体内的血钙过少，机体为了使体内的血钙保持稳定水平，就会调动人体内的一些骨钙，即将骨骼中的骨钙溶解为血钙。一旦溶解多了，就容易导致缺钙，也就是缺骨钙。

血钙水平一般在白天较高，夜间较低。夜间血钙水平降低，会使骨钙分解加快。因此，晚睡前补钙，可以为夜间血钙平衡提供钙源，阻断体内动用骨钙，同时补钙还有助于睡眠。

此外，钙片需要在胃酸的作用下分解成钙离子，才能被充分地吸收利用。胃酸一般在进食时分泌得最多，因此在饭后服用，不仅可以增加钙吸收，还可以避免钙与其他元素的相互作用。

2）平喘药

哮喘常常表现为反复发作的喘息、气急、胸闷或咳嗽，具有时间节律性。由于夜间松弛气管的激素水平降低，收缩气管的神经调节加强，气温和体温降低、仰卧位对呼吸功能的影响等因素，哮喘常在夜间及凌晨发作或加重，因此，多数平喘药以晚睡前使用最佳[8]。

3）催眠药

催眠药，顾名思义就是诱导睡意、促使睡眠的药物，因此宜在晚睡前服用，过早服用会导致犯困，影响生活工作，或药效维持时间不足，导致早醒。

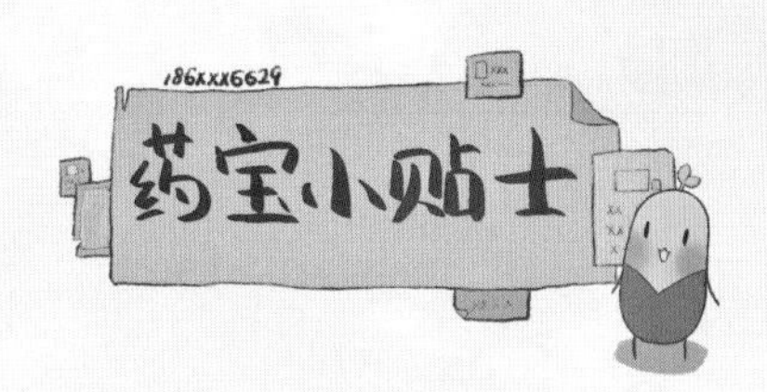

药物的疗效与用药时间密切相关，同一种药物、同样剂量，对不同个体、不同的给药时间而言，其疗效和不良反应也大不相同，有时可能相差几倍，甚至是几十倍。我们要根据患者自身节律变化，选择合适的用药时机，以达到最小剂量、最佳疗效、最少毒副作用，提高用药效果[9]。

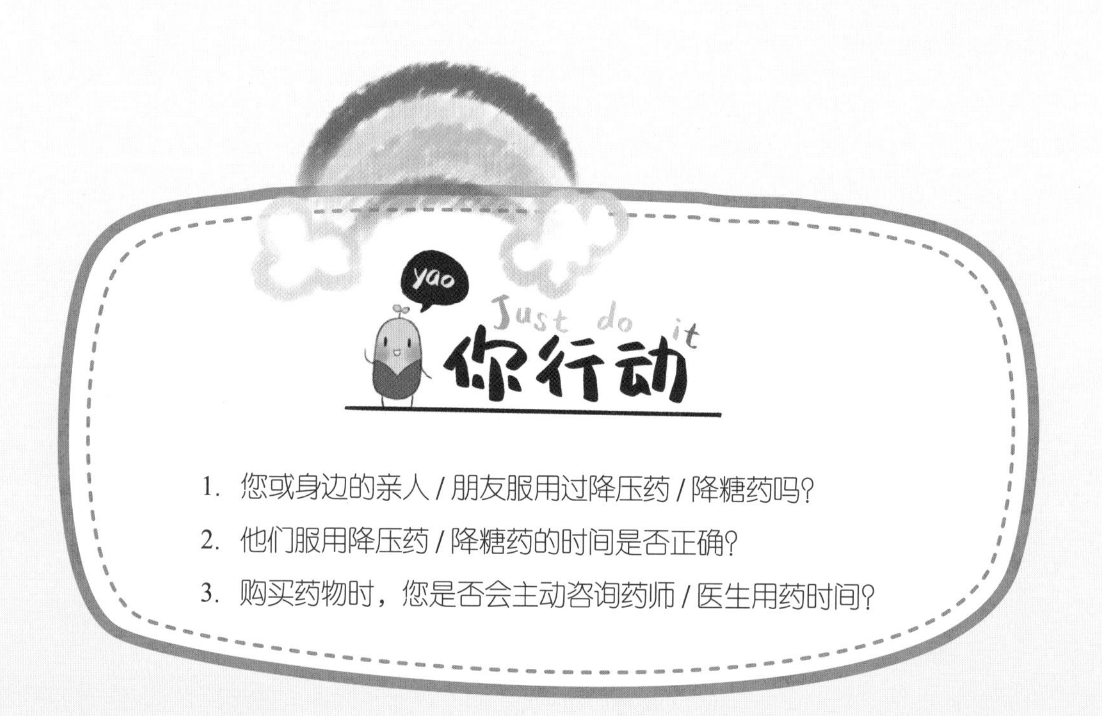

1. 您或身边的亲人 / 朋友服用过降压药 / 降糖药吗？
2. 他们服用降压药 / 降糖药的时间是否正确？
3. 购买药物时，您是否会主动咨询药师 / 医生用药时间？

1.4 中华民族的宝贵财富——中药材、中药饮片

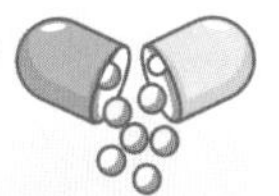

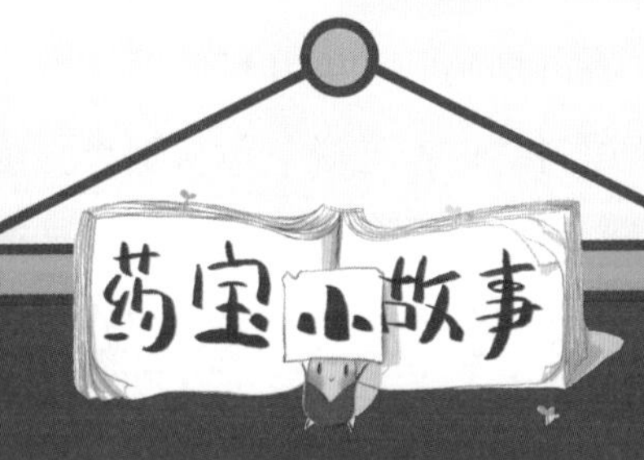

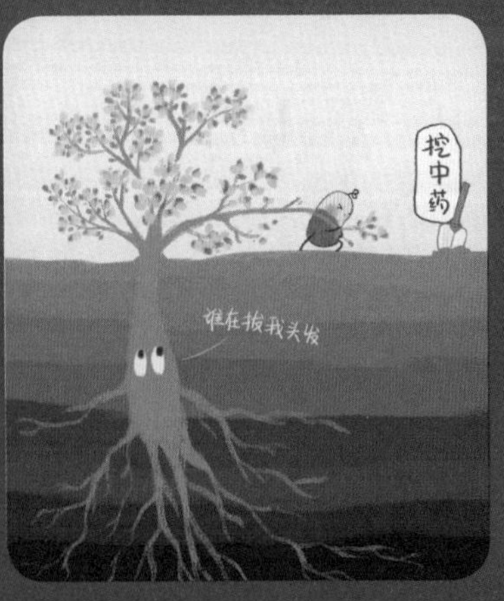

人参、鹿茸、连花清瘟、双黄连……这些耳熟能详的中药在生活中出现的可真不少。药宝这就要考考大家了，你知道到底什么才算中药，中药又有着怎样的分类吗？

通过翻阅《中药材概论》一书，药宝发现，中药是指在中医理论指导下用于临床防治疾病的药物，按照加工情况的不同可以分为中药材、中药饮片与中成药。你答对了吗？[10]

有人说地里长的就是中药材，还有人怀疑中成药是不是中药，更有人说现在的中药都不用经过炮制。下面，药宝就将对于大家感兴趣的几个问题开始今天的小课堂。

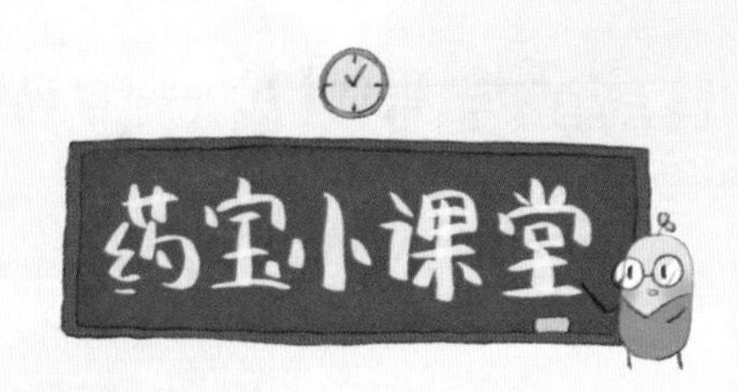

1. 地里挖出来的就是中药材吗？

中药材是指来源于自然界的植物、动物和矿物，去除了非药用部位后没有进行加工或者仅仅简单加工的中药原料。也就是说，你从地里挖出个丹参，简单洗一洗，把没用的地方弄掉，它就成了广义上的中药材。当然，药品范畴中的中药材是应该严格按照药品标准进行加工的，不懂行的人自行处理的“药材”更适合被称作农副产品。

一般大家熟悉的植物药包括人参、金银花、黄芩、三七、柴胡等；动物药包括麝香、白花蛇、鹿茸、全蝎等；矿物药包括石膏、朱砂、雄黄等。

你知道人的头发也能入药吗？血余炭就是由健康人的头发经除杂、去油、水洗、晒干、焖煅而成的碳化物，具有化瘀、止血与利尿的功效。

中药材一般不能直接用来治病，而是作为生产临床用药的原料。

好奇的你可能会问：“药宝药宝，为啥中药材不能直接用来治病呀？”

要知道，中药材中有些具有毒性，直接服用可能对人体有害；有些生的和熟的药物作用有很大差别，要根据期待的疗效来判断是否加工；有些味道实在太差，让人难以入口；有些又块头太大，让人难以下咽。因此，进行适当的加工是十分必要的。我们把按照中医理论指导与临床应用等需求对中药进行加工的技术称为炮制。

非专业人士不要自己上山采药吃哦！去地里挖也不行！

2. 中药炮制技术是个啥？

“炮制”一词看着有些唬人，其实和我们做菜有点儿像。《中国药典》告诉大家，把药材弄干净（净制）、切成合适的样子（切制）、烹饪（炮炙）可以统称为炮制。

药宝这就来跟大家唠一唠如何做好“中药”这道菜。

第一步就是要“洗菜”“择菜”，也就是说要净选加工，把药材上的泥沙、被虫子咬的或者变质不能用的地方统统去除，然后把药用部位分离出来。

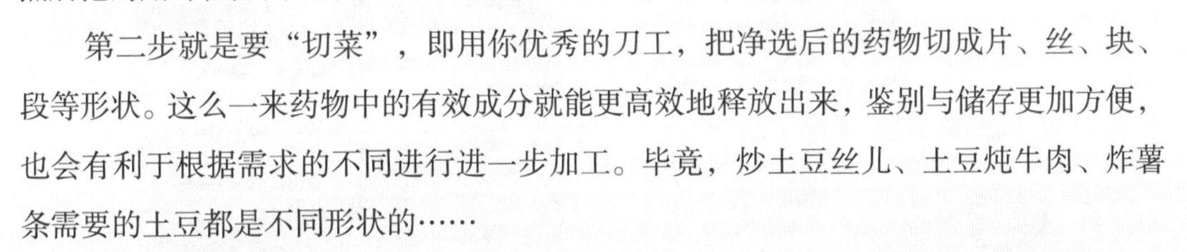

第二步就是要“切菜”，即用你优秀的刀工，把净选后的药物切成片、丝、块、段等形状。这么一来药物中的有效成分就能更高效地释放出来，鉴别与储存更加方便，也会有利于根据需求的不同进行进一步加工。毕竟，炒土豆丝儿、土豆炖牛肉、炸薯条需要的土豆都是不同形状的……

第三步就是最激动人心的“烹饪”环节，煎炒烹炸炖煮焖烧十八般武艺轮番上阵。药宝可不是在和你开玩笑，炮炙的工艺和烹饪美食的工艺是真能比试一番的。在这里，向大家展示几个比较常用的方法。

炒法就是把预先处理好的药物放到锅（特定的容器）里，根据需要可以选择加或者不加辅料（可以类比成炒菜时加入的葱、香菜等材料），用不同的火力加热翻炒，一直到药物达到我们想要的状态。炒中药时加入的辅料可以包括米、滑石粉、土等。根据炒的火候的不同，炒法还能再细分为炒香、炒黄、炒熟、炒焦等。一个比较典型的应用是，种子类药物很多都有硬壳，有效成分难以直接释放，但炒过之后外壳会破裂，此时再作药用疗效会大大提升。明代的《医宗粹言》中就有记载：“决明子、萝卜子、芥子、苏子、韭子、青葙子，凡药用子者俱要炒过，入煎方得味出。”

蒸、煮、炖等既用液体又用火的加工方法我们称为水火共制法；把酒、蜂蜜、醋、油等液体辅料和处理好的药物混合拌炒，使辅料渗透进药物内部的加工方法称为炙法；啥也不加，直接把药物放到特定容器里煅烧的方法叫作煅法。此外，还有水飞、发酵、制霜等多种炮制方法。

说到这里，你可能又要问了：“那炮制过后的药物是什么呀？”

经过炮制后可以直接用于中医临床或制剂生产使用的处方药品就是中药饮片啦[11]。药物经过炮制后，与原料药材相比，毒性、治疗效果等方面都可能会发生很大变化，将更适于进一步的使用和加工。

当然，技术发展到今天，我们不仅拥有着传统的中药饮片，还能够方便地获取“单味中药配方颗粒”，也就是由传统中药饮片加工成的、保留了原饮片几乎所有特征的“免煎煮”中药产品。

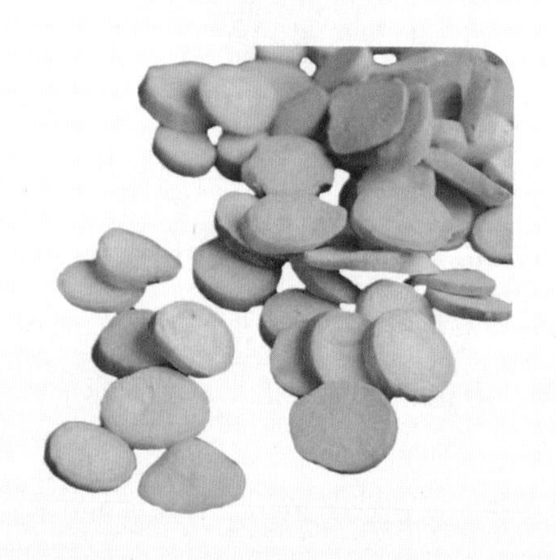

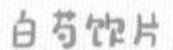

白芍饮片

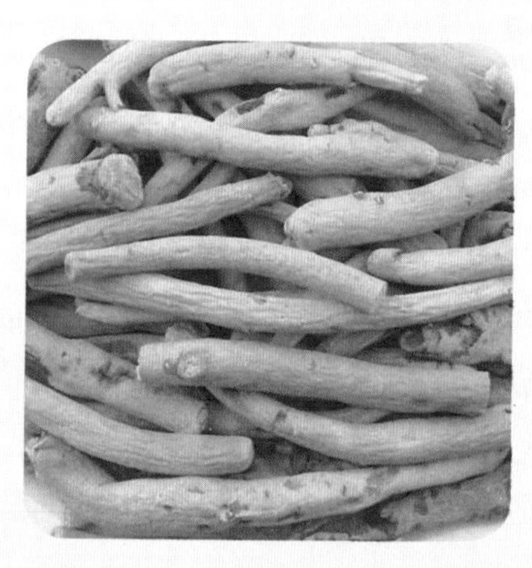

芍药药材

3. 我们平时直接吃的就是中成药吗？

在中药饮片的基础上，进一步加工得到的就是中成药。官方一点的说法是：中成药是指以饮片为配方原料，根据临床处方的要求，采用适宜的制剂工艺，制备成随时可以取用的药物。

看到这里，你是不是已经明白了？中药饮片都是单味药，而中成药是为了更好地发挥药物的作用把几味药配合在一起制成的“混合药”。

中成药在剂型上看起来也更加“现代化”，内服的包括丸剂、散剂、颗粒剂、片剂、胶囊剂等；外用的包括膏贴剂、搽剂、栓剂、滴鼻剂、滴眼剂、气雾剂等。

我们在生活中比较常见的有：六味地黄丸、银翘解毒片、藿香正气水、复方草珊瑚含片等。

说到这，你可能又要问了：“药宝药宝，既然中成药用起来这么方便，为什么不干脆都用中成药得了？”

好问题!

这就关系到中成药非常重要的特点了——标准化与规范化。因为狭义上的中成药的成分组成与药量配比都是一成不变的，所以就无法根据患者实际情况进行调整，难以实现中医上讲究的“一人一方”。而中药饮片种类繁多，对于不同患者，哪怕是病症相同也可以灵活搭配不同的处方，实现个性化治疗。

吃了吗您
好久不见
中成药

从生根发芽，到长大成“材”，到被从生长地采摘，再到经过重重加工可以服用，中药要经历重重考验才能够最终为人类所用。无论是“刚出土”的中药材，还是经历了加工的中药饮片，抑或是精心配伍后的中成药，它们都是中华民族的宝贵财富。

4. 中医药有何独特之处?

与西方药物普遍追求精准、局部对症的思想不同，我国的医药体系更倾向于从整体的视角审视人的生命活动，万物一体，物类相感。中医药文化是中华民族传统文化中无比重要的组成部分。天人合一、辨证论治、调和致中、道法自然……这些中医药的基本理论又何尝不是我国传统哲学思想的体现呢?

药宝小贴士
不要迷信草药哦

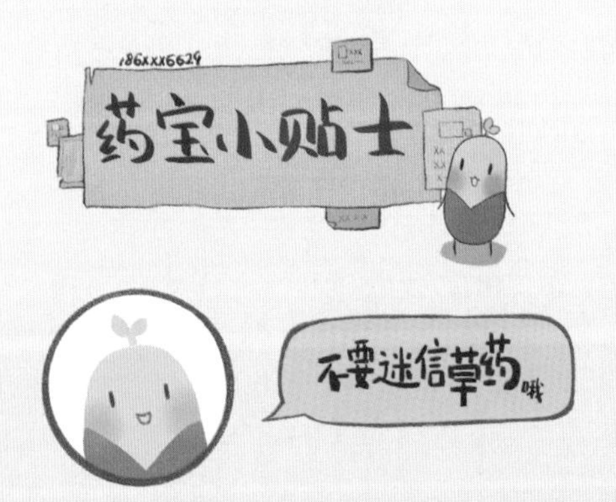

寒热温凉、酸咸苦辛甘、升降浮沉、性味归经，中药的无限魅力着实令人神往。不过药宝在这里也要提醒大家，自行用药一定要万分慎重。虽说中药中的不少草药看

起来只是些无害的植物，但它们自身的毒性，以及搭配使用时可能产生的新毒性都是需要我们高度警惕的。如果家里有人沉迷于自行探索草药的功效，一定要提醒他们用药要谨遵医嘱，专业的事儿还是要听专业人士的建议哦！

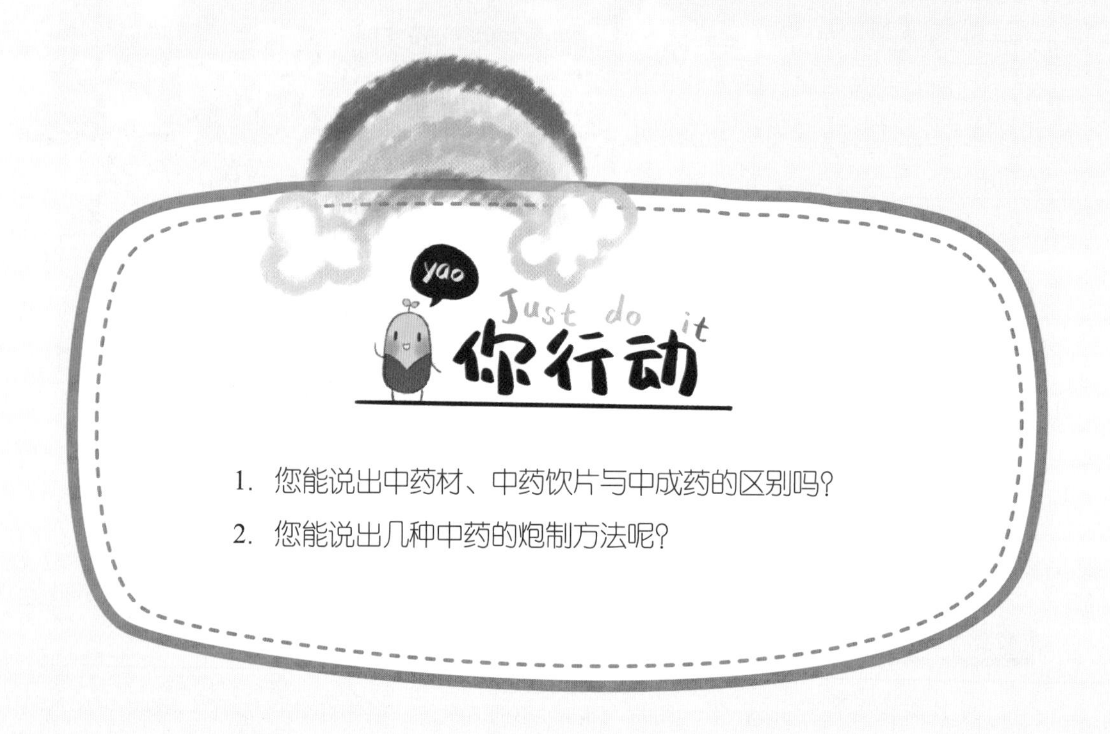

1. 您能说出中药材、中药饮片与中成药的区别吗？
2. 您能说出几种中药的炮制方法呢？

1.5 民族药瑰宝——苗药、藏药、蒙药等

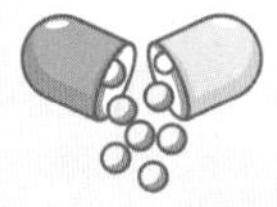

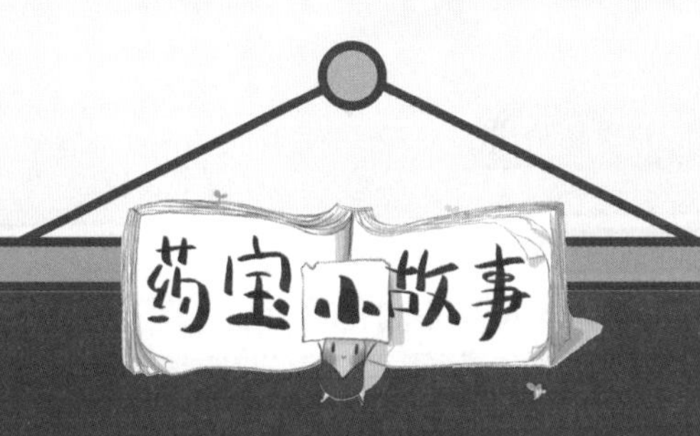

要说如何形容我们的祖国，你可能会立刻想到幅员辽阔，地大物博。的确，在中国大地上，从高原到盆地，从热带雨林到寒天冰原，从崇山峻岭到清流激湍，各类环境与气候几乎是应有尽有。

一方水土养一方人。五十六个民族的中华儿女在不同的环境中形成了不同的生产生活方式，也由此经历了不同疾病的考验，形成了具有本民族特色的医药文化。

一般我们把少数民族传统医药称为民族医药，汉族使用的汉医药称为中医药。当然，在形成与发展的过程中，中药与民族药早已形成了“你中有我，我中有你”的格局。在五十五个少数民族中，有三十多个民族拥有自己的传统医药资料。在这里，药宝以蒙药、藏药与苗药为例，带领大家揭开少数民族医药的神秘面纱。

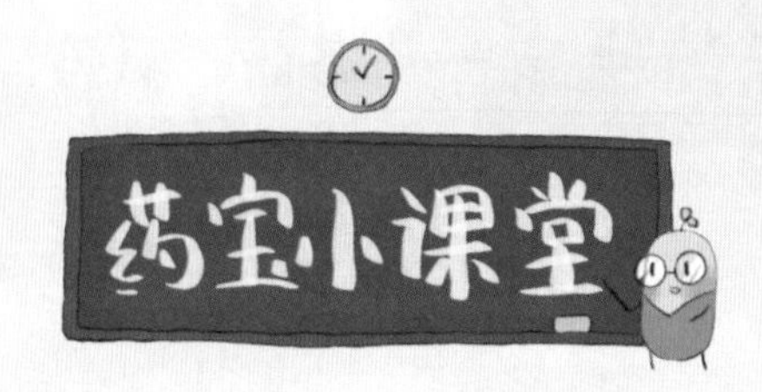

1. 蒙药——草原上的神奇之花

蒙古族人的生命，孕育在苍茫的草原上。各种各样的药用植物与草原人民共同在草原上、森林里自由生长。蒙古族的人民就在与天地对话、和疾病斗争的过程中，逐步形成了适应本民族生活的医疗方法。在发展的过程中，蒙药也受到了藏药、汉族传统中医药与印度医药的影响。

十三世纪初，成吉思汗一统草原部落，他的后裔忽必烈入主中原，建立元朝后，中国各民族间，中国与东南亚、欧洲、阿拉伯等地区的经济、文化交往日益密切，蒙药也得到了进一步的发展。

在这一时期，太医院饮膳太医忽思慧编成了《饮膳正要》三卷，这是中国最早的营养学专著。

蒙医药理论以中国古代朴素辩证唯物主义中的阴阳、五元学说为指导思想。在经典的“三根学说”中，医者将赫依、希拉、巴达干看作是人先天就有的、赖以生存的三种主要能量与物质。其中，希拉以“火、热”属性为主，代表着人体正常生理活动的热能，而巴达干以“湿、水”属性为主，是人体调节体液机能与内分泌物质的能源基础。赫依属“气”，起着重要的调节作用。这三者在人体内相互制约，相互依存。如果这三者有所偏盛或偏衰，失去了原本的协调与平衡，就会导致“三邪”，人就会生病[12]。

十八世纪，著名蒙医药学家伊希巴拉珠尔编写了《甘露汇集》，在其中提出了蒙医药中重要的“六基症理论”——所有疾病都可以归纳为赫依、希拉、巴达干、血、协日乌素、虫六种。

在这种具有整体性与协调性视角理论指导下，蒙古族形成了自身独特的用药传统，其基本精神就在于调节赫依、希拉与巴达干这三者的平衡。蒙医的用药十分广泛，植物、动物、矿物及化学制品都能拿来作药，但绝大部分还是取自野生植物。据文献记载，蒙药材约有 2230 多种，具有地区性及季节性强等特点。[13]

在众多的蒙药中有不少种药材是蒙药专用品种（即只有蒙医习惯使用的药物），在常用蒙药中约有 140 种，如广枣、沙棘等。

2. 藏药——雪域高原上的奇葩

提起藏族，大家首先会想到的想必就是青藏高原了。高山巍峨，连绵不绝，峰峦叠嶂，冰川林立……藏族的医药就诞生在这样的环境里。

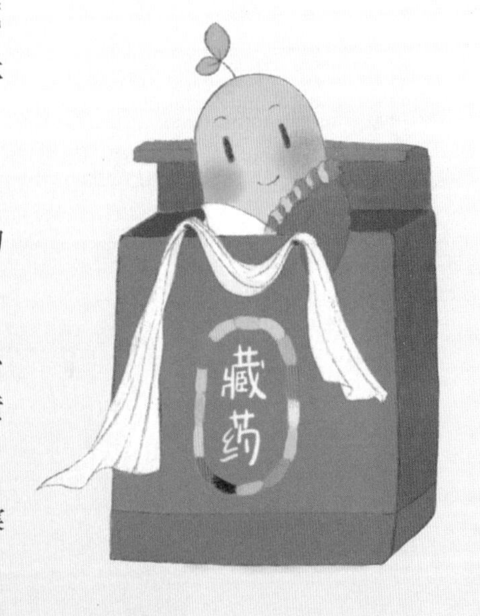

藏族人民生长的地方，海拔偏高，昼夜温差大，日照时间长，光合作用强，因此，这里产出的药物也堪称品位绝佳，质地优良。

对藏医而言，疾病可以由“龙”（指气、风）、“赤巴”（指火）、“培根”（指黏液）三种因素引起，并可以分为“寒症”与“热症”。相应地，藏药中的方剂也可以分为“热性”与“寒性”，“寒症”可用“热性”药治，“热症”则可用“寒性”药治。

藏药发展至今已有 2500 多年的历史，形成了自己独特的风格，又吸纳了汉族传统中医、印度医学、古阿拉伯医学等医学之长处。

第司·桑吉嘉措在《藏医史》（又称《医学概论·吠琉璃镜·宴仙喜筵》）中就有记载：人们在公元 4 世纪左右已经学会了治疗出血的方法——用酥油汁涂抹伤口或结扎脉口，在掌握了青稞酿酒的工艺以后，就开始利用酒糟治疗外伤[14]。

公元8世纪中期，《月王药诊》编成，它是现存最古老的一部藏药理论著作，至今仍是中华医药学中的宝典。

酒糟
咱商量商量，你就别出来了

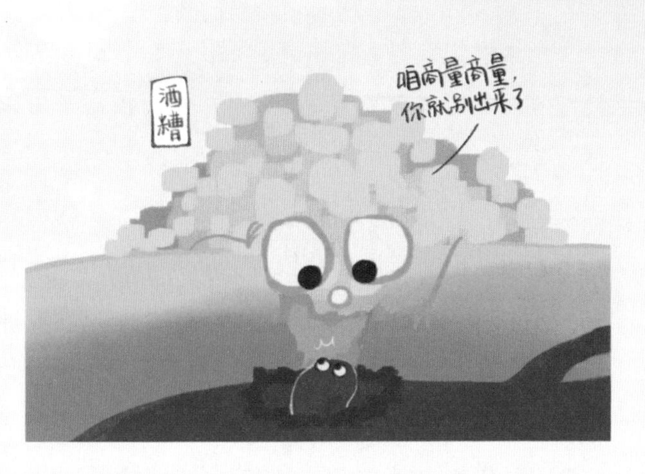

公元1735年，帝玛尔·丹增彭措完成了《晶珠本草》，收载药物2294种，这是收载藏药最多的一部大典，也被称为藏族的“本草纲目”。

1995年，在卫生部药典委员会的主持下，我国第一部部颁藏药的用药规范《藏药标准》编成。当前，新的标准与规范也正在由国家药品监督管理局有关部门制定中。

药宝提示

民族药的药盒上一般会有特别的标注，比如“筋骨通关贴”上写着大大的“藏药”，“癣速清”上标着鲜明的“苗药”。

民族药
藏药 筋骨通关贴
下班后去吃火锅呀
可是我最近减肥…
苗药 癣速清

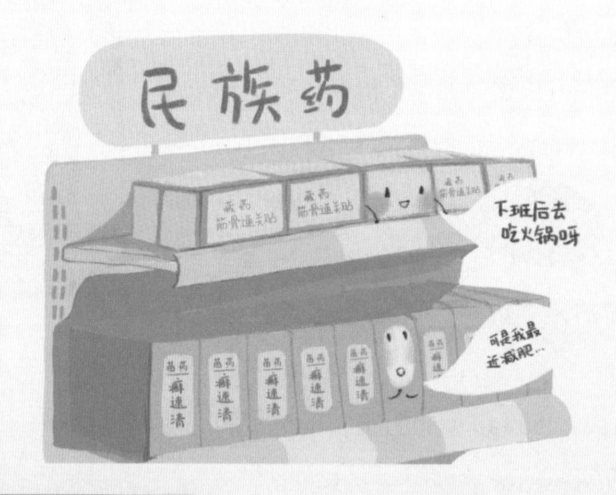

3. 苗药——迁徙孕育的瑰宝

苗族起源于中原，是一个国际性的民族，历史上曾经历过5次民族大迁徙[15]，到过中原、中南、西南各省，且跨出国界进入过东南亚、欧美等地。每次都是从一种已经熟悉的生态环境出发，去适应另一种新的环境。在这种不断的变化之中，苗族逐渐

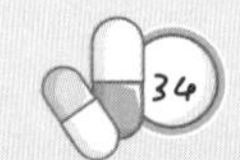

形成了具有民族特色的医药理论。

由于古苗族没有自己的文字，医药知识的传承只能依靠口耳相传，世代承袭。想要追溯苗药的历史，我们需要看看其他语言的书籍。在《神农本草经》中用苗语记音药物达三分之一左右；诗人屈原的《楚辞》中记载的“申椒”（花椒）、“泽兰”、“三秀”（灵芝）等苗药至今仍在使用中。

对苗医而言，一切疾病都可以归纳为“两病”——“冷病”“热病”，苗药也可以对应分为“冷性药”与“热性药”，治疗方法也可分为“冷病热治”与“热病冷治”。苗药的属经理论展现了药物的性质、起效快慢与作用时间，据此可以将疾病分类为“五经”——“冷经”“热经”“半边经”“快经”与“慢经”[16]。苗族医药中的冷热，既相互对立，又存在一定联系。

20世纪80年代开始，国家对少数民族医药的重视度逐渐加强，《苗族药物集》《苗族医药学》《贵州十大苗药研究》《中药民族药质量标准研究专论》等相关书籍与标准的出版和制定，使苗药向标准化与规范化迈进了一大步。

2005年出版的《中华本草·苗药卷》中收载了苗族常用药物391种，比较著名的有重楼、半夏、桔梗等。

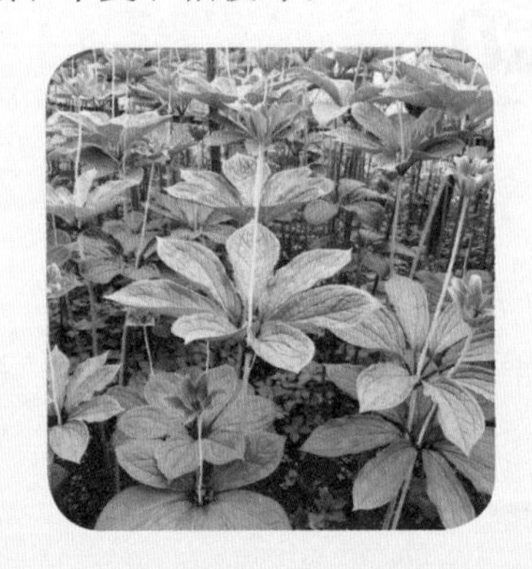

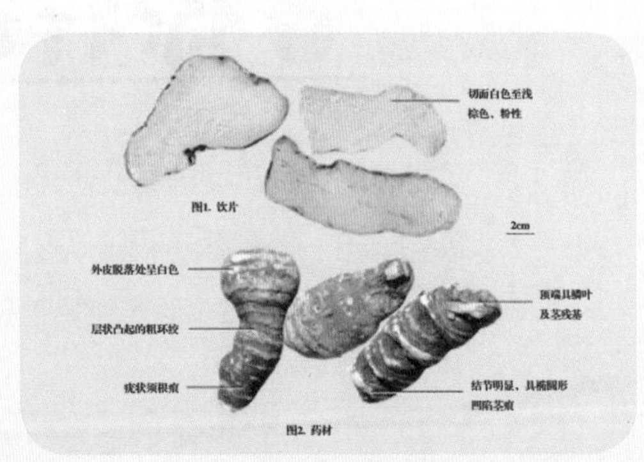

重楼，清热解毒，消肿止痛（图片来源：香港浸会大学中医药学院中药材图像数据）

（https://library.hkbu.edu.hk/electronic/libdbs/mmd/）

如前文所述，蒙药被称为“草原上的神奇之花”，在马背上的民族中诞生的医药尤擅医治骨伤、脑震荡；藏药被称为“雪域高原上的奇葩”，对各类高原病、高血压、肺心病、肝胆病等具有独特的优势；苗药被称为“大山深处的瑰宝”，有“三千苗药，八百单方”之称，对蛇毒虫伤、皮肤肿疖、骨伤以及一些传染性疾病有独到疗效。

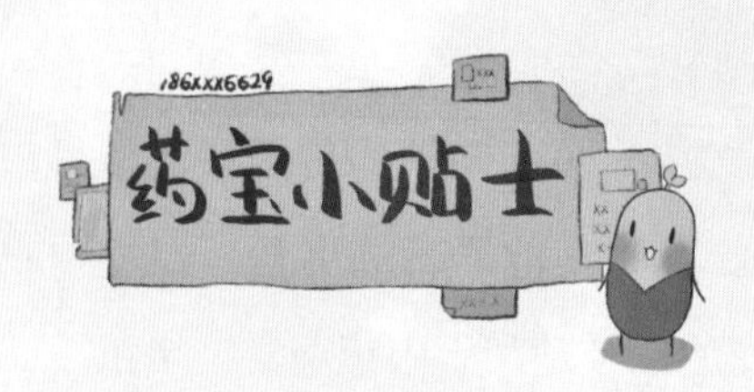

当然，拥有“本族”民族药的可不止这三个民族。在它们之外，傣药被称为“热带雨林中的珍果”，对治疗食物中毒、感冒、胃肠病等具有很好的效果；彝药主要分布在四川凉山和云南，为我们所熟知的“云南白药”就是彝药，彝药对高血压、冠心病、多种眼疾均有较好疗效……

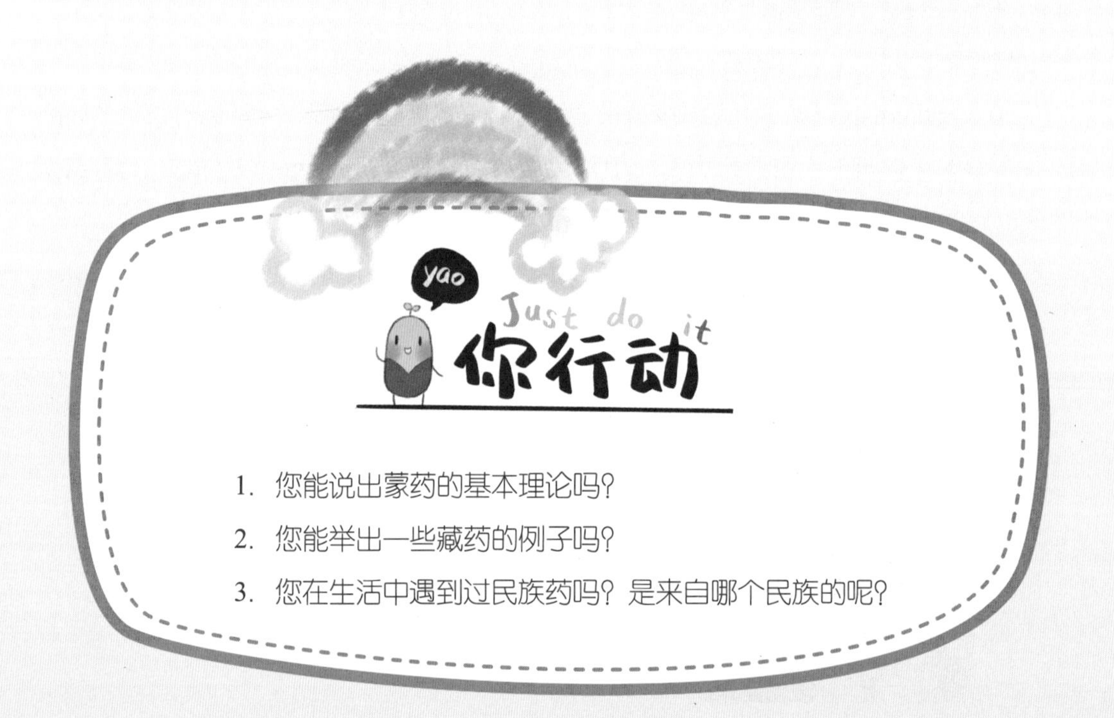

1. 您能说出蒙药的基本理论吗？
2. 您能举出一些藏药的例子吗？
3. 您在生活中遇到过民族药吗？是来自哪个民族的呢？

本章参考文献

[1] 吴春福 . 药学概论 [M]. 北京：中国医药科技出版社 , 2015:4–6.

[2] 陈小平 , 马凤余 . 新药发现与开发 [M].2 版 . 北京 : 化学工业出版社 ,2017:52–165.

[3] 国家食品药品监督管理总局 . 药品注册管理办法 [Z]. 2020–01–22. http://www.gov.cn/zhengce/zhengceku/2020–04/01/content_5498012.html.

[4] Di Masi, Joseph A, Henry G G,et al.Briefing: cost of developing a new drug[R].Tufts Center for the Study of Drug Development,2014. https://www.pacificresearch.org/wp-content/uploads/2017/06/Tufts_CSDD_briefing_on_RD_cost_study_-_Nov_18_2014.pdf.

[5] Akhtar A. The flaws and human harms of animal experimentation[J]. Camb Q Healthc Ethics. 2015 24（4）: 407–419.

[6] 王庭槐 . 生理学 [M].9 版 . 北京：人民卫生出版社，2018:119–363.

[7] 李俊 . 临床药理学 [M].6 版 . 北京：人民卫生出版社，2018:160–166.

[8] 杨宝峰，陈建国 . 药理学 [M].9 版 . 北京：人民卫生出版社，2018:346–351.

[9] 魏群利 , 吴云明 . 时辰药理学与时辰治疗学 [M]. 北京 : 人民军医出版社，2011:112–229.

[10] 林强 , 葛喜珍 . 中药材概论 [M]. 北京 : 化学工业出版社 , 2007:2.

[11] 国家药典委员会 . 中华人民共和国药典 : 一部 [M]. 北京 : 中国医药科技出版社 , 2015:12.

[12] 中央民族大学 . 民族药 [M]. 北京 : 中国经济出版社 , 2013:99.

[13] 策力木格 , 苏都娜 , 李玲云 , 等 . 蒙药质量标准研究现状分析及发展建议 [J]. 中国民族民间医药 ,2017,26(4):55–58.

[14] 范春芳 . 少数民族药产业科学发展的路径研究 [D]. 北京 : 中央民族大学 ,2010.

[15] 石朝江 . 苗族历史上的五次迁徙波［J］. 贵州民族研究，1995(1):120–128.

[16] 袁航 , 郑健 , 陈抒云 , 等 . 苗族医药理论及发展现状概述 [J]. 中医杂志 , 2014, 55(17):1513–1518.

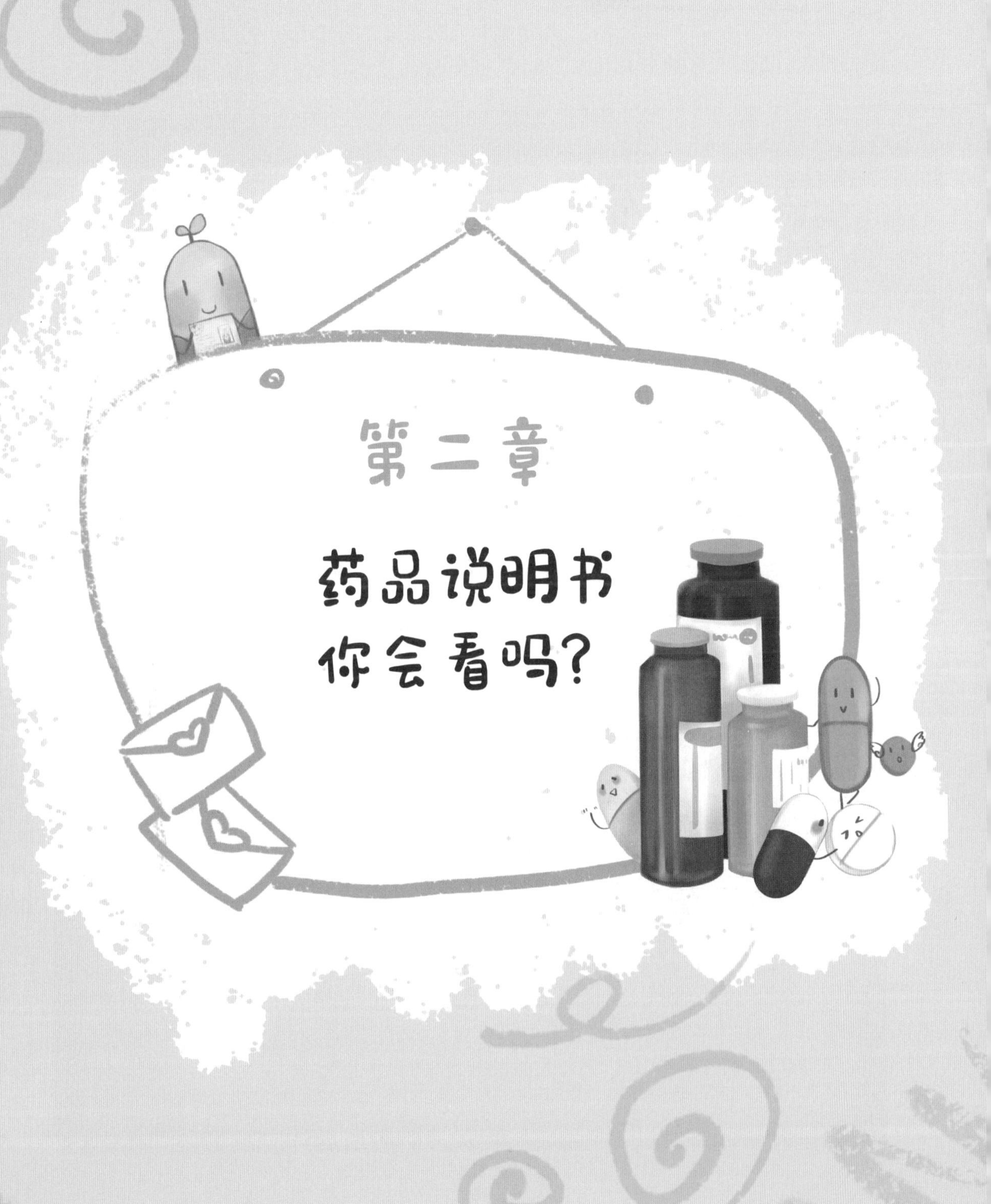

第二章

药品说明书你会看吗?

2.1 药品说明书概述——看对了治病，看错了要命

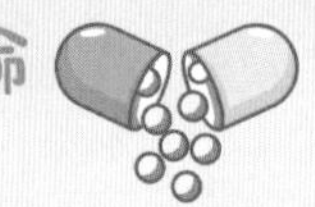

药宝小故事

说起药品说明书，对于现在的人来说可能并不陌生，人吃五谷杂粮，都难免生病用药，谁还没见过说明书呢？可是，在二十世纪七八十年代不是这样。药宝记得，那时候采用的都是药品大包装，大个的棕色瓶子是很多药品的家。医生开药全靠分装，药片往往被包在棕色或者白色的纸包里。而且为了便于患者区分和服用，都是一顿一包，有时候甚至好几种药品包在一起，这样的情况别说说明书了，有时候连是哪个药都分不清呢。

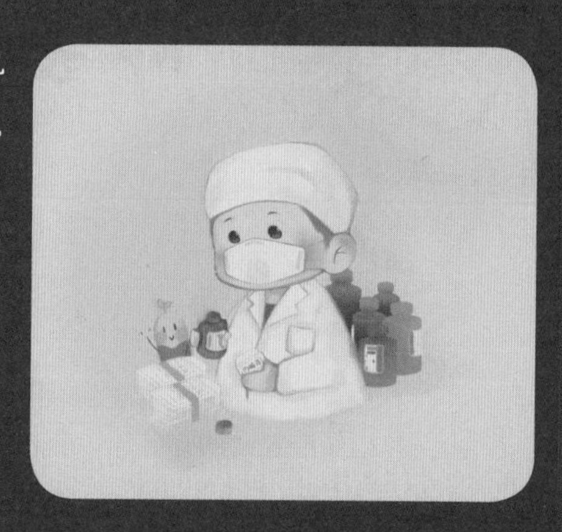

时至今日，药宝见证了社会的发展和科技的进步，药片的“生活条件”也有了明显的改善，用纸包包药的现象已经很少见了。对于口服药，人们往往拿整盒的，即便是需要药品拆零，为了人们用药安全，国家规定药品的最小销售包装都必须配有药品

说明书，过去纸包药的时代已经过去了，药片们再也不是“徒有其名”了！

几乎所有的药品说明书都是纸质的，少数的会印在药盒上，其实药宝也有些好奇，那些把说明书印在药盒上的厂家，真的是为了省纸吗？哈哈哈！

药品说明书真的就是一张纸？吃药不用看说明书？想必你的脑海里也有不少小问号吧。接下来，药宝就带你进入药品说明书的神奇世界。

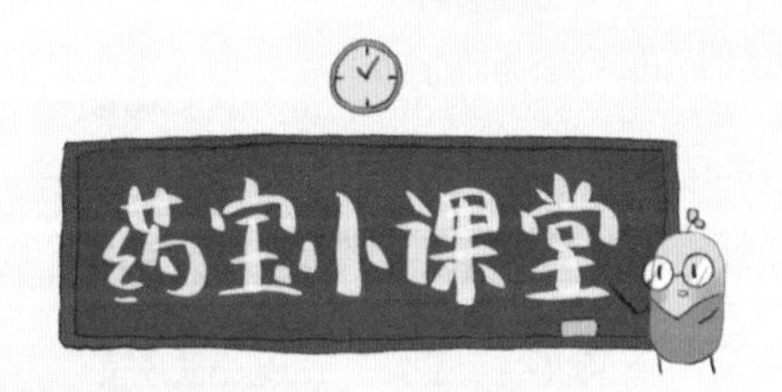

1. 药品说明书，药品的身份证[1-2]

身份证不大，但重要性众所周知。药品说明书也是一样，看起来只是一张小小的纸片，但简约而不简单，千万不要小看它。它是载明药品重要信息的法定文件，是我们选用药品的法定指南，是指导安全、合理用药的依据。在使用药品前仔细阅读药品说明书是保证用药安全重要的一步，不看或者看不懂很可能会给用药安全带来隐患。可以这样说：看对了治病，看错了真的可能要命。

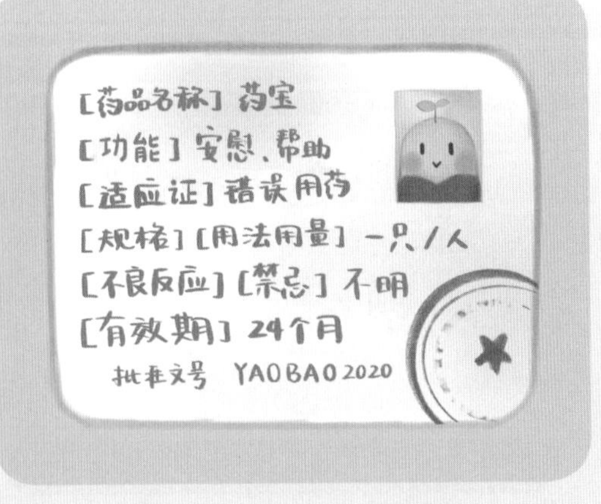

2. 药品说明书，简约而不简单

药品说明书这么重要，来历一定不简单，接下来药宝就告诉你药品说明书是怎么来的。药品说明书薄纸一张，看似平常，其实上面的每一个字都不是随随便便“写”

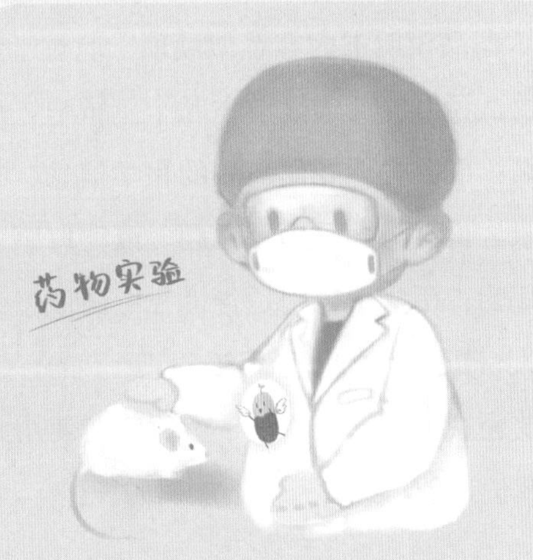

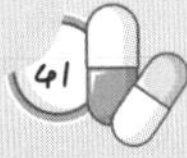

上去的，也不是编上去的，而是经过大量的科学实验证实并经过国家药品监督管理部门审批核准的。这里面包含了重要的科学数据和结论，比如药品的药理学、毒理学、药效学、医学等药品安全性、有效性信息。它是医师、药师指导临床正确、安全、合理使用药品的技术性资料，也是患者掌握药品信息的基本依据。

3. 药品说明书的具体格式、内容和书写有要求

不同的药品有着不同的说明书，但药品说明书的格式几近相同，通常包括：警示语、药品名称、成分、性状、适应证或功能主治、规格、用法用量、不良反应、禁忌证、注意事项、孕妇及哺乳期妇女用药、儿童用药、老年用药、药物相互作用、药理毒理、药物代谢动力学、贮藏方法、包装、有效期、批准文号、生产企业等。

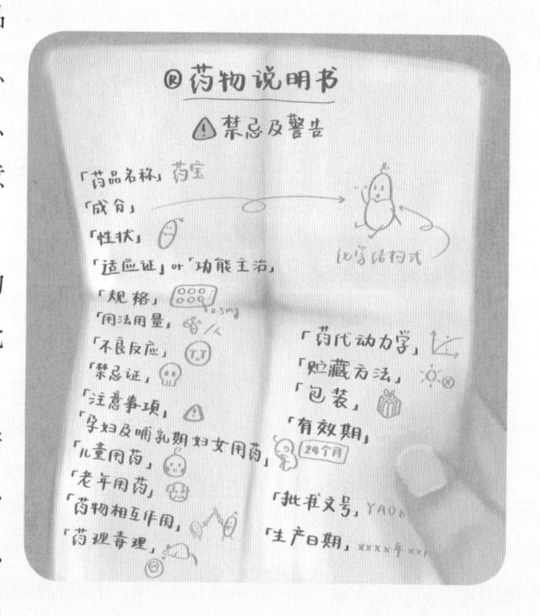

对于一些特殊药品，比如麻醉药品、精神药品、医疗用毒性药品、放射性药品、外用药品和非处方药品等国家规定有专用标识的，其药品说明书标题的右上方会印有规定的标识。

4. 药品说明书，每一项都适得其所

药品说明书内容看似烦琐，但对于安全用药来说，每一项都是必不可少的。为什么这么说呢？药宝简单举几个例子吧：药品名称告诉我们药品的通用名、商品名、化学名；成分告诉我们药品的化学信息、中药中各味中药的组成以及其中包含的辅料；性状告诉我们药品的“长相”或“口感”；适应证告诉我们药品是干什么用的，治什么病的；用法用量则是告诉我们药该怎么吃，吃多少；不良反应是告诉我们就像人无完人一样，药物也是没有“完药”的，任何药物都有一定的不良反应，不要惧怕，也不要轻视；注意事项是告诉我们在使用此种药物过程中需要注意的内容；禁忌证是告诉我们这种药哪些人是不能用的。

5. 药品说明书，不是一成不变的

由于药品在上市前的安全性研究中存在客观的局限性，在药品上市前临床研究过程中，受到许多客观因素限制，例如，病例少、研究时间短、试验对象年龄范围窄、用药条件控制较严等。因此，药品不良反应存在时滞现象，这也决定了药品说明书的修改是动态的、不断完善的。

药品生产企业应根据药品上市后的安全性、有效性情况及时修改说明书，国家药品监督管理部门也可以根据药品不良反应监测、药品再评价结果等信息要求药品生产企业修改药品说明书。

6. 药品说明书可以不认识你，但你不可以不认识它

以前，没有说明书或者人们不识字、看不懂，现在，好多人是懒得看，甚至不看，还有的甚至把说明书当废纸给扔掉了。殊不知，忽略药品说明书的用药安全提示，甚至不按药品说明书用药，往往会出现药品不良反应或不良后果。尤其是在出现药品不良反应后不知所措，还以为药品的质量有问题，从而造成不必要的恐慌。

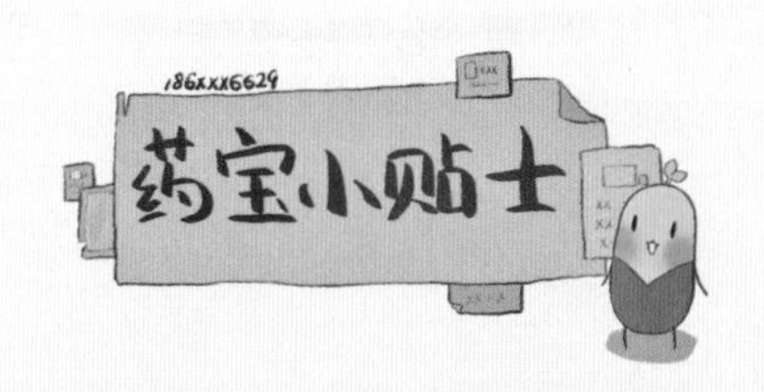

无论你是从医院还是药店购买了药品，服用前一定要认真阅读药品说明书，特别要认真阅读其中有关本品适应证、禁忌证、用法用量、不良反应、药物相互作用、注意事项等方面的介绍，服用药品一定要遵守说明书的规定（或遵医嘱），并保存好完整的药盒和说明书，以便需要的时候随时查看。

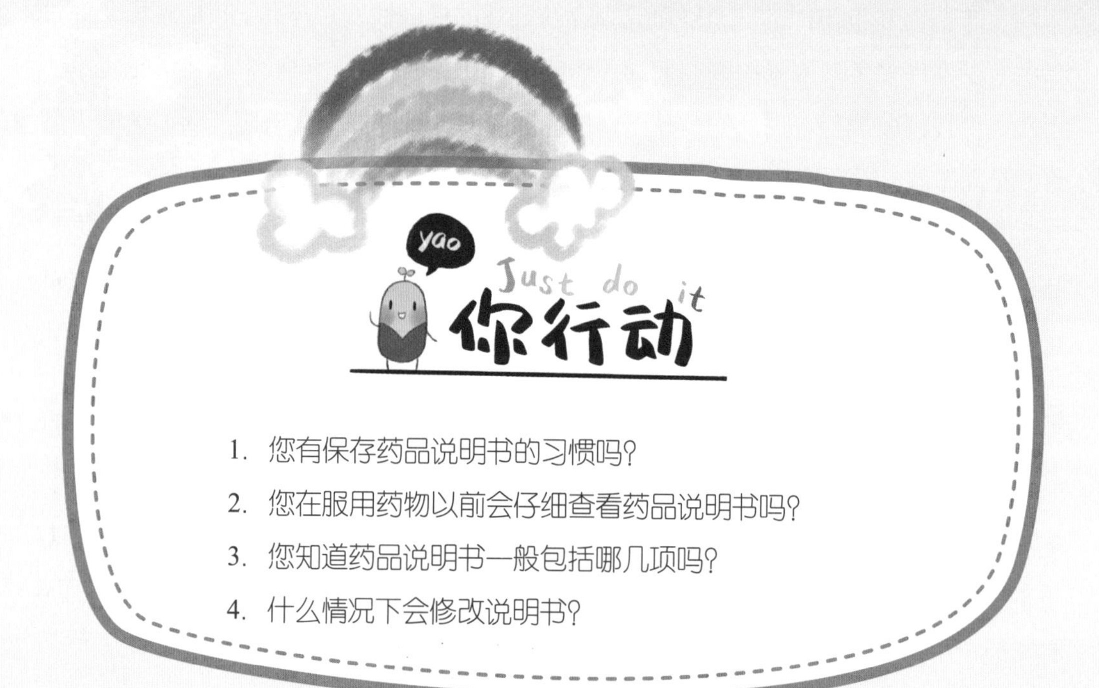

1. 您有保存药品说明书的习惯吗?
2. 您在服用药物以前会仔细查看药品说明书吗?
3. 您知道药品说明书一般包括哪几项吗?
4. 什么情况下会修改说明书?

2.2 药品基本信息——如何快速认识药物

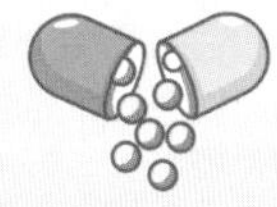

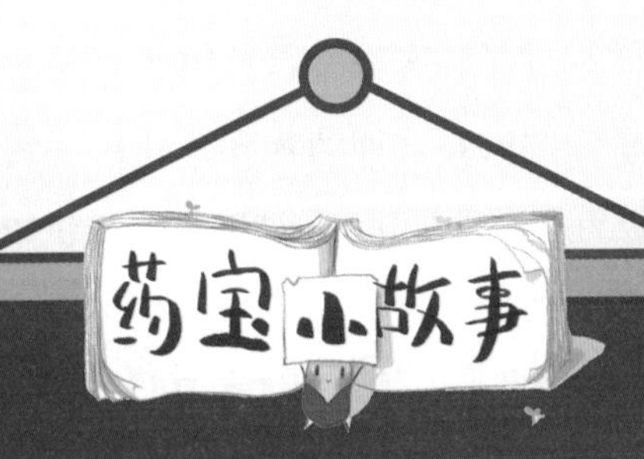

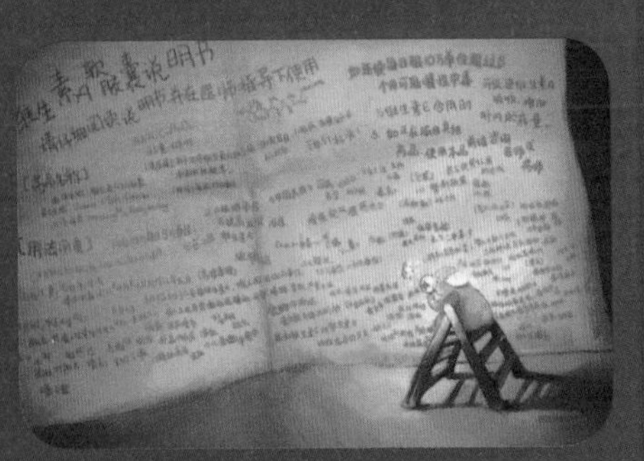

“小宝，你帮我看看这药是治什么的？这上面都写了些什么？这么多字又忒小，俺看不清。”在药宝的熏陶下，父母自上了年纪以来，每次医生开了药，回家必让我给“解读”一番，才放心吃。关心老人用药安全，帮助老人解读药品说明书也是尽孝的一种。对于药品说明书的字，药宝也觉得老年人阅读的时候可能需要一把放大镜！

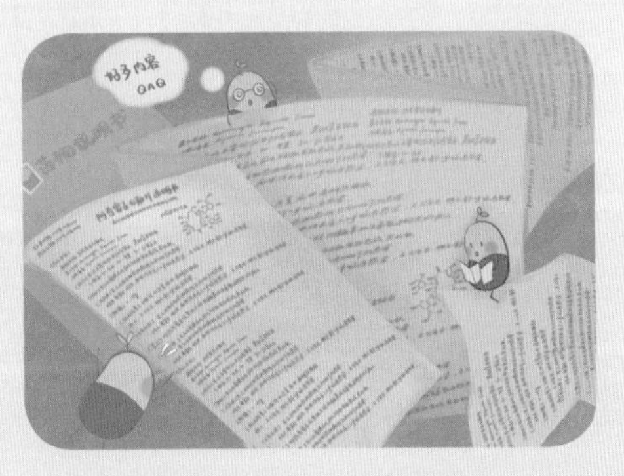

药品有千万种，药品说明书也有长有短，短的只有一面，长的（比如有些进口药品）就像一本折叠的小册子，而且小字密密麻麻的，有密集恐惧症的表示受不了。这么多信息，对于一般患者而言都需要看懂吗？如何从信息冗杂的说明书中快速认识药物？

别急，药宝这里有秘籍。掌握这些信息，基本就够了。

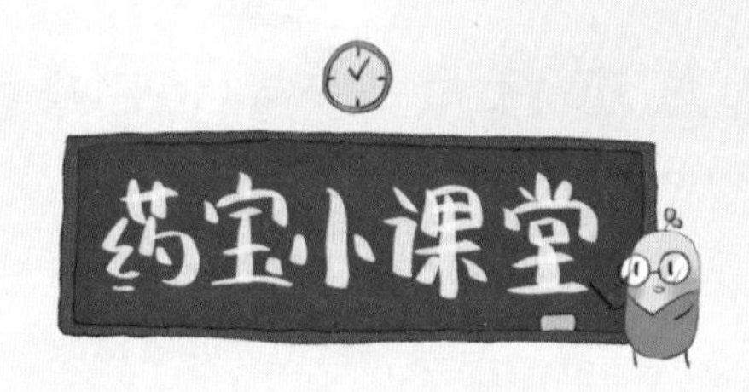

在一份药品说明书上，药品名称、成分、适应证、用法用量、不良反应、禁忌证、注意事项、贮藏方法和有效期等[1]，这些与患者用药有关的重要信息，在用药前应认真阅读，而另一些专业性较强的内容，如药物相互作用、药物代谢动力学、药理毒理等[2-4]，也和如何服药以及服药效果息息相关，这些主要是供医生、药师等专业人士看的。作为患者有需要的可以咨询医生或药师。

【药品名称】：药品名称相当于人的名字，包括通用名（中文汉字、拼音、英文）、商品名和化学名，就像人的真名、绰号、笔名一样。在这里，药宝要提醒您，不同商品名的药品通用名有可能是相同的，比如说卡博平和拜唐苹都属于商品名，它们的成分都是阿卡波糖，只是不同生产厂家给它起的小名——商品名（便于患者记忆识别）不相同而已，如果不认真阅读药品说明书很容易误认为是两种药，若同时服用这两种药品的话，可能会造成重复用药，从而危害健康。

药品名称有个“坑”。从药品名称的后缀还可以基本判断出是否属于同一类药品，比如卡托普利、培哚普利、福辛普利等，它们的名字都带有“普利”后缀，且都属于ACEI（血管紧张素转化酶抑制剂）类降压药，虽然它们属于降压药，但临床作用方向和作用特点并不完全一样。如果你去买药，只说降压药叫什么普利，是不行的。所以，买药时药品名称要记准确。

【成分】：药品说明书中的成分一项注明了药品的化学信息（结构式及原料名）、中药中各味药组成以及其中包含的辅料。有的药品是单一成分，有的药品是复方成分，对于同时服用多种药物的患者来说，一定要注意认真阅读，以避免不同的药物含有相同的成分造成重复用药。有报道称，某27岁研究生疑因混吃感冒药导致对乙酰氨基酚摄入过量，引起急性暴发性肝损伤而死亡。

【适应证】（化学药）/【功能主治】（中成药）：通俗地讲也就是要明白这个药是治什么的。我们都讲对症下药，没错，用药前得先看看这个药是不是对你的症，是不是治你的病。如果是自主选药，适应证是非常重要的。要仔细核对自己的症状和说明书描述的是不是一样。如果不能确定，最好求助专业人士。

超适应证用药是有风险的。而适应证的增加、删减都需要规范地履行申报、注册、审批等流程，不能随意地改变。

【用法用量】：主要是注意用药方法、用药剂量、用药次数。有时会涉及药品规格，需要自己换算。因为同一厂家的同一种药品，都可能有不同规格，因此买药或者服药时还要看清药品规格，药品规格是指单位制剂含有效成分的情况，就拿老年人常用的阿司匹林肠溶片来说，有 25mg、100mg、300mg 等不同的规格。所以，药宝提示您用药不仅要看药名还要看药品规格，以保证正确的服药剂量。

【规格】：表示的是每一单位制剂中含有主药的重量（或效价）、含量或装量，是药物使用的剂量依据。说到药品规格，药宝要提醒您，也有个“坑”，尤其是中药好像有些“乱”呢！比如有些中药颗粒剂，同一种药，还分有糖的和无糖的，有糖的规格是每袋装 10g，无糖的是每袋装 5g，那么有糖的吃 1 袋，无糖的是不是得吃 2 袋啊？非也！因为，这种药品的规格除了有每袋装多少克以外，在后面还会有注明：相当于原药材（有的说饮片）多少克，只要相当于的药材或饮片量相同就可以吃同样袋数。当然，中药还有好多这种情况，同一种药都叫某某片，却还分糖衣片、薄膜衣片，片重也不一样（相同处方量情况下，一般糖衣片重一些），但服用的时候吃的片数是一样的。为什么呢？因为他们含药物有效成分的量是一样的，只是辅料种类和用量不同导致制剂大小不一样。

【不良反应】：任何药品都可能会引起不良反应，但是由于人与人之间存在个体差异，不同的人对同一种药品的不良反应表现可以有很大的差别，有的人反应轻，有的人反应重；有的人是这种反应，有的人是那种反应。

许多人认为，只有假药、质量不合格的劣药、医务人员或患者自己用药不当，才会引起不良反应。事实上，许多经过严格审批、检验合格的药品在正常用法用量的情况下，也能在一部分人身上引起不良反应。

药品说明书上的“不良反应”写得多少与药物的安全性无必然联系。了解药品的不良反应有利于用药后对异常情况的及时发现与处理。

【禁忌】：凡属“禁用”的药品，一定要严格执行药品说明的规定，禁止特定人群使用。如吗啡能抑制呼吸中枢，支气管哮喘和肺源性心脏病患者应禁用，否则会对人体构成严重危害，甚至危及生命。“忌用”的药品则尽量避免使用，如氨基糖苷类抗生素对听神经和肾脏有一定毒性作用，故患耳鸣疾病及肾功能障碍者应忌用。“慎用”是指谨慎应用，并非绝对不能用，这种药可能会引起不良反应，通常是在小儿、老人、孕妇、哺乳期妇女以及心、肝、肾功能不全的患者身上。

【注意事项】：主要针对用药的安全和效果，是现在药品说明书中非常重要的一项信息，如服用中药期间忌食辛辣刺激食物，头孢类药物应用前，应详细询问患者的过敏史。还有针对服药的建议，如阿司匹林建议餐后服药。

【孕妇及哺乳期妇女用药】/【儿童用药】/【老年用药】：这些都是针对特殊用药人群而专门设置的条目，如果是这些人群用药的话，要小心谨慎，一定要看说明书中有没有针对该类人群的用药提示信息，并在用药后注意观察有无不良反应。

【贮藏方法】：一般药品常温下保存即可，有一些药物对保存环境有特殊要求，如白蛋白、胰岛素需冷藏保存等。因此，这些药物在贮存、运输与携带时必须引起注意。

【有效期】：这个对于家里有小药箱，有储存药习惯的人来说尤其重要，家里备药以备不时之需，但服用前要注意查看有效期，过期药品及时处理，避免服用过期药品，带来不必要的风险。

最后，药宝想重点说一下【性状】，一个往往容易被忽略的内容，药宝觉得也很重要。在药品的“性状”里，会描述药品的颜色、外观和口感等。比如阿莫西林克拉维酸钾分散片说明书中的性状描述为：本品为类白色至淡黄色片；而蒙脱石散说明书中的性状描述为：本品为灰白色或微黄色细粉，

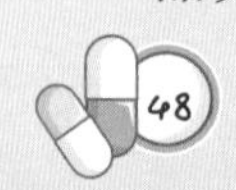

味香甜。这在过去靠分装抓药的年代，性状可起大作用了，医生一般会根据性状告诉你怎么吃：黄色的吃一片，白色的吃两片；这个小的饭前吃，大的睡前吃等等。而现在，性状仍具有重要意义，药品实物与说明书的性状的对比可以作为判断药品真伪与药品是否变质的一个依据。如果药品的外观与药品说明书描述不符，千万不要服用哦！

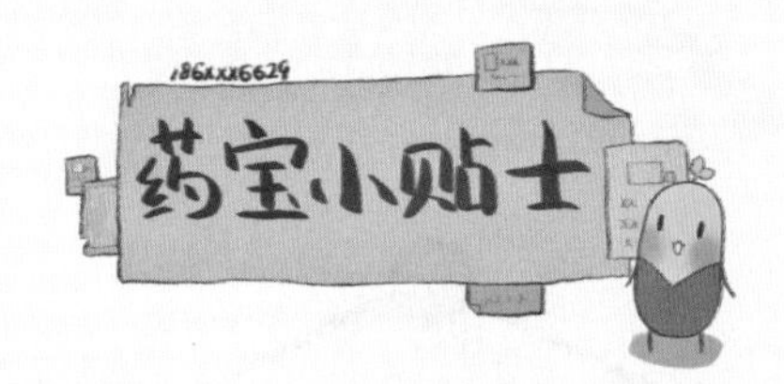

买对药、用对药是用药安全最关键的一环，用药之前一定要确认看说明书。药品说明书的信息量很大，非专业人士一般很难完全看懂。但药宝刚才说的这些内容用点耐心还是可以看懂的，不怕您看不懂，就怕您不看。只要看懂药宝说的这几项，药品的基本信息就基本掌握了，掌握了它，不管购药还是吃药基本不会弄错了。

1. 药品的通用名和商品名是怎么回事您搞懂了吗？

2. 您把家里的药品拿起来再看看，有没有觉得比以前更明白了？

3. 您有没有买过一种药，买回家后发现和家里的药是一种成分，只是商品名不同、生产厂家不同？

4. 您有没有吃药从不看说明书的注意事项等内容的习惯？

5. 吃药前确认药品并认真阅读说明书，您能做到吗？

2.3 用法用量——药物使用的准则

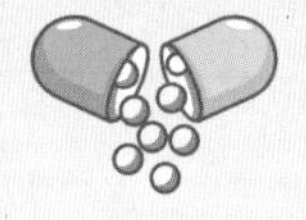

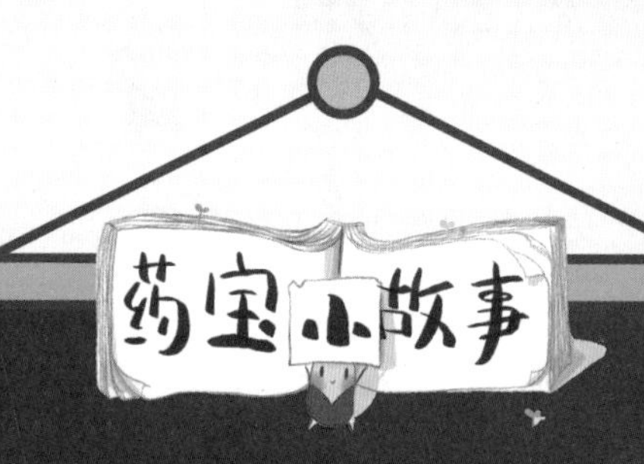

药宝小故事

这事还得从我的岳母说起，每次陪老婆回家省亲我都会习惯性地问一下岳母的身体状况，近期有没有在服药啊？都吃的什么药啊？你别说，有一次还真问出点事来。岳母自述：一直在服用阿司匹林肠溶片，以前一直吃25mg/片的，每天吃三片，前一阵买不到那个厂家的了，又不能停，就换了一个厂家的，是100mg/片，我琢磨着100mg的药量有点大，我就掰开吃，一次吃半片。但是吃着这个好像不管事，脑袋还是晕乎，这胃里还总烧得慌，我觉得可能是这药有问题，你看看你们那有没有我之前吃的那种药，给我买点，我还吃那种，说着还拿出药盒来给我看。

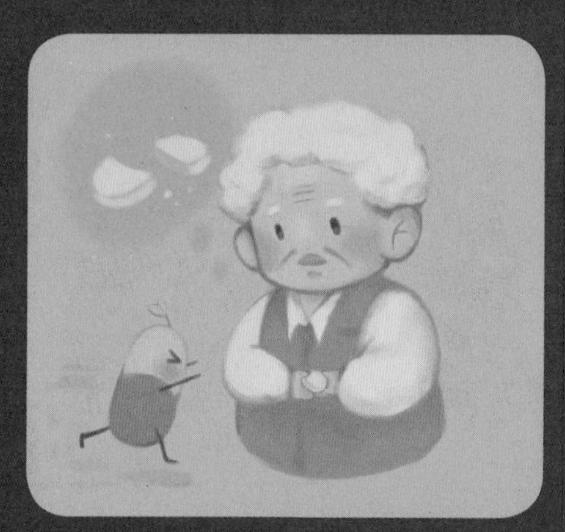

听到这，药宝就全明白了，不是药有问题，而是掰错了药，我赶紧告诉岳母这药不能掰开吃，掰开吃不仅影响药效还对胃有损伤，您就每次吃一整片就行。果然，第二天岳母说这次吃了胃里没有那么难受，脑袋也不晕乎了。药宝想，幸亏发现得及时，否则要出大问题！

在这儿，药宝要说的是：用药安全从来没有小事，错误的用法或者用量都可能危害健康，严重的甚至还可能致命。

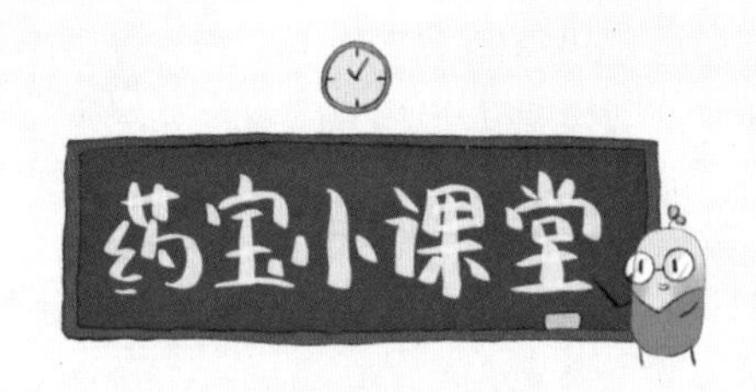

在药品说明书中【用法用量】占得篇幅不大，有的甚至就一行，几个字，但包含的信息量可不小。包括用法和用量两部分。需按疗程用药或者规定用药期限的，必须注明疗程、期限[4]。应当详细列出该药品的用药方法，准确列出用药的剂量、计量方法、用药次数以及疗程期限，并应当特别注意与规格的关系。用法上有特殊要求的，应当按实际情况详细说明。

药品使用说明书规定的剂量一般是指18—60岁的成年人一次用药平均用量或用量范围，低于这个量就可能没有疗效，超过这个量就可能引起毒性反应。在这个合理量范围内，适当提高剂量可能会提高疗效，但不是绝对的。有些人因个人体质对药物作用比较敏感，在这个剂量范围内也可能出现毒性反应，应该引起注意。

通常药品的给药途径分口服、外用、注射、静滴等，而口服药大多需要患者自行服用，所以往往出现问题最多，下面药宝就拣比较重要的几点说一说。

1. 是吞？是嚼？是含？还是……

这个一定要看【用法用量】项下是怎么说的，否则不仅起不到一定疗效耽误病情，有的还会加重不良反应，甚至有生命危险。

比如：急救药硝酸甘油用于缓解心绞痛，应舌下含服，吞服无效；铝碳酸镁片应嚼碎吞服；肠溶制剂不可咬碎，防止被胃酸破坏。缓、控释制剂应该吞服或沿分割线掰开，不可以嚼碎服用，以免破坏缓、控释作用。

2. 药片能不能掰

大多数药品在规格制定的时候都会考虑到患者常用剂量而设定比较科学的制剂单位，一般的口服药是不需要再次处理的。

但有的药品并非整片服用，明确告诉你要掰。如：优甲乐，自带刻痕，一般从最小剂量开始服用，这期间就会有1/4片、1/2片、1片……，是一个逐渐增加直到固定剂量的过程。也有的是因为涉及没有合适的儿童用药需要服用成人药并进行减量，但是这种情况一般都需要按医嘱使用。

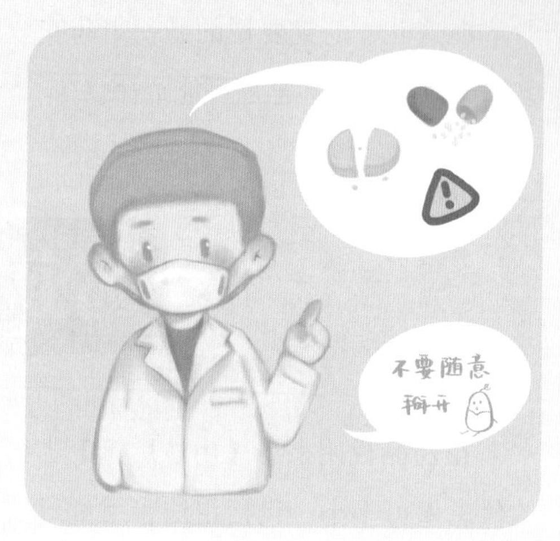

对于一般的片剂、胶囊剂来说，这样做不会有太大问题，但是对于一些缓释片或控释片、肠溶制剂、包衣片来说在掰开以后就会出现一定安全问题，有的是产生毒性，有的是增加胃肠刺激，有的是给服药顺应性带来困难等等。

3. 干吞药片有风险

服药时切忌不用水而干吞，有些患者为了省事，不喝水，直接将药物干吞下去，尤其胶囊剂和片剂很易产生药物卡在食管没下去的“异物感”，有些药物由于特殊味道而引起恶心呕吐，严重的很可能黏附于食管壁而引起食管损伤。

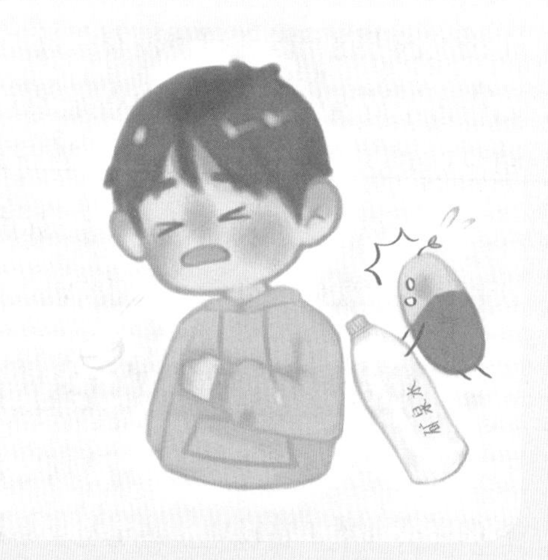

而且大多数药品的崩解、溶散都需要水，干吞药片有可能导致药物崩解时间延长，影响起效时间。

4. 服药时宜采用温开水送服，不能用茶水、牛奶、果汁、饮料等送服

主要是为了避免茶水、牛奶、果汁、饮料等的一些成分与药物所含成分发生理化反应，从而影响药效或增加毒性等。比如：茶水中含有咖啡因、茶碱、鞣酸等成分，鞣酸可以使一些含金属离子的药物（如铁剂、钙剂等）产生沉淀，不仅降低疗效，还会引起胃部不适；还有些果汁含有西柚汁成分，西柚汁可以抑制体内代谢酶的活性，增强环孢霉素、尼卡地平、咪达唑仑等药物的吸收，使得药物在血液中的浓度升高，

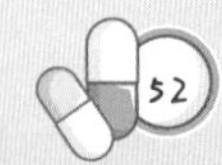

副作用增强。

虽然不是所有的药品说明书中都明确了能与什么食物同服或不能与什么食物同服，但为了安全起见，应温水送服。

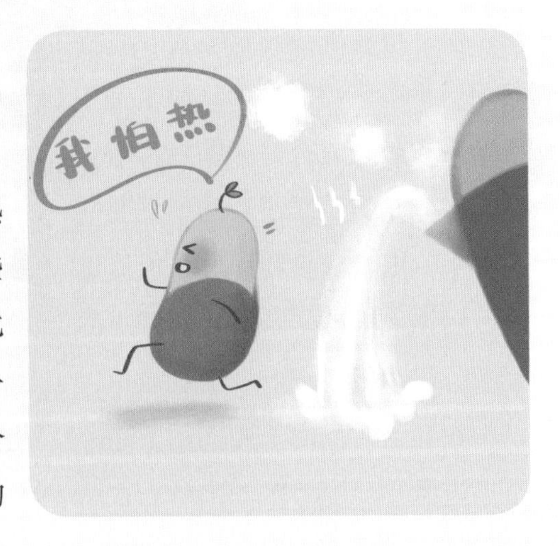

在这里还要注意，一些药物不宜采用热水送服，即使是在冬天也不可以，因为有些药物遇热不稳定，像活性菌、活疫苗、消化酶类的药物遇热容易失活，导致失效；而一些维生素、抗菌药等，水温太高易发生成分变化，使疗效降低。一般这些在说明书中均有备注或提示。

5. 服药姿势有讲究

最好取坐位或站姿服药，卧床病人不能站立也要保持上身直立，便于吞咽药物。因为，躺着服药，药物容易黏附于食管壁，不仅影响疗效还可能刺激食管，引起咳嗽或局部炎症，严重的甚至损伤食管壁。另外，服用抗胃溃疡药物，服药后应卧床休息。

6. 服药时间有讲究，按“时”吃药很关键

现代医学研究证实，很多药物的作用、毒性和不良反应与人体的生物钟有着极其密切的关系。同一种药物在同等剂量下不同时间给药，作用和效果会有差异。给药间隔对于维持稳定的血药浓度至关重要，如不按照规定的间隔时间用药，可使血药浓度发生很大波动，过高可发生毒性反应，过低时则无效。所以，针对不同的药物，在说明书中一般会用专业术语表述服药方法和时间，药物用量通常标明成人一日几次，一次多少量。

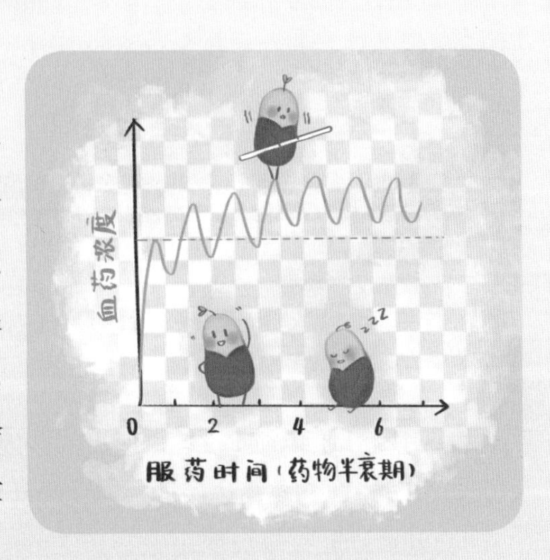

多数药物需要在饭前或饭后服用，但是也有部分药物需要在餐中服用。餐中服用的最常见原因是为了增强药效，充分发挥药物作用，也有部分是为了减少药物不良反应的发生，因为随食物同服或饭后即时服用能大大减轻药物对胃肠道的刺激。餐中服用或者说随餐服用，是指在吃饭时同时服用药物，除了个别药物外，与食物同服的时间不需要特别指定，也就是说，刚开始吃饭时和吃饭中间服用都是可以的。

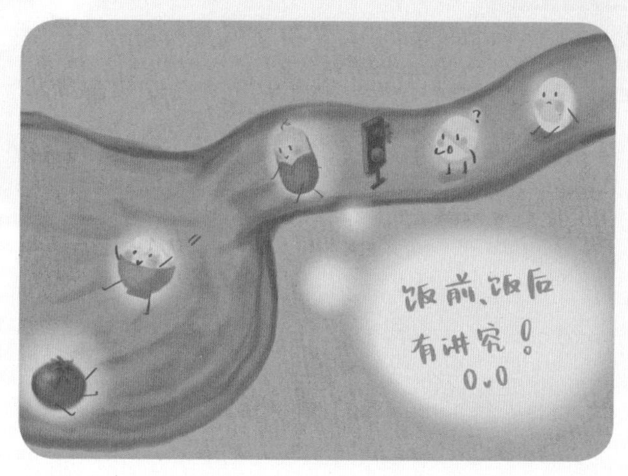

说明书没有明确指出具体服用时间，只注明“口服”，一日三次、两次或一次。这里一般指饭后半小时。对于服药次数，每日一次的和两次的比较好掌握，一次的每天固定一个时间服用即可；两次的也好说，早几点吃晚上就几点吃（比如早 8 点，晚 8 点，正好相隔 12 个小时）；争议最大的就是每日三次，因为除了有些有特殊时间要求的药，一般人很难做到每 8 小时用一次药，基本都是跟着饭点走，其实这样是不对的，既不能满足达到的血药浓度，也不利于血药浓度的平稳，所以，在服药的时候计算一下服药时间，尽量相隔足够的时间。当然，有特殊时间服用的药物，应依病情而定。比如退热药对乙酰氨基酚缓释片要在体温超过 38.5℃才能服用，两次服药间隔不得少于 8 小时。

7. 药物剂量不仅分人，还得看病情，服药前看清自己是“哪类人”

药物说明书上一般是指成人用量，也就是 18—60 岁的人群，而且是平均剂量。用药时要按说明书服用，不要自行改变服用剂量。60 岁以上的老人，器官功能下降，排泄减缓，请降低服药用量，最好遵医嘱。

有些药物有首剂加倍的说法，比如蒙脱石散，通常是成人每次 1 袋，但在治疗急性腹泻时首次剂量应加倍，就是说在急性腹泻时第一次应服用 2 袋。

还有就是儿童最好使用儿童药，尽量避免使用成人药，儿童使用成人药不是减半那么简单，需要根据月龄或年龄以及体重换算，切不可擅自让儿童使用成人药，应在医生指导下使用。

药物说明书上的用法用量通常是指常规用量，按药品说明书服用药物固然没有错。但有些药物需要在医生指导下使用，尤其是处方药，根据患者的病情对药量加减调整，尤其是一些慢性病（高血压、糖尿病等）。所以，处方药的使用在遵循药物说明书的同时还应遵医嘱。

8. 药量有时有点懵，不说吃几片而是多少 mg（g）

这个主要涉及药品规格和包装规格的问题，比如某药片 10mg × 12 片：10mg 是每片的剂量，12 片是这盒药中的数量。当医师注明您要每次服用 20mg，就说明每次应该服用 2 片某药片。这时您只要谨记“1 片是 10mg”“2 片是 20mg”，简单换算就可以了。

所以，在用药剂量上我们一定要看清药品的单位，不管他是 mg、g 还是 ml，只要包装单位和医嘱单位上写得一致，我们换算两者的数量倍数，得出该服用的片数即可。当药品为溶液剂型，要用质量单位计算用量时，请您先看清两者之间的关系，如：布洛芬混悬液规格是 100ml ∶ 2g，即：“100ml 含有效成分量是 2g”，如需服用 0.2g，0.2g 是 2g 的十分之一，也就是 100ml 的十分之一，则需要服用 10ml。

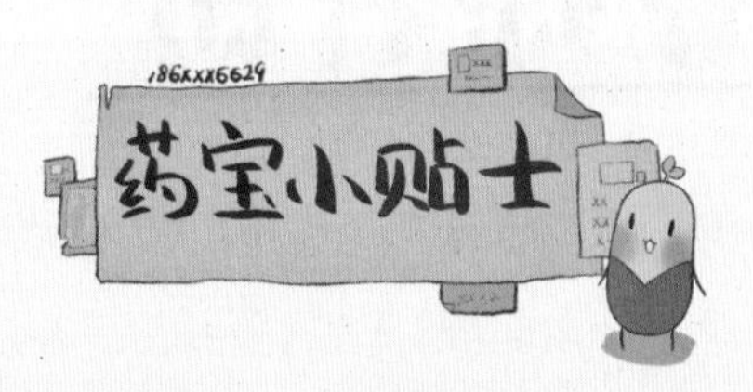

今天的药宝小课堂就到这里了。正确的服药方法是决定治疗效果的关键因素，药品说明书包含了药品的重要信息，而用法用量更是涉及用药安全的关键问题，朋友们在下次吃药前应先认真阅读说明书，按说明书规定的用法用量服用，或者按医嘱服用，可以使用药过程更加安全、有效。下面是药宝送给大家的一个小贴士，详见表 2-1。

表 2-1 常见服药术语表

服药术语	具体含义
饭前	进餐前 15—30 分钟时服药
饭中	吃饭时服用
饭后	饭后半小时至 2 小时服药

（续表）

服药术语	具体含义
空腹	餐前 1 小时或餐后 2 小时服药
睡前	睡前 15—30 分钟服用。对于失眠患者服用安定等催眠药，由于药物吸收需要时间，建议患者在睡前 1 小时服用
冲服	颗粒剂常用的一种服药方式，将药物溶解在水里（开水或温水）服用
吞服	强调“整粒服用”，如咬碎或溶解在水里服用，会影响药效发挥
顿服	指的是“一天一次，一次服完”

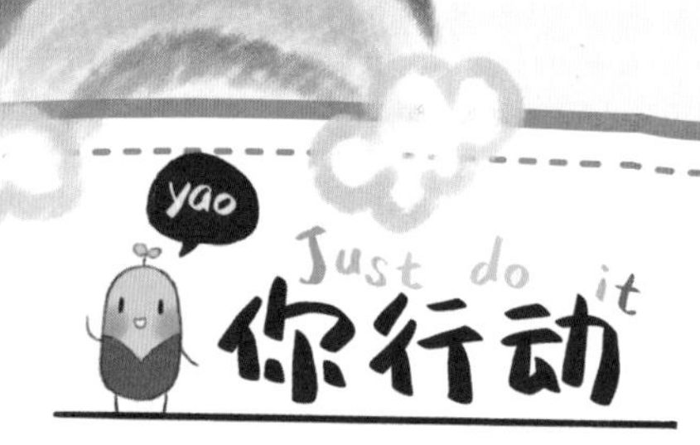

yao Just do it

你行动

1. 看完这些您有没有觉得吃药也是门技术活?

2. 药品怎么吃？什么时候吃？吃多少？需要注意啥？吃药前这些内容你一定要学到哦！

3. 干吞药片、吃完药就躺这种事您干过吗?

4. 您有没有因为没看清药品规格而用错了药量?

5. 您有没有觉得自己以前用药太随意了？

2.4 适应证和禁忌证——对症用药

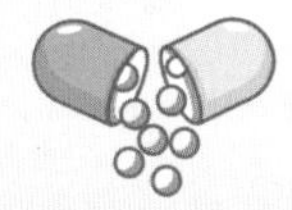

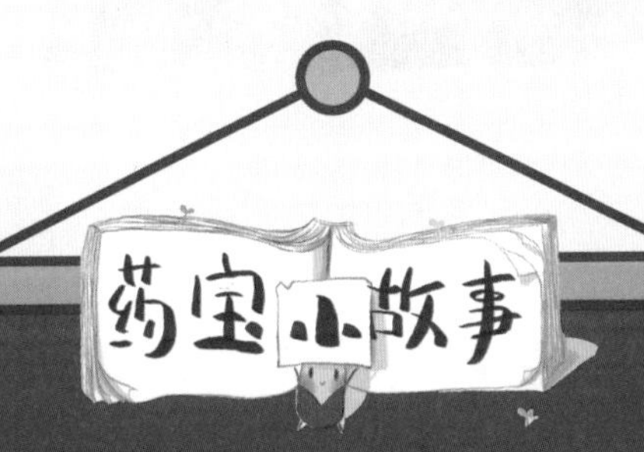

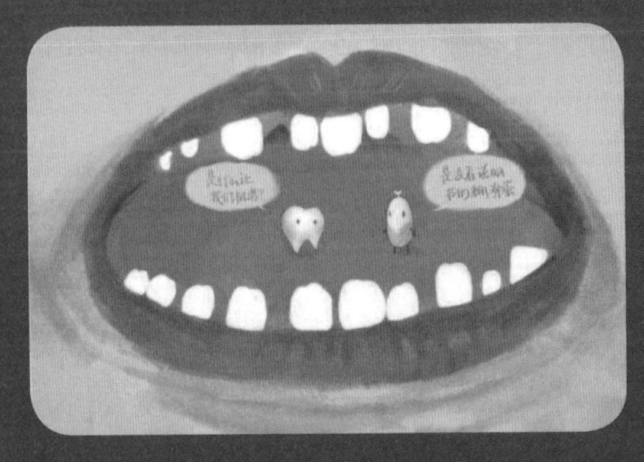

这两天药宝听说一个案例，着实为大家的用药行为着急呀！事情是这样的：

小杰妈妈牙疼发炎，半张脸都肿起来了。小杰回家见状，转身去药店给妈妈买药。他记得自己曾经因牙疼去医院时，医生让他服用甲硝唑药物，于是到了药店小杰直接点名要一盒甲硝唑，并匆忙付费离开。

回到家小杰打开说明书，仔细阅读了用法用量，嘱咐妈妈按时服药。就在服药的第三天，小杰接到妈妈的电话，电话中妈妈慌张地说自己吃错了药，甲硝唑缓释片说明书适应证清晰地写着：治疗妇女细菌性阴道病。小杰蒙了，急忙求助药宝："那天买药回来，我只顾着看用法用量，忘记看适应证了……"

生活中，我们以为"你吃错药了吧？""你才吃错药了！"仅仅是争吵时的常用语。事实上，"吃错药"常常发生在我们身边。在自我药疗、购买处方药时，首先应该注意适应证、功能主治是否与自身症状相符，否则谈用法、用量、用药疗程、不良反应都是毫无意义的。

总是忘记阅读适应证？超出适应证范围就一定不能用？慎用、忌用、禁用怎么掌握？碰到慎用、忌用、禁用干脆不用了对不对？快来听听药宝怎么说吧。

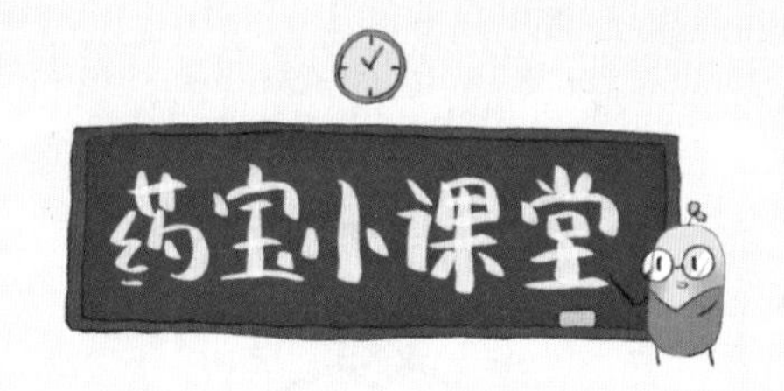

1. 对症用药很重要

药品是一种特殊的商品。根据《中华人民共和国药品管理法》，药品是指用于预防、治疗、诊断人的疾病，有目的地调节人的生理机能并规定有适应证或者功能主治、用法和用量的物质。

药物治疗的一般原则：有效性、安全性、经济性、规范性。药物治疗的有效性是选择药物的首要标准，其中对症用药很重要，选药不仅要针对适应证还要排除禁忌证。

服药前要仔细阅读说明书中的适应证或功能主治、禁忌。药品的包装盒与说明书也不要中途丢弃，因为上面标示有大量指导安全用药的信息。

2. 适应证（化学药）/ 功能主治（中成药）

1）药品说明书中适应证的撰写

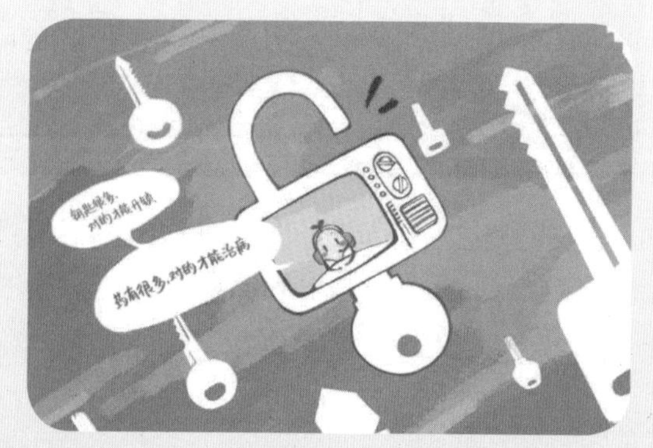

处方药应当根据该药品的用途，采用准确的表述方式，明确用于预防、治疗、诊断、缓解或者辅助治疗某种疾病（状态）或者症状；与国家批准的该品种药品标准中的适应证（功能主治）一致。

非处方药应按照国家药品监督管理部门公布的非处方药功能主治内容书写，并不得超出国家药品监督管理部门公布的该药品非处方药适应证（功能主治）范围。

预防用生物制品说明书则标注为接种对象（注明适宜接种的易感人群、接种人群的年龄、接种的适宜季节等）以及作用与用途（明确该制品的主要作用，如“用于×××疾病的预防”）。

2）适应证的指示

阅读药品说明书时，我们应该首要关注药品适应证、功能主治。

因为它告诉我们药品可以用于“做什么”，吃了这个药可以治疗哪种疾病或是改善缓解哪些症状。我们服药一定要在适应证范围内，并判断自己的症状是不是该吃这个药。若不明白说明书上所描述的某些适应证或功能主治时，一定要咨询医生或者药师。

服药前应仔细阅读说明书，严格按照说明书中适应证服用，避免错服、误服，造成不良后果。

3）超适应证

近年来，文献上常报道“老药新用”问题（即临床上应用了一段时间的药品在治疗实践中发现了新的作用、用途或用法的情况）。一些医生在临床用药过程中常发现自己处于进退两难的处境，一方面患者病情需要使用某种药物，另一方面该药品说明书无该适应证。这种超适应证的用药可以吗？

因为药物上市后在临床使用中不断会有新的发现与经验积累，说明书的更新往往严重滞后等原因，超适应证用药现象客观上现实存在，且某些超适应证用药也在药物治疗中发挥了重要的作用。

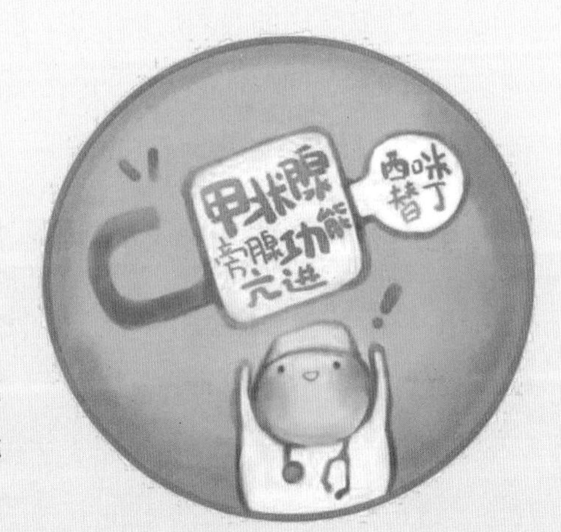

如：西咪替丁已批准的适应证用于治疗十二指肠溃疡、胃溃疡、反流食管炎、应激性溃疡及卓－艾（Zollinger–Ellison）综合征。

中华医学会《临床诊疗指南·内分泌及代谢性疾病分册》将西咪替丁作为甲状旁腺功能亢进的治疗药物。

超适应证用药应慎重权衡患者健康权益，在患者同意情况下，要有充分的合理性证据，且无可替代药物等情况下才可以使用。

当我们采取自我药疗时，应严格按照说明书中适应证用药。如果必须超适应证用药，一定在符合相关制度规定下，在医生充分的分析、指导后使用。

3. 禁忌证

禁忌证是药品说明书的法定内容，是必须反映的内容，并非可有可无。禁忌证与适应证相对立，指药物不适宜应用于某些疾病、情况或特定的人群（儿童、老年人、孕妇及哺乳期妇女、肝肾功能不全者）的情况。绝对禁忌证是“完全不能使用”的病症，而相对禁忌证是“必须十分小心使用”的某些病症。根据禁忌的程度不同，通常将药品的禁忌证分为慎用、忌用和禁用三种类型。

禁忌项明确告诉大家哪些人不能用、哪些事不能做，避免药物使用给人体带来的损害。

用药安全是药物治疗的前提，我们要警惕说明书中的危险性。慎用、忌用、禁用傻傻分不清楚？让药宝来告诉大家。

1）慎用

“慎用”是指该药可以谨慎使用。它告诉我们有些人可能对此种药容易产生不良反应。使用该药后一定要细心观察有无不良反应出现，如有就必须立即停止使用；如果没有就可以继续使用。

通常需要慎用的大多是指小儿、老人、孕妇以及心脏、肝脏、肾脏功能不好的患者。因为这些人体内药物代谢功能(包括解毒、排毒)较差，所以，机体对某些药物容易出现不良反应，故用药应格外小心谨慎。

慎用并不等于不能使用，家庭遇到慎用药品时，应当咨询医生、药师后使用为好。

例如：盐酸吗啡在儿童、老年人体内清除缓慢，半衰期长，易引起呼吸抑制。儿童(尤其是婴幼儿）、老年人慎用本药。

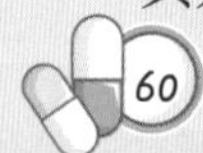

2）忌用

标明“忌用”的药，说明其不良反应比较明确，发生不良后果的可能性很大，故用“忌用”一词以示警告。“忌用”通俗地说，就是最好不用。

例如：肝肾功能不好的患者就要忌用具肝肾毒性的药物，否则会进一步加重肝肾功能损害，并干扰药物的代谢和排泄，使药物的体内过程和作用复杂化。

在家庭用药时，凡遇到忌用药品最好不用。但如果病情需要，也应在医生、药师的指导下首先选择药理作用类似，不良反应较小的药物代替。实在不能代替，应联合使用其他对抗其副作用的药品，尽量做到用药安全。

3）禁用

“禁用”就是绝对不能使用，没有任何可选择、商量的余地。因一旦误用会出现严重不良反应或中毒，甚至危及生命。

例如：“对本药过敏者禁止使用”情况时，必须杜绝使用，否则可能引起严重的过敏等不良反应，甚至导致死亡。

药品说明书里的危险性排序：禁用 > 忌用 > 慎用。慎用：必要时用，随时观察；忌用：很可能带来不良后果；禁用：肯定带来不良后果。现在说明书一般都是写“禁忌”和“注意事项”，“忌用”一词用得较少。

但要强调的是：不同的剂型和给药途径其适应证是不同的，且用法用量也有区别。甲硝唑为硝基咪唑衍生物，对大多数厌氧菌具有良好抗菌作用，此外对滴虫、阿米巴原虫、麦地那龙线虫等病原体也有很强的作用。正因如此，甲硝唑临床应用情况较多，甲硝唑可以用于牙周感染，也可用于妇女细菌性阴道病。比如在治疗牙龈炎、牙周炎及冠周炎时：口颊片一次3mg，餐后含服，一日3次，临睡前加含3mg，疗程4—12日；粘贴片一次5mg，一日3次，餐后使用，最后一次临睡前1小时左右使用；口含片，一次连续含3—4片，一日3—4次。

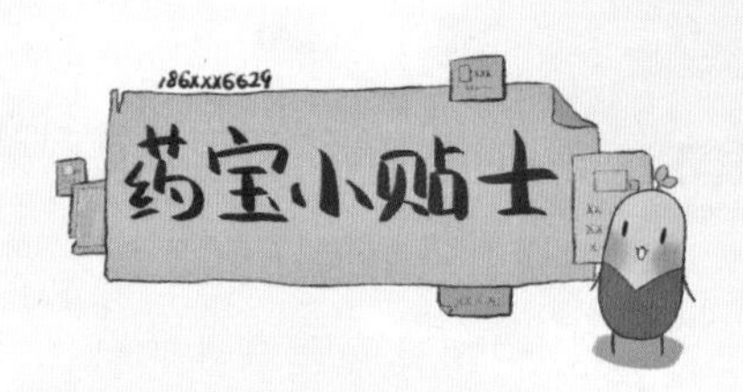

在自我购药时，一定认真与药师核对药品适应证（功能主治）、禁忌证，选择合适的剂型，确保与疾病和症状相符。服药前仔细阅读用法用量与注意事项。

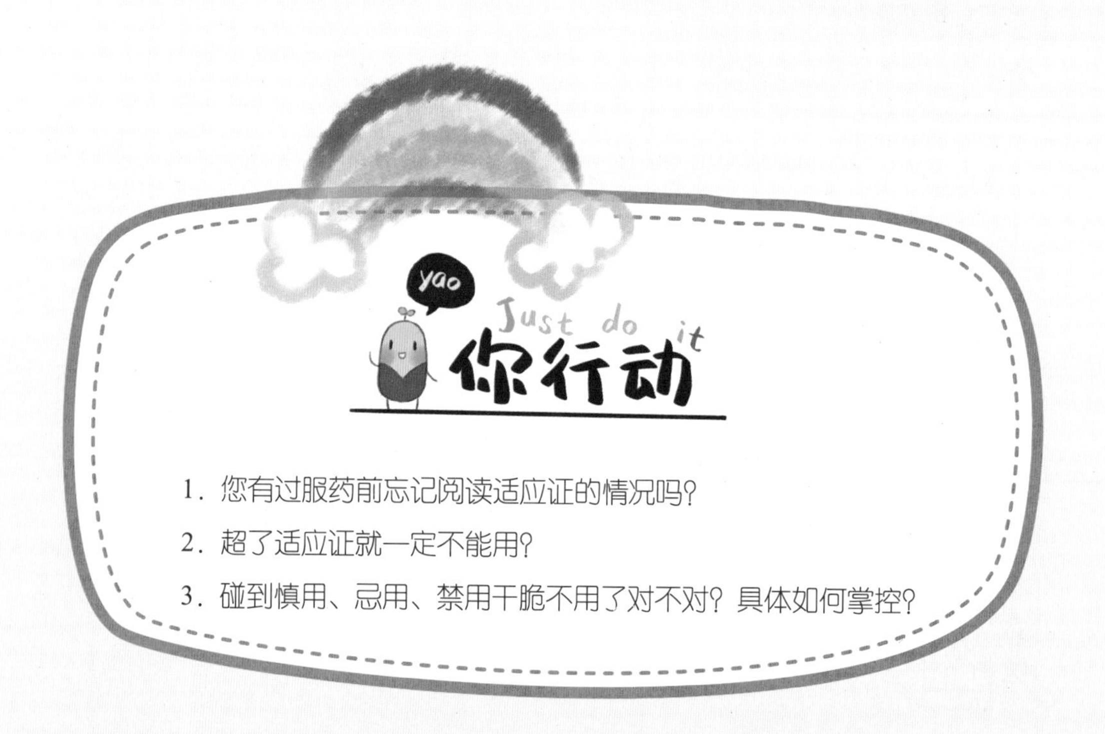

1．您有过服药前忘记阅读适应证的情况吗？

2．超了适应证就一定不能用？

3．碰到慎用、忌用、禁用干脆不用了对不对？具体如何掌控？

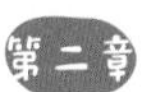

2.5药品不良反应——不偏不倚，理性对待

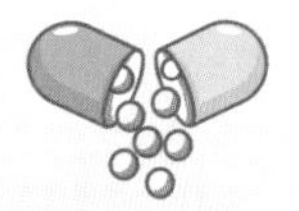

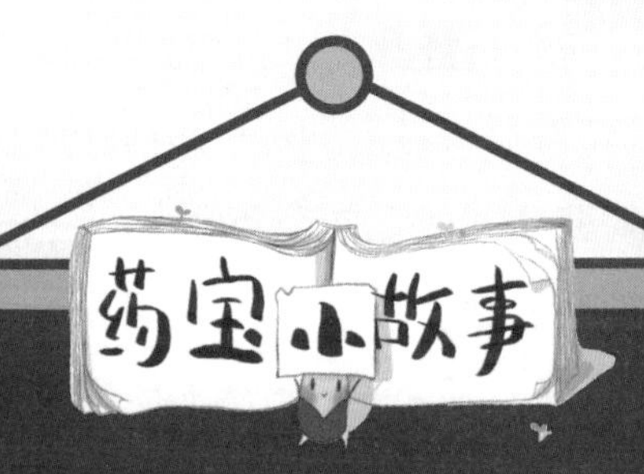

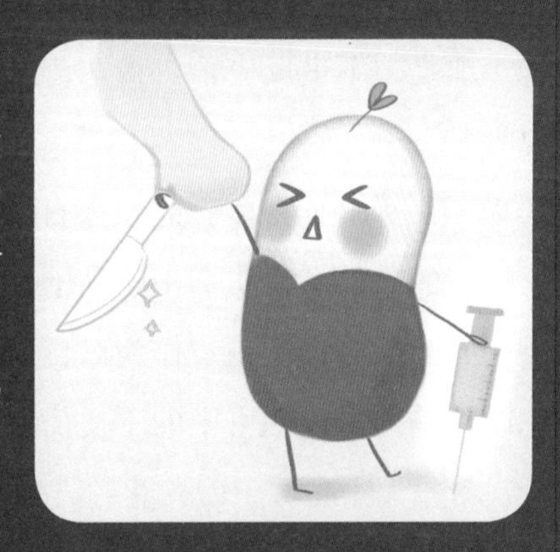

2014年，在我国甘肃偏远农村地区，一对年轻的夫妇因8岁的女儿腹痛，选择给孩子服用了呋喃唑酮片（50mg/片，1日3次，连用3天），结果用药后孩子的腹痛非但没有减轻，而且出现了严重的不良反应，孩子全身多处起直径约0.5cm的水疱，水疱破损后基底糜烂，疼痛剧烈。之后不得不就诊于武威市中医医院，经激素、抗炎、补液、止痛等治疗7天后治愈出院。[3]

这例药品不良事件的发生令人惋惜。药宝想说的是，如果这对夫妇在用药前咨询当地的医生或药师，或者自行查看药品说明书，就会很轻易地看到，呋喃唑酮片禁用于14岁以下儿童，从而换用其他药物，避免此类药品不良反应的发生。事实上，这样的案例并不在少数，在我国农村偏远地区或低学历人群中，自我药疗情况比较普遍，但人们对药品不良反应等知识的认知还比较有限，且在用药前往往没有看说明书的习惯，因此对药品不良反应、禁忌证和相互作用等也比较马虎，从而盲目用药，对自己或家人的身体造成一定伤害。

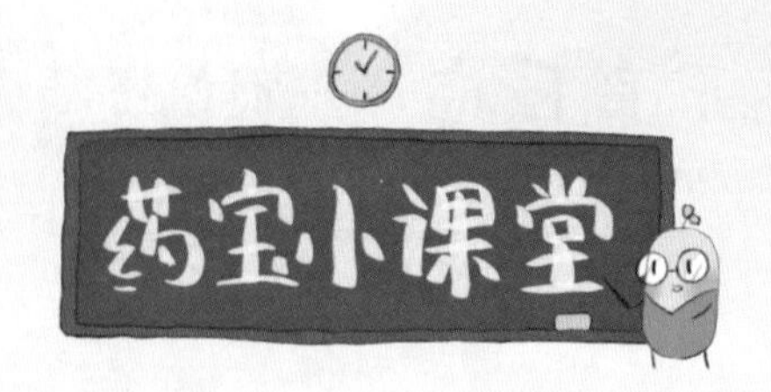

事实上，对于药品不良反应的错误认知和行为不止于此。2020 年关于公众药品不良反应认知和行为意向的调查分析显示，对于广西壮族自治区 508 名受访者，仅有 55.9%(284/508) 的调查对象对药品不良反应（adverse drug reaction，ADR）定义的选择是正确的，44.1%(224/508) 的调查对象认为 ADR 是用药错误、药品质量或医疗差错造成的[6]，这也从侧面印证了一部分人往往将药品不良反应和吃错药画等号，像是洪水猛兽，避之不及。2018 年中国药学会就曾公布过“2018 年公众十大用药误区”[7]，其中有一项是“不良反应很可怕”，这部分人普遍过于担心药品不良反应，过度解读药品说明书。

傲慢因无知而滋生，恐惧来自对未知事物的不确定性。今天的药宝小课堂，想为大家带来的是药品说明书中药品不良反应的相关知识，说明书里的不良反应包含了非常重要的药品安全问题，作为对自己健康负责的公民，理应学会用科学的认知和诚恳的态度正确对待说明书中的不良反应。药宝将会在这节内容中介绍不良反应的内涵和外延，希望大家在看了后，能对药品不良反应有初步的认识。

1. 药品不良反应是什么？

首先，摆在眼前的第一个问题就是，药品不良反应是什么。药宝特意去翻阅了我国的一些法规条例，根据《药品不良反应报告和监测管理办法》[8] 的描述，药品不良反应是指合格药品在正常用法用量下出现的与用药目的无关的有害反应。简单来说，药品不良反应就是合格药品正确用法下出现的不应该有的反应。由此可见，药品不良反应的发生既不是药品的质量问题，也不是因用药不当导致的用药差错。想必朋友们一定就会有这样的疑问了，既然是合格药品，又在正常用法用量下，为什么会出现有害反应呢?

这就是问题的关键点了，想要理解这个，我们首先需要理解药品疗效和不良反应的关系。疗效是我们期望的，不良反应是我们不想要的。药品的疗效和不良反应之间

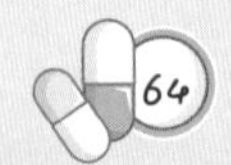

存在一定的鸿沟，但在某些条件下，如特殊群体（孕妇、老人和儿童等）、特殊体质（易过敏等）以及其他因素，会让疗效和不良反应之间的距离变得模糊，导致即使在正确用法、用量下也容易出现与用药目的无关的有害反应。

药物作用就像一把双刃剑，一面是疗效，一面是不良反应，不可能存在只有疗效没有不良反应的药品，也不存在只有不良反应没有疗效的药品。

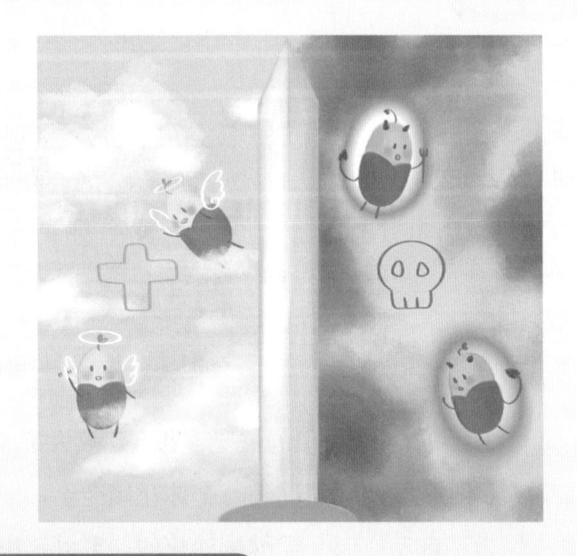

2. 说明书上的不良反应从何而来？

理解了这个，我们知道了不良反应不可避免，没必要过度恐慌。但有人告诉药宝说，每次看说明书的时候，看到密密麻麻的不良反应自己就犯怵，为什么厂家不能简要地写两句呢？

在这里药宝给大家介绍一下小药片的成长史，小药片从实验室到消费者手中，有一条漫漫成长路，要经历九九八十一难，包括但不限于化合物筛选（基础药物化学阶段）、药理学毒理学试验（药理验证阶段）、临床前的细胞实验和动物实验以及在人身上的临床试验（药效验证阶段），而说明书上的不良反应，正是这些林林总总试验中对药品潜在毒性的书面性总结，反映着研发者认真和求实的态度。此外，因为药品说明书是经过核实和批准的、具有法律效力的医学文书，而不良反应是药品说明书中依法必须列有的条目，所以每种药品的说明书上都会有。在某种程度上，药品生产厂家为了

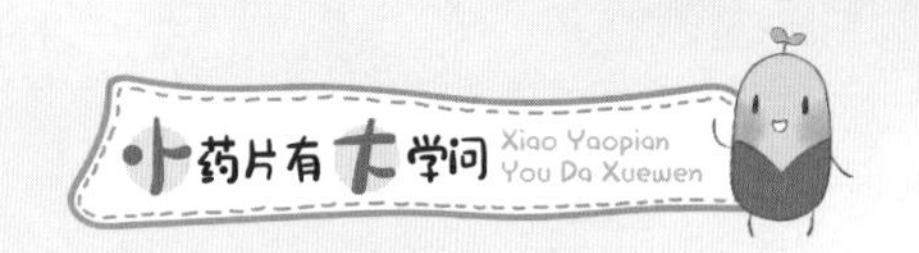

规避风险和告知责任，会尽可能地将出现的不良反应放在说明书上，于是我们总能在说明书上看到篇幅较长的不良反应。

说明书上的不良反应是必备的条目，是对药物潜在安全性问题的书面性总结。

3. 特殊人群及应对措施

值得注意的是，有一些特殊群体需要对药品不良反应更加注意些，比如老人、儿童、孕妇、哺乳期妇女、肝肾功能不全的群体、有药物过敏史或者不良反应史的群体、对某类药品存在禁忌证的群体以及合并使用多种药物的群体等等，这些群体对于某些药品产生不良反应的概率要更大些[9-10]，因此，如果有类似的情况，药宝建议大家在诊疗的过程中应主动告知医务人员，医务人员再根据实际情况进行个体化用药。一般来说，轻微的不良反应比较常见，如果有轻微不良反应而又需继续治疗的，可以一边治疗一边观察，同时向医师及药师咨询，较严重的应立即停药并及时到医院就诊。值得一提的是，如果药品说明书中出现了黑框警告［即有重大临床意义的不良反应，美国食品药品监督管理局（Food and Drug Administration，FDA）条例规定，当有临床证据证实某种药物可能对人体造成严重损害，尤其可能致死时，应发布“黑框警告”］，这是药监管理部门、制药商对于可能存在的药品安全性问题，与公众进行信息交流的方式，朋友们应该格外注意，仔细阅读，必要时咨询医生或者药师，预估该不良反应发生的风险，以采取适当的措施[11]。

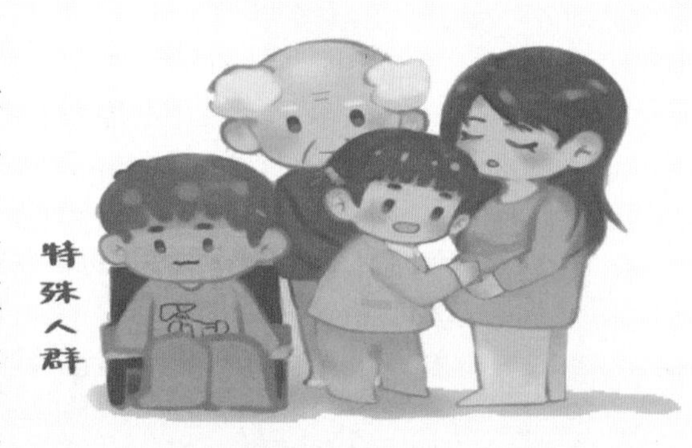

特殊人群要小心，黑框警告需牢记。

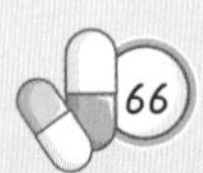

随着现代医药科技的发展，人类对药品不良反应的认识也逐渐深入，据药宝所知，一些科学研究者已经开始利用数据挖掘的技术识别药品不良反应的信号，而全国各地的三甲医院基本上配有药品不良反应的监测点。我国研究者也在尝试探索药品不良反应损害救济模式的研究，国外的多元化救济模式为我国药品不良反应救济机制的建立提供了有益的借鉴[12]。总的来说，药品不良反应的风险是可以被认识和控制的，通过适当的制度安排和全社会的共同参与，药品不良反应的危害可以得到一定程度的控制[13]。

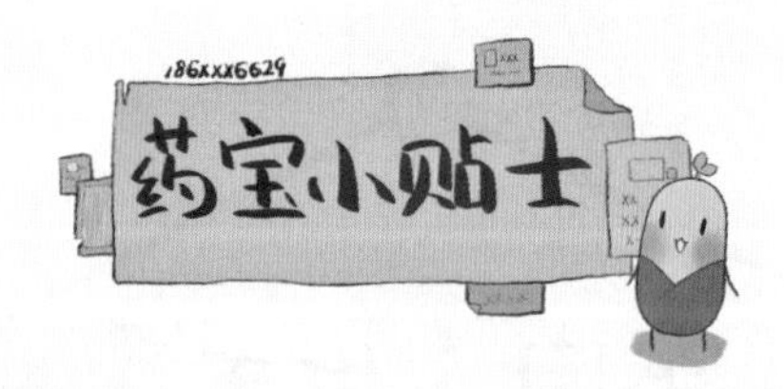

药宝今天介绍了关于药品说明书中的不良反应的一些知识，希望大家在阅读后对药品说明书中的药品不良反应能够拥有理性和诚恳的态度，既不过度恐慌、因噎废食，导致药物治疗不及时；也不马虎大意、置若罔闻，避免不必要的不良反应的发生。

在日常生活中，希望大家要科学认识药品不良反应，理性对待。

1. 所有药品都有药品不良反应，这句话是正确的吗?

2. 某药品说明书【不良反应】一栏列着腹泻腹痛的症状，吃了这种药品以后一定会有该症状吗?

3. 回忆一下本节的内容，请问哪些人群需要特别注意药品不良反应呢？你身边有这样的人吗？可以试着问问他们，他们平时吃药时会特别注意药品不良反应吗?

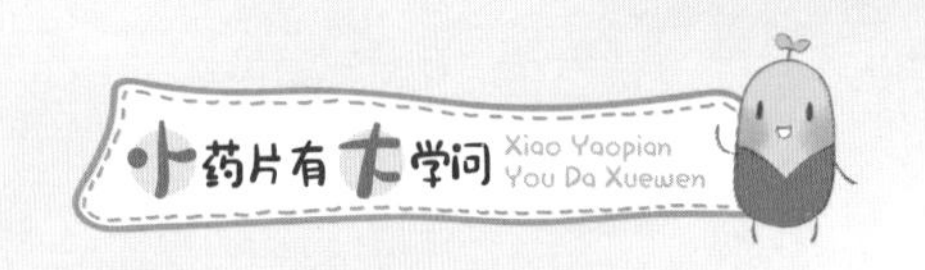

2.6 药品贮藏方法——药品质量安全的保障

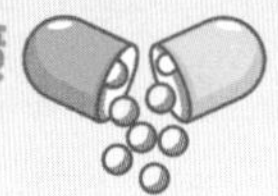

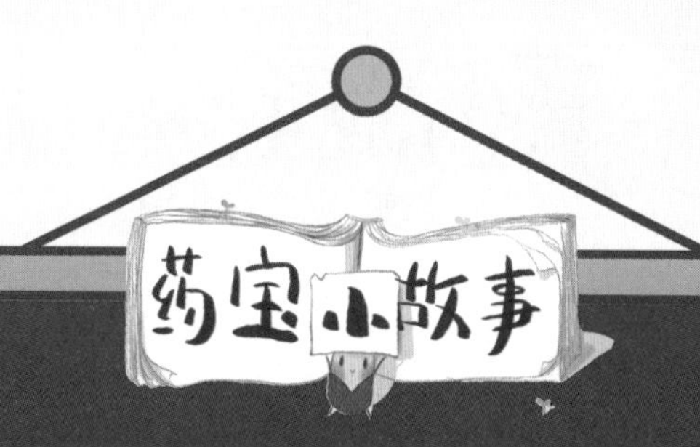

说起药品贮藏方面的问题，药宝不禁想起了这样一个故事：前一阵子药宝的一位朋友因为腹泻去医院配了益生菌制剂缓解腹泻，而刚好这种益生菌是需要冷藏保存的，药宝一再提醒这位朋友一定要放入冰箱，结果这位朋友却忘记将药物放入冰箱，结果由于没有正确地保存药品，而导致了药物失效，治疗腹泻没有起效，反而加重了腹泻问题。大家都知道药物要正确地贮藏，才能够保证药物的疗效，但实际上，真正的药买回来，在家里放置的时候，却往往会有这样那样的错误做法，今天药宝就来和大家聊一下药物正确贮藏与用药安全的相关知识。

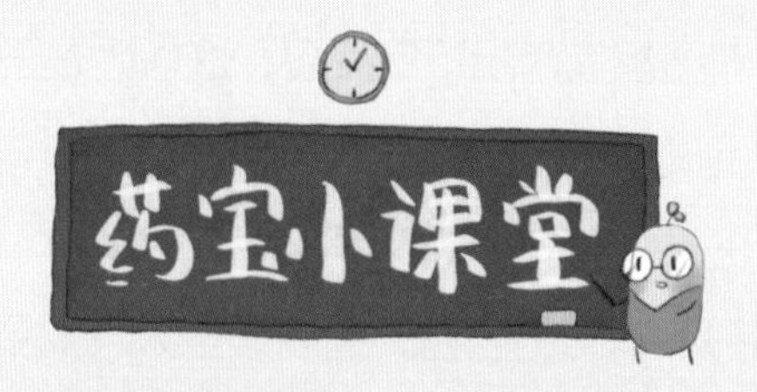

不同的药物往往都有不同的贮藏条件，朋友们在保存药物时，一定要注意仔细阅读药品说明书，对于药物贮藏条件这一项，一般都在说明书的最后部分，除了贮藏条件以外，在药品说明书的注意事项中，也有可能会涉及药物贮藏的相关提示。

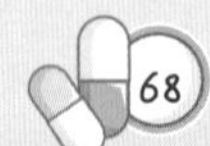

1.为什么药品需要规定贮藏条件？

为什么药品一定要规定贮藏条件呢？这个道理其实很简单，因为药物的质量与药物的贮藏环境有密切的关系，通常来说以下几个方面的因素，都有可能会对药品的质量形成影响。

1）温度

很多药物的稳定性会受到温度的影响。有的药物比如一些B族维生素物质，以及一些大分子的多糖类药物，在高温下都会加速分解，使药物的药效无法得到保障；而有些液体制剂的药物，在低温下贮藏，会导致药物析出沉淀，同样也会影响药物的效果和安全性。

2）湿度

不同的湿度环境也可能会对药物的质量形成影响。有些液体制剂，比如滴眼剂的塑料瓶，属于半透性容器，在干燥环境下，水分就可能透过瓶子向外挥发，造成药物浓度的增加，从而影响药物的质量，而一些需要在干燥处保存的药物，在开封后，因为药物具有一定的引湿性，则可能会使药物受潮而导致药物发生变性，同样也会影响药物的质量。

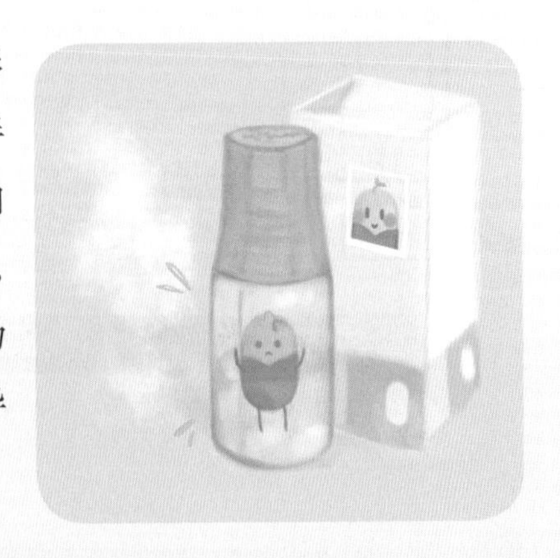

3）光照

很多药物在光照下会变得格外不稳定。在有些药物的说明书中会明确规定，需要避光保存，或者在暗处保存，有这样标识的药物，都应该在保存的过程中，格外地注意避免光的直射，特别是太阳光的直射。光照可能会造成药物失效，或产生过量的有害分解物。

4）氧气

氧化反应同样也是影响药物质量的重要方面。对于易被氧化的药物，一定要避免过度地暴露于空气中，以免产生氧化反应影响药物质量。特别是一些开封后还需要反复使用的药物，如果说明书中注明开封后要尽快服用，同时盖好盖子的话，就一定要特别注意减少空气对药物质量形成的不良影响。

5）微生物

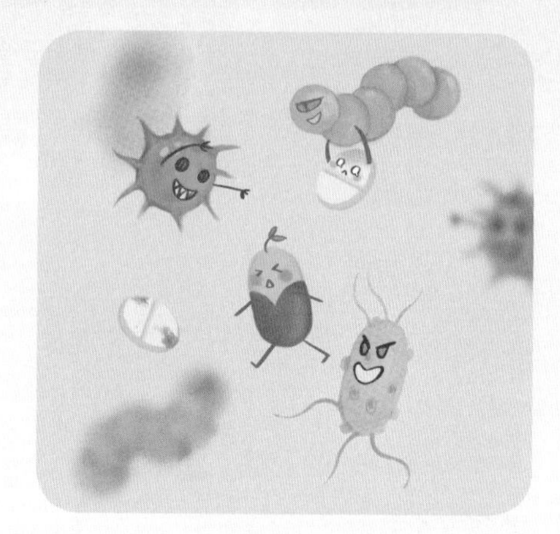

外界环境中的微生物污染，也会影响药品的质量和用药安全。微生物对于药品质量的影响，主要包括两个方面：一是微生物污染药物，在用药过程中，引发不必要的致病菌感染问题；另一方面是微生物污染药物后，微生物会导致药物本身发生降解，影响药物质量。

对于药品注明的贮藏条件，都是在药品研究开发过程中，基于药品本身的特性、药物制剂的特性，药物的包装形式等多种因素而确定的，能够更好地保证药品质量的外部环境条件。

药物在贮藏过程中，质量可能会受各种外界因素影响，正确贮藏药物，才能更好保证药品质量。

2. 药品常见的贮藏条件都代表什么意思？

接下来药宝为大家介绍下说明书中常见的一些贮藏条件，详见表2–2[14]。

表2–2　药品不同贮藏条件代表的具体含义

贮藏条件	贮藏要求	具体含义
温度	阴凉处	贮藏温度不超过20℃
	冷处	贮藏温度为2—10℃
	常温	贮藏温度在10—30℃之间
光照	遮光	用不透光容器包装
	避光	避光是指应避免日光的直射
密闭性	密闭	将容器密闭，防止尘土及异物的进入
	密封	指容器应当密封，除了防止异物进入以外，还应该能够防止药物的风化、吸潮和挥发等

如果药品说明书中没有对温度做出规定，则可以认为是常温贮藏。对于药物的冷处贮藏，如果没有特殊规定，通常都不需要冰冻，有些药物特别是液体制剂，冰冻后再溶解，在药品冻融过程中，会造成药品效价的降低，影响药品疗效或安全性。

其次是对光照方面的要求，通常遮光的要求要比避光更加严格，遮光我们可以理解为更为彻底的避免光照，而包括了自然光和灯光等。在很多药物说明书中，规定药物需要在凉暗处保存，则是指避光，并且药物的贮藏温度不超过20℃。

药宝提示：仔细阅读药物说明书，了解不同药物的不同贮藏方法，可以指导我们正确地保管药物，尽量地减少因贮藏不当而导致药物质量变化的风险。

3. 关于药物贮藏的几个注意事项举例

虽然药宝说了很多药物贮藏条件方面的相关知识，但具体的举例却并不多，为了让大家更好地理解药物贮藏方面的相关知识，药宝就再举例说几个常见的药物贮藏注意事项[15]。

1）药物冷藏保存

关于药物的冷藏保存，很多朋友都是放入家中冰箱冷藏室保存的，对于少量的、近期内可以使用完毕的药物，比如一些益生菌类的药物，当然是可以这样保存的。但药宝提示大家，如果是长期用药，比如需要长期使用的胰岛素制剂等，最好在家中备一个专门放置药物的小冷柜，这样与食物区分存放，可以减少交叉污染的风险。药物在冷藏室放置时，要尽量避免露水较多的地方和贴冰箱壁存放，以免引起药物受潮或冷冻。

对于一些冷处存放的药品，我们在拿到药品后，从药店或医院到家中的这个过程中也要注意保存的温度，应该尽量避免长时间地将药物暴露在较高的温度下，比如在车内暴晒，或长时间紧握手中等。

2）药物开封后保存

有些药物开封后，其贮藏期和贮藏条件都有可能发生变化，特别是一些多次重复使用的药物，比如滴眼剂、滴鼻剂、软膏剂、口服液等，有些药物，比如糖尿病患者比较常用的优泌林和诺和灵，在使用前要求 2—8℃冰箱冷藏，不得冷冻，但开始使用后，以 28 天到 6 周不等为限期，只需 25℃以下保存即可。这些贮藏条件的变化，都要多加注意和遵守。关于药物开封后有效期的变化，药宝会在介绍药品有效期的章节为大家具体介绍。

3）药品保存温度过犹不及

有些朋友在某些药物开封后，认为放入冰箱更加安全，但实际上，有些药物放入冰箱，反而可能会对药品质量形成不良影响。一些糖浆剂，放入冰箱贮藏后，可能会影响相关成分的溶解度，导致药物析出沉淀，从而影响药效；而软膏剂的某些基质，也会在低温影响下产生变性甚至导致药物与基质的分层，对于这类开封后的药物，如无特殊规定，室温下贮藏更为合理。

4）药物需要避光保存

需要避光保存的药物，也并不少见，药宝为大家简单列举一些，如尼莫地平、硝普钠、硝酸甘油等心血管治疗药物，一些维生素的制剂，如维生素 C、甲钴胺注射液等，喹诺酮类的抗生素药物，如氧氟沙星、依诺沙星等，抗肿瘤的相关药物等，如顺铂、奈达铂、奥沙利铂等，都是需要注意避光贮藏的药物。

5）需要注意保存环境的湿度

药品一般需要贮藏在阴凉干燥处，药宝提醒大家，特别要注意一些容易吸潮的口服制剂，比如阿司匹林、复方甘草片、酵母片、一些胶囊和胶丸等，都应该注意放置环境的湿度，不要因为湿度过大而引起药物的吸潮变性，当药物出现变色、结块、软硬程度变化等问题时，应当及时丢弃，不要继续使用。对于掰开服用的药片，不建议存放时间超过 24 小时。

开封前和开封后的同一药物，都有可能有不同的贮藏条件，了解相关知识，才能更好地做好药物的合理贮藏。

将药品按照规定科学合理存放贮藏，是实现我们家庭用药有效性和安全性的重要保障。我们可以通过仔细阅读说明书，了解和明确所用药物的贮藏条件，结合药物本身的不同特性，以及开封后的一些特殊要求，如果不太明确的，可以通过咨询药师、医生的方式来确认，合理地贮存我们所使用的药物，更好地保证用药安全。

1. 请检查自己家中的小药箱中存放的药品，有没有未按贮藏条件贮藏的情况？

2. 药品贮藏温度分几种情况，说明书未标识的指的多少摄氏度？

3. 需要放入冰箱冷藏保存的药物，在购置、用药期间，有哪些注意事项？

2.7 药品有效期——药品质量的安全期

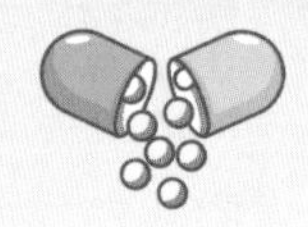

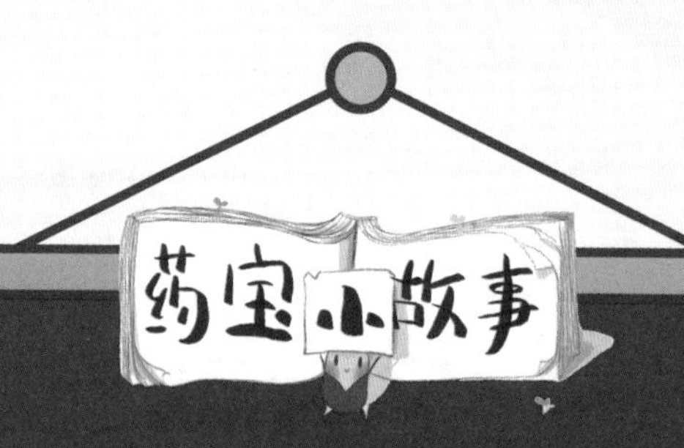

说到药品有效期，药宝不禁想起了发生于2001年的“梅花K”药害事件[16]。事发湖南株洲，有多名治疗妇科炎症的患者服用梅花K牌黄柏胶囊后出现了急性肾损伤的问题，经过紧急调查，涉事药企在中成药黄柏胶囊中私自添加了过期的抗生素——四环素，其中有毒性的降解产物远远超标，才导致了患者用药后出现肾小管酸中毒而导致批量的药物中毒事件。

在中药中非法添加西药固然可恨，但过期药物导致的不良反应风险，也值得我们深思。

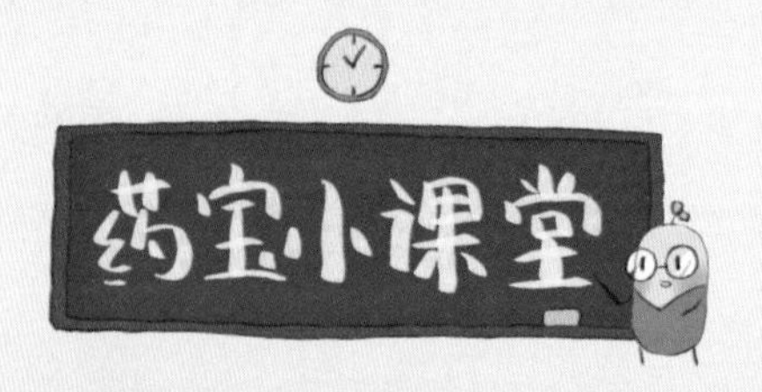

大家都知道不要服用过期药，但我们在实际贮存药物、用药的过程中，真的只是别吃过期药那么简单吗？下面药宝就来和大家谈一下药品有效期的那些事儿。

1. 什么是药品有效期？

药品有效期，是指在指定的贮存条件下，药品能够保证质量的期限[17]。超出了这个期限，药品的质量和疗效就有可能发生变化，有可能是药品的药效降低，达不到相应的治疗效果，也有可能是药品发生了分解变质，产生了对人体有害的毒性物质，因此，在有效期内使用药品，是保证安全用药的重要方面。

2. 药品的有效期是如何确定的？

药品的有效期是如何确定的呢？与药品的贮藏条件一样，药品有效期的确定，同样也是在药物研究开发过程中需要进行的一项重要质量研究，通过在拟定贮藏条件下，进行长期的药品稳定性考察，选取适当的时间点，如3个月、6个月、9个月、12个月、18个月、24个月等，对药品的整体质量指标及关键质量指标进行检验，确认和保证药品质量的合格效期。

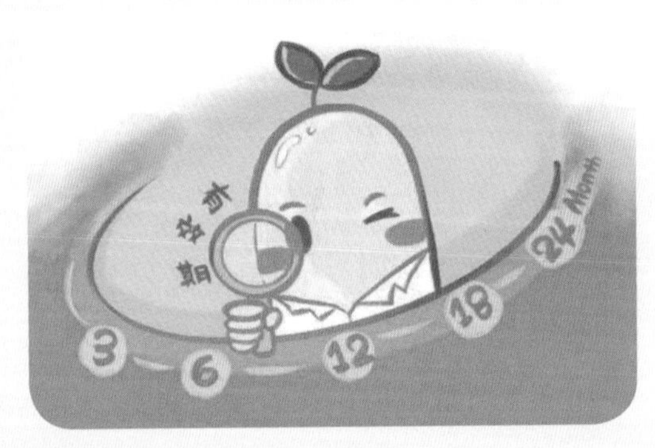

药品的有效期是经过科学验证的，能够确保其在规定贮藏条件下，在有效期内保证药品的质量安全性。

3. 药品的有效期通常有三种标注形式

所有的药品包装上都会注明药品的有效期，但不同的药品，可能会有不同的标注形式，主要有以下三种：

(1) 标明药品的到期日，比如在药品包装盒说明书中注明药品的“有效期至某年某月某日”，也有的只注明到月，不管何种形式，如果药品超出了有效期范围，就是过期。

⑵ 标明药品的贮藏期限，比如在包装上注明有效期 3 年、24 个月等，这种形式的有效期标注，就需要我们关注药品的生产日期了，从生产日期往后推算，过期后的药品就属于过期药品。

⑶ 标明药品的失效日期，这个日期与有效期至的标注方式其实差别不大，如果药品已经超过了失效日期，也就是属于过期药品。

为了让大家更好地了解药品有效期的不同标注形式，药宝为大家举几个简单的例子来说明一下，比如一盒药物标注的是有效期至 2020 年 9 月，而另一盒药品标注的是失效期为 2020 年 9 月，其日期虽然是一样的，但有效期却有差异，对于前一盒药品，我们可以在 2020 年 9 月底之前继续使用，而对于后一盒，到了 2020 年 8 月底以后，就已经过期了。

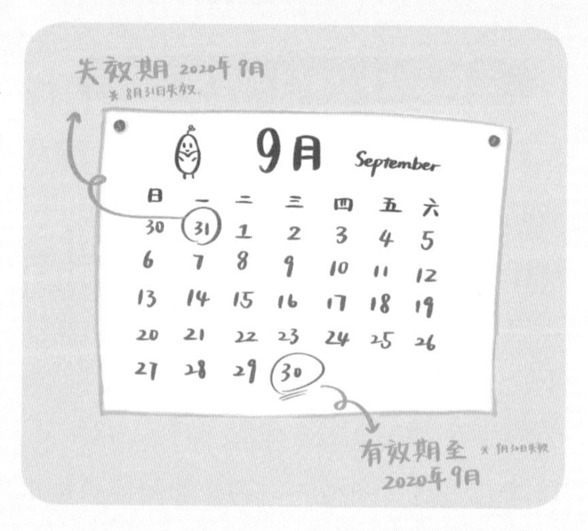

不同的药物有效期标识方式，代表的意义可能不同，我们一定要尽量注意识别，避免弄错。

4. 过期后的药品应该如何处理？

在这里药宝首先要提醒大家，对于家庭的小药箱一定要定期地检查清理，对于过期的药品要及时识别出来，并进行合理的处理，以免造成误服过期药的风险出现。另外一点要提醒大家的是，不要过量囤积药品，通常对于家庭常用药物，结合实际情况，适量储备就可以了，很多时候，家里贮备药品太多了，就会有大量药物过期的情况出现，一方面造成了不必要的浪费，同时也增加了处理药品的复杂性。

对于过期后的药品，不知道朋友们都是怎么处理的，药宝在这里提醒大家，千万不要发现过期药后，随便地就丢到垃圾桶里。随意丢弃过期药物，可能会造成环境的污染，一些抗生素的药物进入环境中，还会增加出现耐药致病菌的概率，随意丢弃药物，还有可能被别有用心的人非法回收，重新处理后售卖牟利，这些方面的风险和危害，都是不容忽视的。

正确处理过期药物，就凸显了我们国家正在推行的垃圾分类制度的重要性，作为过期的药物，通常应该归类为“有害垃圾”，如果能够将过期的药品交由专门的收集、销毁机构处理，就更好了。

对过期药物进行处理时，包装盒、说明书等建议与药品分开处理，最好对药物进行破坏后，再作为有害垃圾进行处理或销毁。

5. 药物开封后的使用有效期≠药物本身的有效期

这一点是药宝在这一节里要和大家分享的重点。药物包装上标注的有效期，多数情况下标识的是药品在开封前的有效期，而对于开启包装的药物制剂，特别是一些开封后多次反复使用的药物制剂，比如滴眼剂、口服糖浆等，更要多加注意其开封后使用有效期的问题，这个开封后的使用期，与药物本身的有效期往往并不相同，下面药宝就结合不同的剂型，为大家简单介绍一些常见药物类型的开封后使用期。

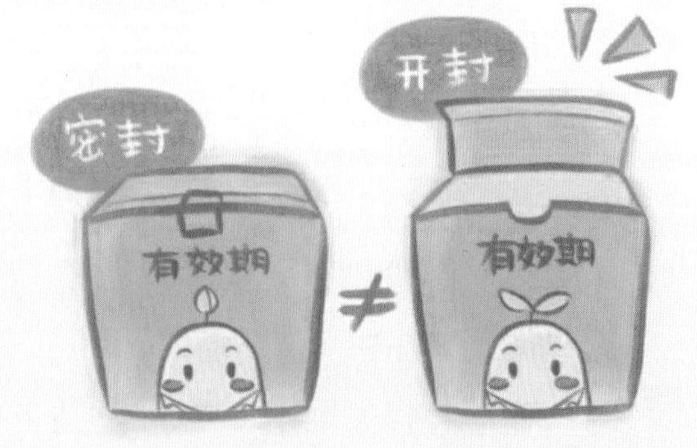

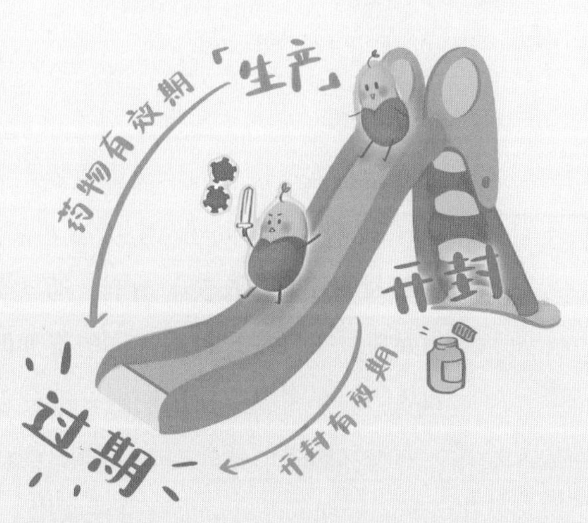

1）眼用制剂

眼用制剂多数都是开封后多次使用的药物，就拿最常见的滴眼液来说，开封后，就可能在使用和保存过程中被泪液及空气中的微生物污染。一般其开封后的使用时间为 4 周，超过 4 周的滴眼液，就超过了开封后的有效期，应视为过期药品，不可继续使用。现在还有一些单剂量使用的滴眼液产品，其中不含抑菌剂，开封后应该单次使用，用后即弃，剩余的药液千万不要再次使用。

2）口服糖浆

开封后多次使用的糖浆制剂，开启后一般不宜久贮，在瓶口及瓶盖未受污染情况下，可在常温下保存 1—3 个月。一般地说，冬天不超过 3 个月，夏天不超过 1 个月。若发现糖浆出现酸败、异味，产生气体或絮状混悬物、沉淀物，以及变色结晶等现象时，也不能再服用。

3）口服溶液

一些常用的混悬剂、乳剂都属于此类，此类药剂在瓶口及瓶盖未受污染情况下，可在常温下保存 2 个月。当溶液出现霉变、变色，或出现不应有的异味时，不能继续服用。除上述情况外，若混悬剂摇晃后不能再变为均匀溶液，也不能继续服用。

4）软膏剂

软膏剂开封后，一般室温下保存时间不建议超过 2 个月。如果在放置过程中，出现颗粒、溶化、出水等现象，或者出现酸败臭味等情况，都不宜继续使用。

5）颗粒剂或粉剂

颗粒剂和粉剂一般属于袋装药，包装袋一旦撕开，一般建议尽快服用，否则很容易出现吸潮、变质等现象，一般情况下，如果是没有及时使用的药剂，应该尽量在 1 个月内用完，如果这期间出现结块、变色、潮解、变质等现象，不能继续使用。

6）片剂及胶囊

对于独立塑料泡罩包装的片剂和胶囊、胶丸等制剂，通常都是吃的时候才从包装中取出，不存在提前开封的问题，因此，在药品标识的有效期内使用，一般都是没问题的。

而对于瓶装的片剂、胶囊等制剂，通常药品开封后，建议一定要将里面的棉花和干燥剂等丢弃掉，在包装开封后，这些附加的物品反而可能会引起药物的吸潮；对于开封后瓶装药物，在室温下使用期限一般建议为 2 个月，再次使用时，应多注意检查药品外观，如出现明显的变化，如发霉、变色、气味变化、糖衣破裂、粘连，胶囊或胶丸软化、粘连等现象时，都不宜继续服用。

很多时候，药品开封后有效期并不等于药品说明书上标注的有效期，在日常用药的过程中要多加注意。

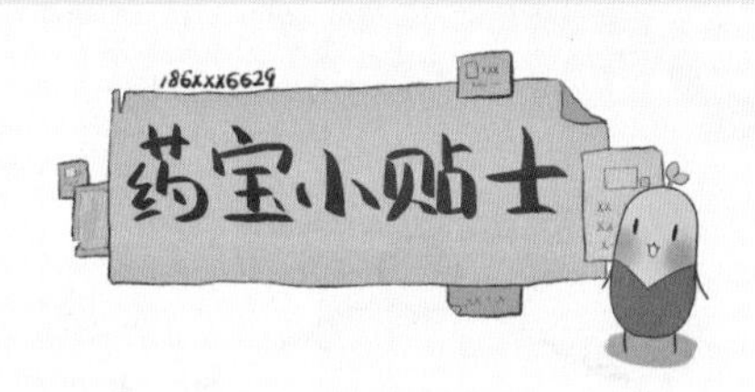

对于药品过期后的处置、药品开封后的使用效期等，大家都已经有所了解了吧？对于过期药物要好好清理，并正确处置，对于开封启用的药品，也需标注开启日期，结合具体剂型，及时地清理开封后的过期药品，才能够更好地保证用药安全，减少因使用过期药物而导致的用药风险。

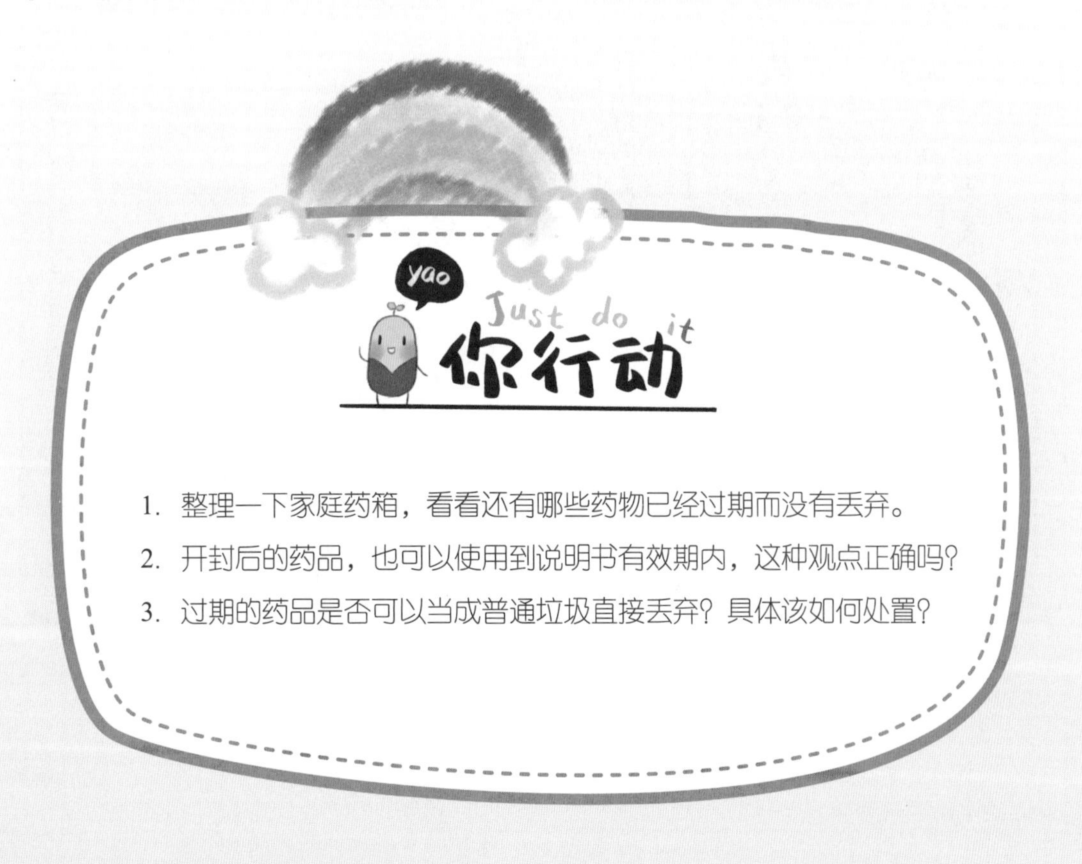

1. 整理一下家庭药箱，看看还有哪些药物已经过期而没有丢弃。
2. 开封后的药品，也可以使用到说明书有效期内，这种观点正确吗？
3. 过期的药品是否可以当成普通垃圾直接丢弃？具体该如何处置？

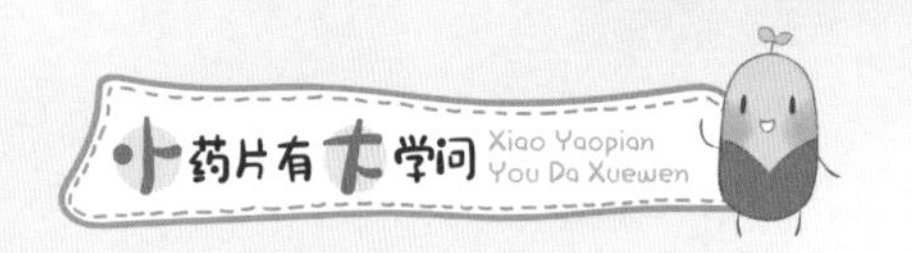

2.8 注意事项——安全用药提示

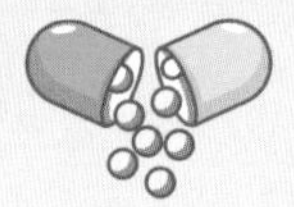

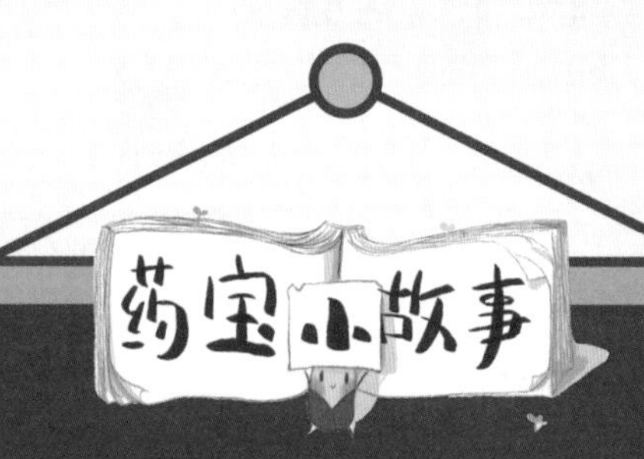

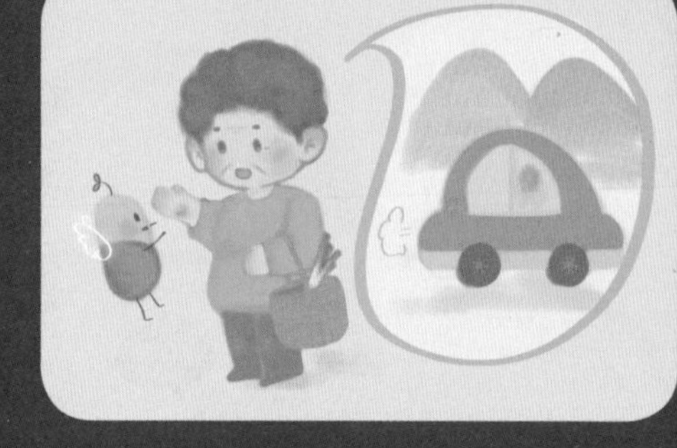

每天药宝会遇到形形色色的用药问题，有问剂型的，有问相互作用的，还有问用法用量的，药宝都会一一认真解答。这不，李大妈昨天刚来问了一个关于药品说明书的问题，让我们来看看她的问题。

"孩儿啊，大妈最近因为春夏花开了，有点犯过敏，一阵一阵地起疹子，我就想买点抗过敏药，马来酸氯苯那敏什么的，可买回来一看，说明书中注意事项这一栏，写着'服药期间不得驾驶机、车、船，从事高空作业、机械作业及操作精密仪器'，可大妈每周都会开车去郊外买点新鲜蔬菜什么的，这个注意事项，咱用管吗？"

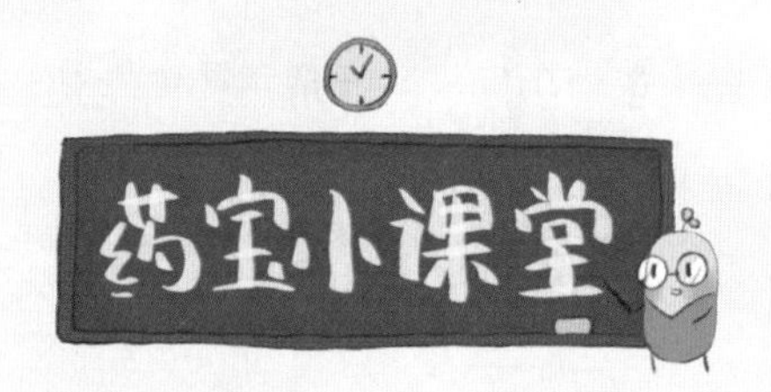

1.说明书中的注意事项包括什么?

李大妈的问题是关于药品说明书中的注意事项的，要想解决她的问题，我们就先需要了解在说明书中这一栏的功能。这个注意事项到底指的什么呢？它的内涵和外延又包括什么呢？药宝特意去翻阅了一些法规文件，在药监局之前的一份文件《关于印发化学药品和生物制品说明书规范细则的通知》中，对说明书中涉及的条目有较为详细的规定，我们来看一下“注意事项”这一栏是怎么说的：“列出使用时必须注意的问题，包括需要慎用的情况（如肝、肾功能的问题），影响药物疗效的因素（如食物、烟、酒），用药过程中需观察的情况（如过敏反应，定期检查血象、肝功、肾功）及用药对于临床检验的影响等。滥用或者药物依赖性内容可以在该项目下列出。”

从这段表述中，药宝发现，“注意事项”一栏涉及的内容较为广泛，有特殊人群（孕妇、老人、儿童或肝肾功能不全）、药物相互作用（食物、烟、酒等）、药物不良反应（血象、过敏情况等），但总体上来说，“注意事项”这一栏涉及的主要是药物的安全性问题，即与潜在用药风险相关的各种因素。如果说药品说明书是药品信息的重要载体，那么“注意事项”一栏就是用药安全信息集中展示的公告栏，是公众了解用药安全信息的重要窗口。

我们现在回到李大妈的问题，服用马来酸氯苯那敏的同时，需要遵照说明书中的注意事项吗？可以驾驶汽车吗？实际上这个问题我们需要先看一下马来酸氯苯那敏这种药物，它的作用持续时间和代谢消除的时间，通过查阅资料我们知道这种药物其抗组胺作用较为持久，也能起到明显的中枢抑制作用，因此在服药之后3—4天应该避免驾驶汽车等交通工具。这也正是注意事项一栏中告诉我们的“服药期间不得驾驶机、车、船，从事高空作业、机械作业及操作精密仪器”的理论来源——中枢抑制作用可能会影响服药者在进行这些操作时的安全性，因此还是建议李大妈暂时不要开车去买菜了，可以打个车去。

“注意事项”一栏就是用药安全信息集中展示的公告栏，是公众了解用药安全信息的重要窗口。因此，说明书中的注意事项应深入理解。

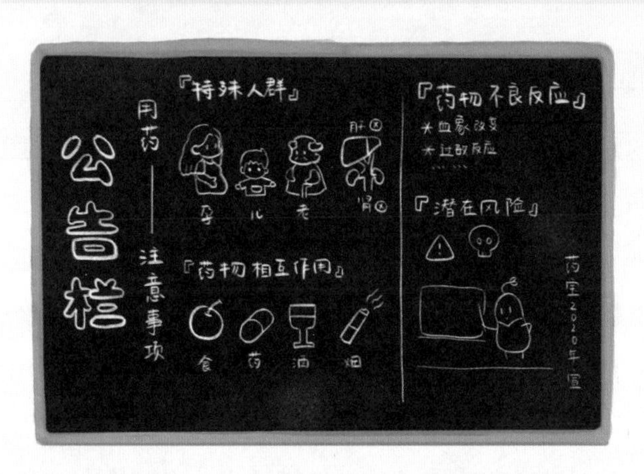

现在我们知晓了药品说明书中“注意事项”的作用，它可以作为我们用药时的重要参考依据，对于保障安全、有效用药非常重要。我们再来看一个示例，深入地理解“注意事项”传递出的信息。

一种镇静催眠药——酒石酸唑吡坦，在FDA核准的说明书中“注意事项”这一栏是这么描述的：“在首次或以后服用镇静催眠药（包括唑吡坦）后的患者中，已有罕见的血管性水肿（包括舌、声门或喉）的病例报告。某些患者有其他一些症状，如呼吸困难、喉闭锁或恶心和呕吐，提示为过敏反应。某些患者需要急诊治疗。如果血管性水肿涉及咽、声门或喉，可能发生气道阻塞并致命。唑吡坦治疗后发生血管性水肿的患者，不能再用该药[18]。

我们可以看出，这个注意事项中不仅描述了可能出现的不良反应（血管性水肿等），而且描述了详细的临床表现（呼吸困难、恶心和呕吐等），还提供了相应的处理方法（急诊治疗等）。因此，对于这部分用药人群来说，如果用药前仔细阅读过这部分内容，在出现相应的症状时就会有所察觉，从而得到及时有效的救治，提高用药的安全性。

注意事项——用药安全的防线。

2. 有哪些专业术语和特殊情况？

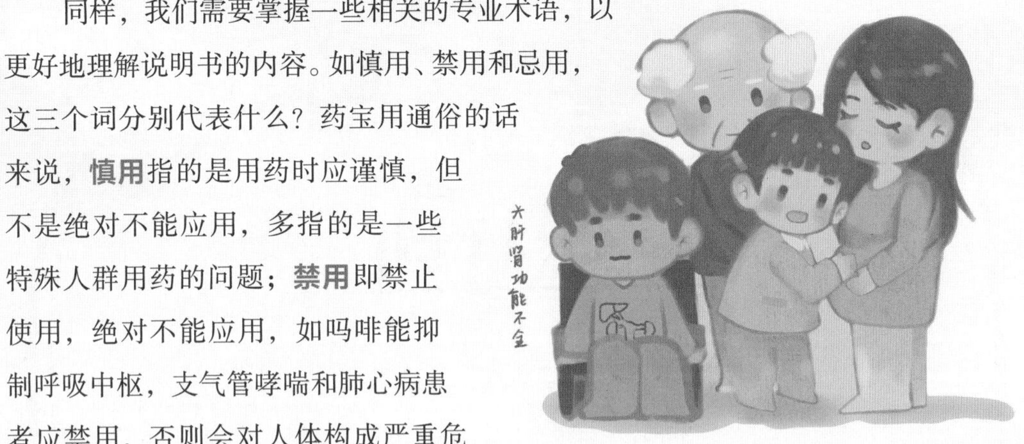

同样，我们需要掌握一些相关的专业术语，以更好地理解说明书的内容。如慎用、禁用和忌用，这三个词分别代表什么？药宝用通俗的话来说，**慎用**指的是用药时应谨慎，但不是绝对不能应用，多指的是一些特殊人群用药的问题；**禁用**即禁止使用，绝对不能应用，如吗啡能抑制呼吸中枢，支气管哮喘和肺心病患者应禁用，否则会对人体构成严重危害，甚至危及生命；**忌用**即避免使用，一般指的是可能给患者带来不良事件的药物安全事件，如氨基糖苷类抗生素对神经系统和肾脏有一定毒性作用，故患耳鸣疾病及肾功能障碍者应忌用。

此外，一些特殊人群，如孕妇及哺乳期妇女、老人、儿童和肝肾功能不全的患者，在用药前应该格外注意“注意事项”中的内容，因为这部分人群涉及的药物安全性问题相对较多，药代动力学也与健康人不同，因此需要格外注意用药安全问题。目前某些儿童常用药品的说明书中用药信息标注不全，不是所有的说明书都标注了有效的“注意事项”等信息[19]，药宝希望大家如果遇到这种情况，应该咨询开药的医生或者药师以进行进一步的药学信息咨询。如果说明书中给出了切实的注意事项的内容，大家应该遵守并告知身边的朋友们，这是对我们健康负责，也是对别人的一份关心。

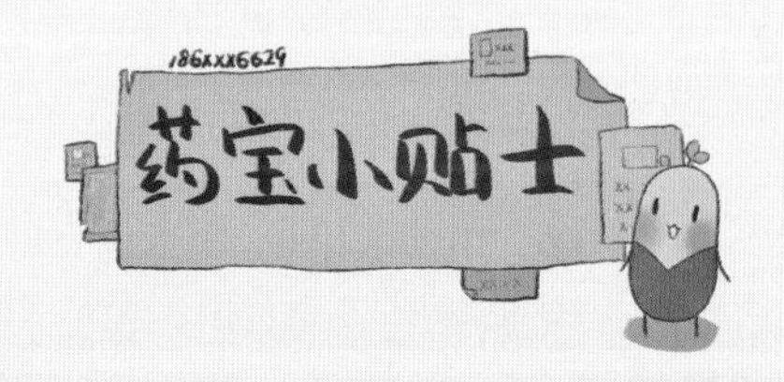

今天为大家介绍了说明书中的“注意事项”，掌握了很多用药安全相关的问题，想必大家在学习这节之后，再吃药时一定会想去看看注意事项的。用药安全无小事，要做自己健康的守护者。

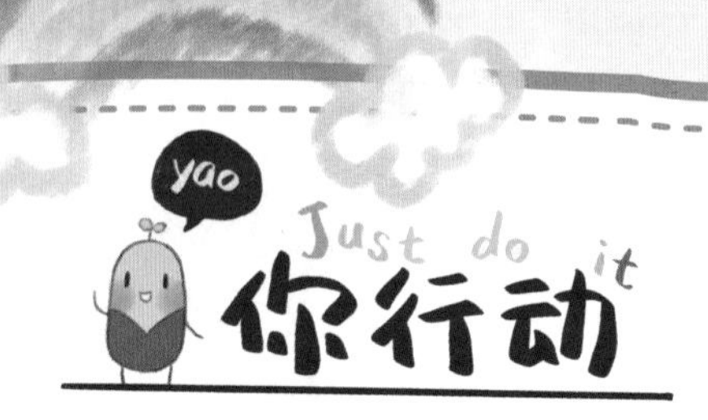

1. 药品说明书中的注意事项主要包括哪些内容?
2. 慎用、忌用和禁用，分别代表什么?

本章参考文献

[1] 国家食品药品监督管理局 . 药品说明书和标签管理规定（局令第 24 号）. [Z].2006-03-15.https://www.nmpa.gov.cn/xxgk/fgwj/bmgzh/20060315010101975.html

[2] 第十三届全国人民代表大会常务委员会 . 中华人民共和国药品管理法 [Z].2019-8-26.http://www.moj.gov.cn/Department/content/2019-09/18/592_3232167.html

[3] 国家食品药品监督管理局 . 化学药品和治疗用生物制品说明书规范细则 [Z]. 2006-05-10.https://www.nmpa.gov.cn/xxgk/fgwj/gzwj/gzwjyp/20060510010101566_1.html

[4] 金剑 , 马宁辉 . 药师教您如何看懂药品说明书 [J]. 科学生活 , 2017(9):63-64.

[5] 王天荣 . 由农村 4 例自我药疗引起严重不良事件的思考 [J]. 中国执业药师 ,2014,11(5):55-56.

[6] 潘代勇 , 蒋宝玉 , 黄秀云 . 公众药品不良反应认知和行为意向的调查分析 [J]. 药物不良反应杂志 ,2020(4):252-256.

[7] 中国药学会 .2018 年公众十大用药误区 [J]. 中国药学杂志 ,2018,53(21):1868.

[8] 药品不良反应报告和监测管理办法 [J]. 药物不良反应杂志 ,2011,13(3):173-179.

[9] 徐蓉 . 浅析药品说明书的法律地位 [J]. 中国处方药 ,2007(8):38-39.

[10] 齐运鑫 . 提高药学服务质量必须重视对药品说明书的学习理解 [J]. 中国药事 ,2012,26(4):357-358.

[11] 钱思源 . 说明书黑框警告与风险控制 [J]. 中国临床药理学杂志 ,2015,31(14):1466-1468.

[12] 杜玉艳 . 药品不良反应损害救济制度研究 [D]. 烟台：烟台大学 ,2017.

[13] 王明珠 . 我国药品安全风险管理研究 [D]. 沈阳：沈阳药科大学 ,2008.

[14] 国家药典委员会 . 中华人民共和国药典 : 一部 [M]. 北京 : 中国医药科技出版社 , 2015:12.

[15] 龙佳宇 . 家庭常备药的储存和保管 [J]. 临床医药文献杂志，2015,4(2):2459-2460.

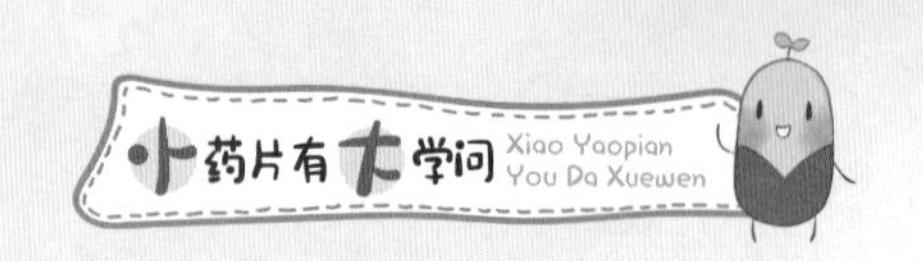

[16] 陈维顺, 张选钧, 钟燎原. 过期四环素急性中毒的临床特点 [J]. 中华急诊医学杂志, 2003,1(1): 95–96.

[17] 陈新谦, 金有豫, 汤光. 新编药物学 [M].17 版. 北京：人民卫生出版社 ,2011.

[18] 萧惠来 .71 例药品说明书样稿中 [注意事项] 问题分析 [J]. 药物评价研究 ,2014,37(2):97–102.

[19] 王小川, 王晓玲, 谢晓慧, 等 .15 家医院儿科常用药品说明书儿童用药信息调查分析 [J]. 中国药学杂志 ,2015,50(16):1446–1450.

第三章

常见不常知的给药形式

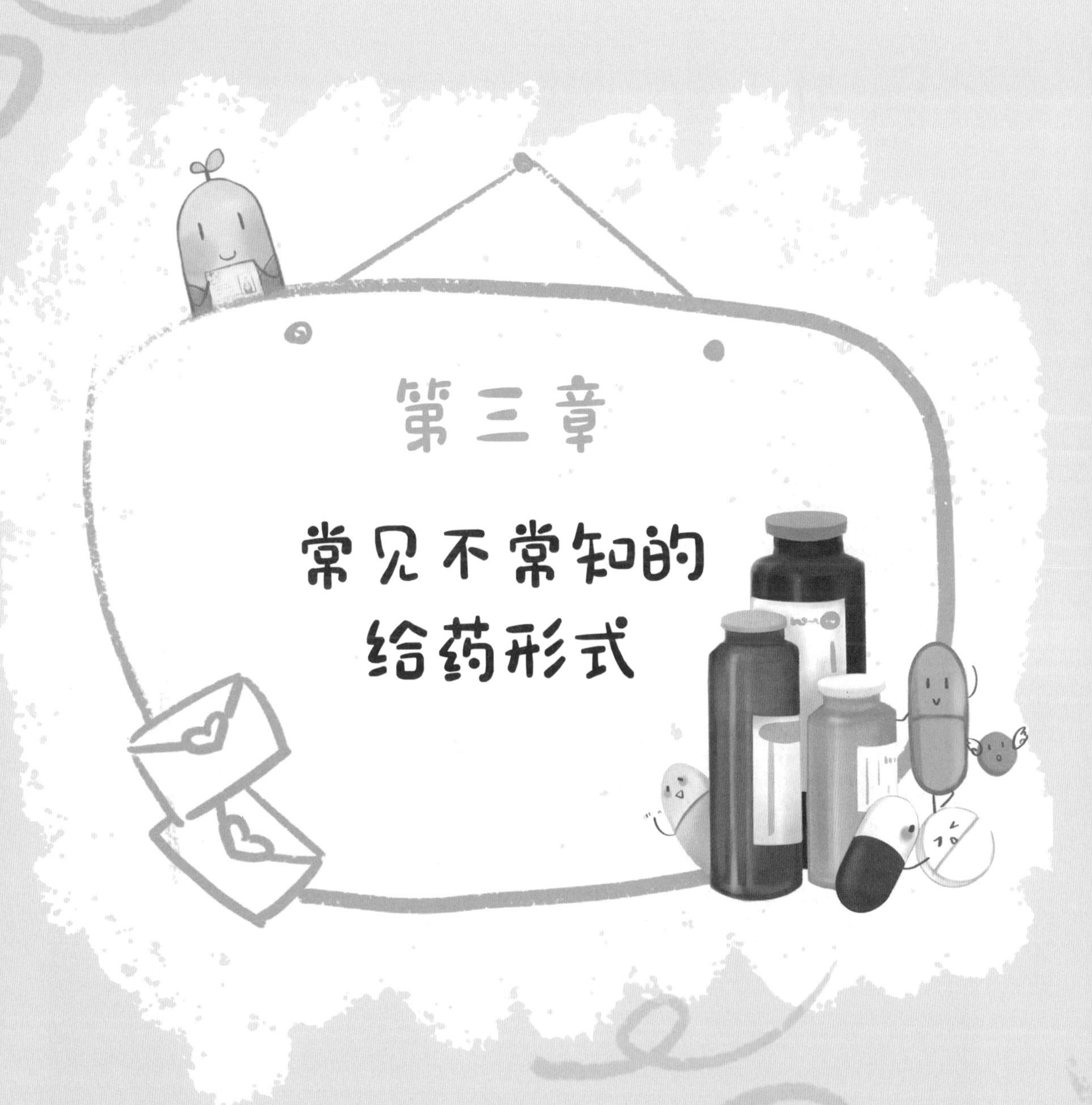

3.1 五花八门的剂型——这些都是药

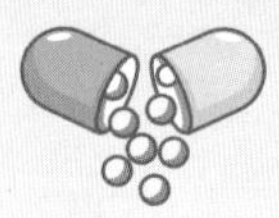

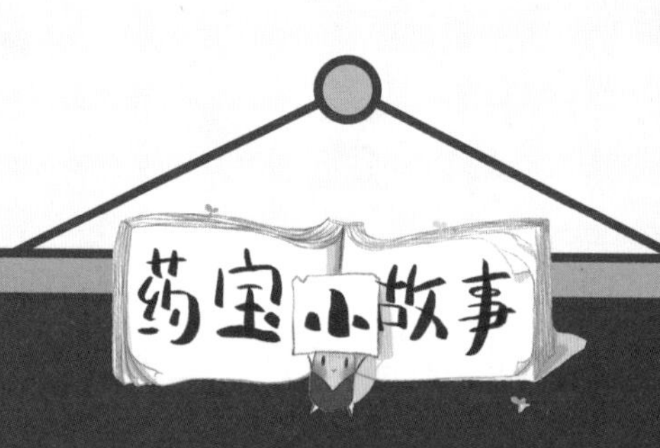

李奶奶最近血糖控制得不是很好，医生建议李奶奶加用甘精胰岛素（来得时），并嘱咐一定要向药宝咨询正确的使用方法。拿到药后，李奶奶赶紧拆开包装。

“咦，这看着就是一支笔。”李奶奶感到十分困惑，“药宝，不是说是自己打针吗？胰岛素在哪里呢，针管针头又在哪里呢？”

“都在这支‘笔’里面哦。这支‘笔’其实就是一个构造特殊的注射器，胰岛素也预先就装在里面了。”药宝耐心地解答道，“因为胰岛素是需要我们每天自己注射的，为了方便携带和使用，才做成笔的形状。一会儿我给您演示一下使用方法。”

“哦哦，原来是这样。”李奶奶恍然大悟。

在药宝的指导下，李奶奶每天使用胰岛素，血糖很快就控制平稳了。

像李奶奶这种特殊使用装置或特殊剂型的药物还有很多，你还能说出几种？我们最常见的就是口服或注射的药物，但其实在药物的大家庭里，还有很多其他的剂型来满足不同的临床治疗需求。在本节，药宝就给大家介绍一下！

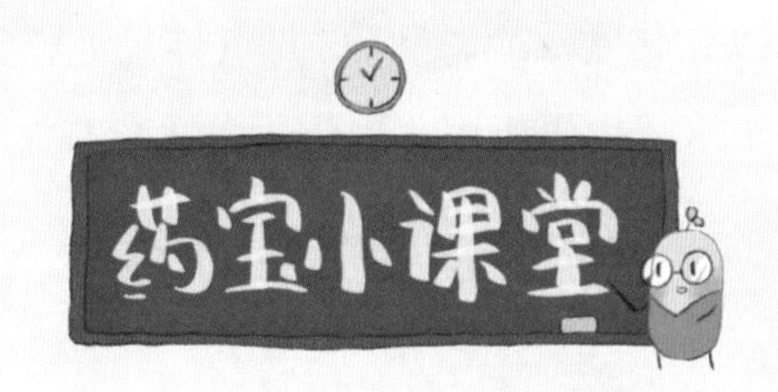

剂型，简单地说就是药物临床使用的最终形式。目前，《中国药典》（2015年版）一共收载了42种剂型[1]。之所以会有这么多五花八门的剂型，是因为剂型并不仅仅是药物呈现的形式，它还会影响药物的疗效。合适的剂型可以让药物发挥出更好的效果，而不合适的剂型，不但让疗效“大打折扣”，甚至还会产生副作用。比如在抢救的时候，我们就需要像注射剂、气雾剂这样起效快的剂型，而日常生活中，片剂、胶囊剂则使用起来更方便；再例如一些止疼的非甾体抗炎药，口服会对胃肠道产生刺激，把它制成贴剂经过皮肤吸收就可以避免胃肠道的不良反应。接下来，药宝就跟大家简单介绍一下各类剂型吧。

1. 最常使用——口服给药剂型

口服给药剂型应该是大家最熟悉的剂型了。不用药宝多介绍，大家随意都能列举出好几种，像药片（片剂）、胶囊（胶囊剂）、口服液（口服液剂）、冲剂（颗粒剂）等。这类剂型在我们口服后通过胃肠道吸收而发挥全身作用。并且因为剂量准确、使用方便，被临床医疗广泛使用。除了前面提到的几种，口服给药剂型中还有一种不太常用的剂型，也就是散剂，通常用在中药制剂中。

在这几种口服剂型中，药宝最想跟大家详细讲解的就是片剂了。因为很多片剂看着普通，实际上可能暗藏玄机。大家可以看一下家里药箱里的药，是不是有的药名不是直接叫“××片”，而是叫“××咀嚼片”“××分散片”“××控释片”等？这些多出来的字，就是片剂玄机的关键。下面，药宝逐一给大家揭秘。

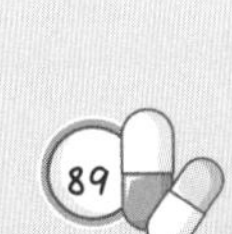

泡腾片：它们遇水会发生化学反应，产生大量气体呈泡腾状，起效比普通片剂迅速。在使用时，泡腾片需要用水溶解后再服用，因此非常适合有吞咽困难的患者。

不可直接吞服泡腾片！

咀嚼片：是在口中咀嚼后吞服的片剂。咀嚼片经咀嚼后表面积增大，促进了药物在我们体内的溶解和吸收，加速了药物的释放，提高药效。虽然大部分咀嚼片直接吞服也不会产生副作用，但是药宝还是不建议大家直接吞服咀嚼片。

分散片：是指在水中能迅速崩解并均匀分散后服用的片剂。分散片和普通片剂相比服用方便，吸收快。这类片剂我们可以在水中分散后饮用，也可以直接在口中含服或吞服。

缓释片/控释片：它们可以在我们体内缓慢地释放药物，从而减少了我们服药的次数。这类剂型非常特殊，大多数的缓控释片剂都是不能掰开服用的哦！详情请看接下来章节的内容。

口腔崩解片：它们在口腔中遇唾液可以迅速崩解，因此服药时不需要用水，特别适合有吞咽困难的患者或者老人和儿童。

2. 起效迅速——注射给药剂型

这也是我们非常熟悉的一类剂型了。我们平时常说的“打针”“输液”，用的就是注射给药剂型的药物。具体又包括以下三类：

注射剂：包括注射液、注射用无菌粉末、注射用浓溶液；

输液：比如营养输液、电解质输液等；

特殊剂型：植入注射剂、缓释注射剂。

对于注射给药剂型，药宝真是“又爱又恨”。它们的优点很多，比如药效迅速、剂量准确，很适合抢救危重患者或者不能口服的患者。同时呢，有些不适合口服的药物也可以通过制成注射剂供我们使用。但是如果使用不当，这类剂型反而会对我们的身体造成损伤。据《国家药品不良反应报告（2019年）》显示，在2019年药品不良反应/事件总体报告中，注射给药占 62.8%，其中静脉注射给药占 92.5%，儿童药品不良反应 / 事件报告中，注射剂占比更高，达到了 77.6%。可见注射给药的风险还是比较高的[2]。

生病时切记：能口服不注射，能肌注不输液哦！

3. 设计独特——作用于具体部位的剂型

口服制剂、注射剂都是作用于全身的剂型。如果我们只想将药物使用在具体的某个部位怎么办？别担心，我们还有很多针对身体具体部位而设计的剂型[1]。

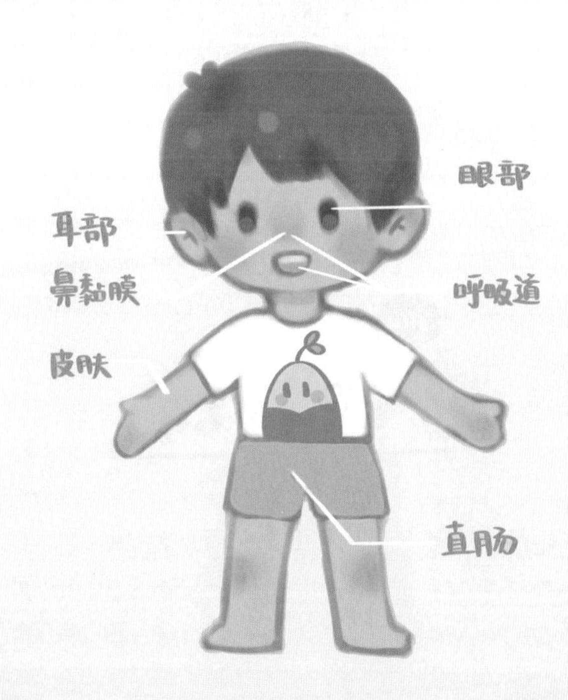

呼吸道给药剂型：包括气雾剂、粉雾剂和喷雾剂。

皮肤给药剂型：贴膏、软膏，用于皮肤的喷雾剂、洗剂。

眼部给药剂型：滴眼剂、眼膏剂、眼膜剂。

鼻黏膜给药剂型：滴鼻剂、鼻用软膏剂、鼻用散剂。

直肠给药剂型：直肠栓、灌肠剂。

耳部给药剂型：滴耳剂、耳用凝胶剂、耳用丸剂。

这些剂型往往构造比较特别，在接下来的章节，药宝会对其中一些比较特殊的剂型做更加详细的介绍哦！

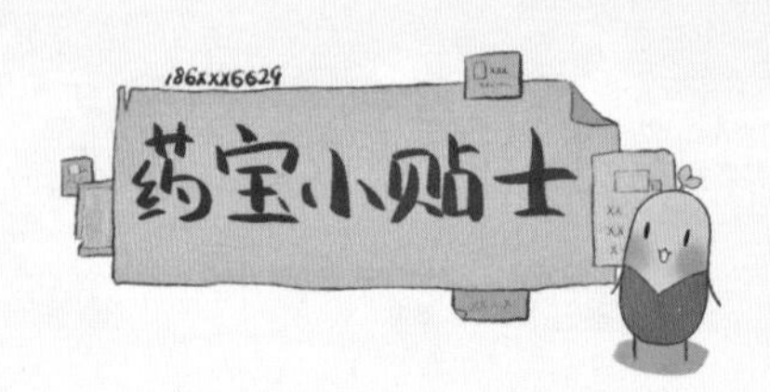

在临床治疗过程中，我们可能会使用到各种各样不同剂型的药品。对于不同剂型，药宝觉得最重要的就是要掌握不同剂型的正确使用方法。当我们拿到不熟悉的剂型的药品时，我们可以仔细阅读说明书了解使用方法，或者直接咨询药师，让药师给我们解答、演示哦。

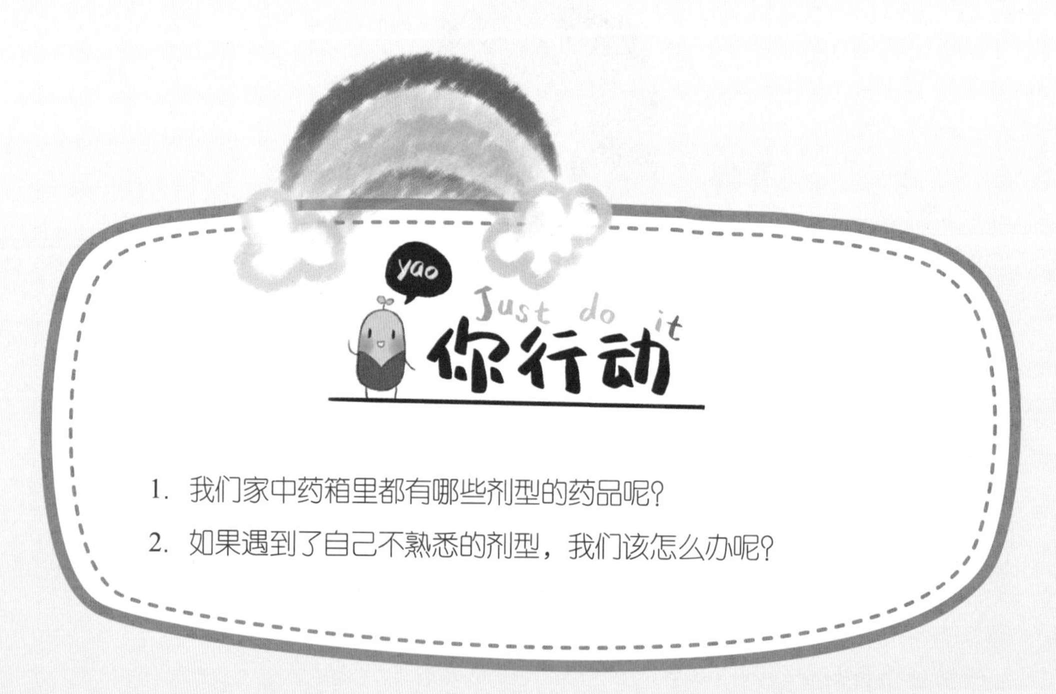

1. 我们家中药箱里都有哪些剂型的药品呢？
2. 如果遇到了自己不熟悉的剂型，我们该怎么办呢？

3.2 呼吸道的守护者——气雾剂、粉雾剂和喷雾剂

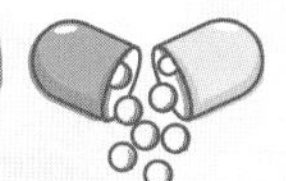

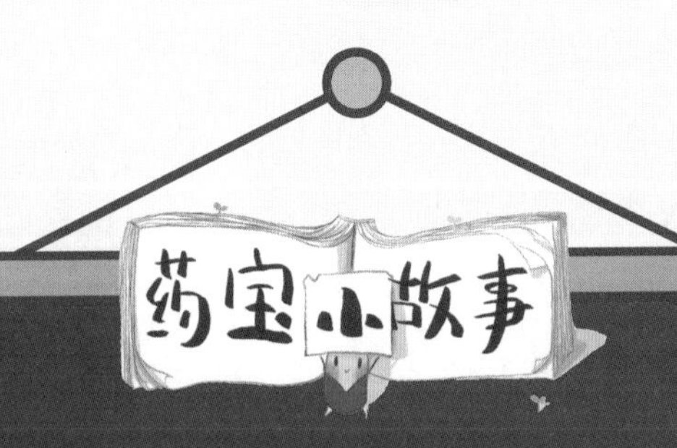

药宝在浏览网页的时候看到了这样一则新闻[3]：

“52岁的梁先生因为哮喘症状加重来到医院住院。一天，医生在查房时发现他在使用吸入剂的时候竟然没有把吸入器的防尘帽打开。经医生提醒后，梁先生恍然大悟，原来整整两年的用药过程中，因为没有把防尘帽打开，药物根本没有被吸入气道，难怪没有效果。”

大家看了是不是会觉得这位梁先生也太粗心了吧，怎么连防尘帽都忘了打开呢？其实药宝觉得这也不能完全怪梁先生。因为治疗呼吸道、肺部疾病常用的气雾剂、粉雾剂或喷雾剂通常都配有特殊的给药装置。它们长相各异，使用方法也各不相同。如果不提前仔细学习，我们很可能会和梁先生一样在使用的时候犯错，无法获得良好的治疗效果。接下来，药宝就将一一为大家介绍这类剂型和它们正确的使用方法。

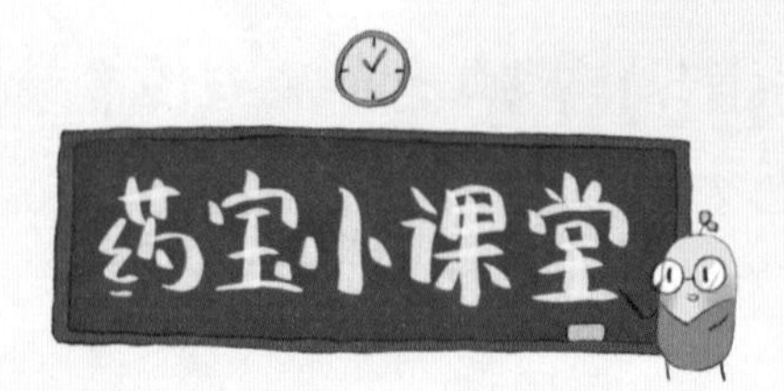

1. 什么是气雾剂?

气雾剂是指将药物与适宜的抛射剂共同封装于具有特质阀门系统的耐压容器中，使用时借助抛射剂的压力将内容物呈雾状喷出[1,4]。气雾剂的装置通常采用加压定量吸入器(pressurized metered–dose inhaler，pMDI)(图 3–1)。

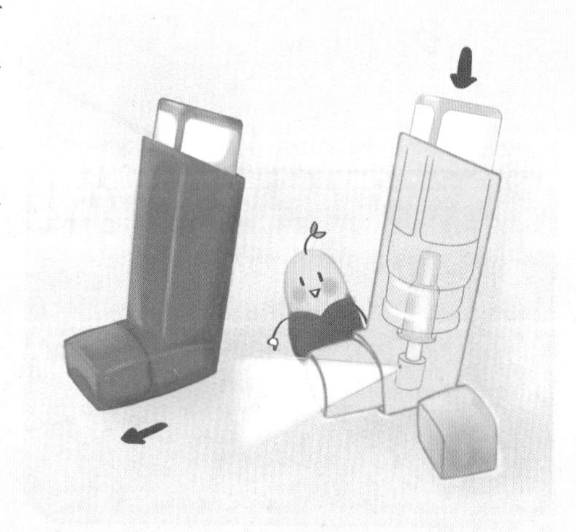

图 3-1　加压定量吸入器

我们可以看到它是由一个塑料支架和插入塑料支架的储药罐组成。当按压储药罐时，药物就会经过定量阀从喷嘴喷射出来。

我们该如何正确使用气雾剂的装置呢?

在首次使用前，我们需要进行“预喷”，确保气雾剂在正式使用时喷出准确剂量，预喷的具体步骤如下[5]:

(1) 将喷嘴上的保护帽取下。

(2) 将气雾剂用力上下摇动 5 秒钟。

(3) 按压储药罐，向空气喷出药物。

(4) 重复第 (2)、(3) 步 3 次以上(不同产品，要求喷药的次数可能不同，具体以药品说明书为准)。

如果我们超过两周未使用这个气雾剂，那么再次使用时我们也需要进行完整的“预喷”操作哦。

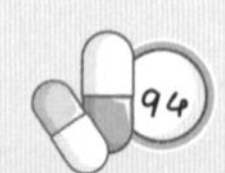

完成“预喷”后，我们就可以按医嘱正常使用气雾剂啦。下面药宝就给大家演示一下正确的使用步骤吧[5]。

⑴ 取下喷嘴上的保护帽。

⑵ 将气雾剂用力上下摇动 5 秒钟。

⑶ 保持吸入器直立，食指放在储药罐的顶部，拇指放在气雾剂的底部。

⑷ 轻轻呼气直到不再有空气可从肺部呼出，然后立即将喷嘴放进口内，嘴唇包裹住喷嘴，防止喷出的药物外漏。

⑸ 缓慢吸气的同时，按下储药罐喷出药物，并继续吸气。

⑹ 将气雾剂喷口撤出，屏住呼吸 10 秒钟或尽可能长的时间，然后缓慢呼气。

⑺ 如果还需要再吸一次，需要等待 15—30 秒时间。再次吸入前也需要将气雾剂用力上下摇动 5 秒。

⑻ 将保护帽套回喷嘴。

⑼ 如果使用的气雾剂中含有糖皮质激素，如布地奈德、丙酸氟替卡松等，需要漱口，避免沉积在口腔中的糖皮质激素引起不良反应。

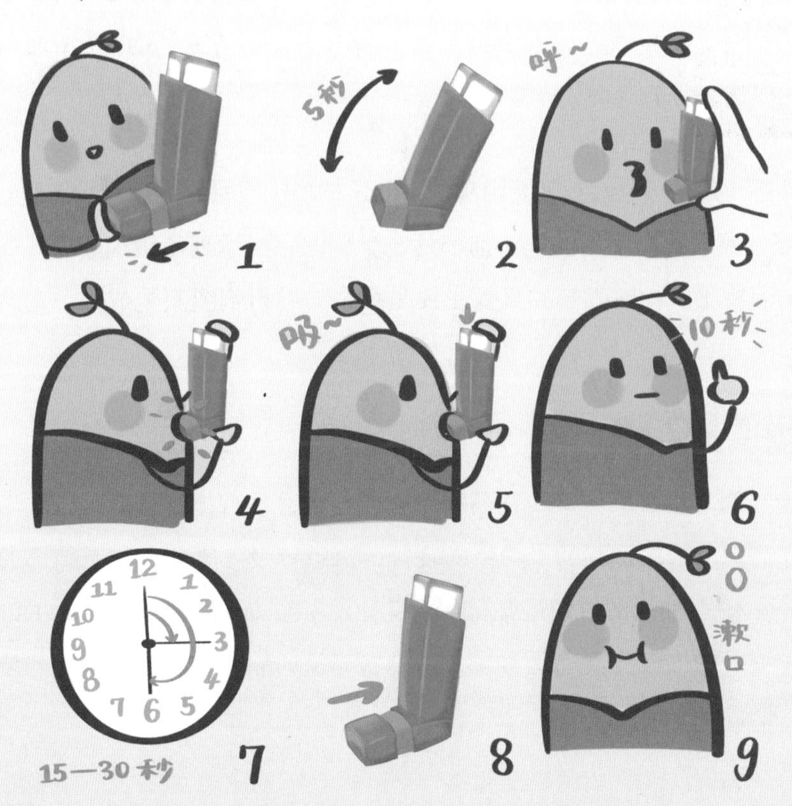

1）如果我做不到吸气的同时按下储药罐喷药，该怎么办呢？

没关系，我们可以使用储雾罐（spacer）来辅助我们使用气雾剂。

储雾罐使用时与气雾剂的喷嘴相连，可以将气雾剂喷出的药物储存在罐中，方便喷药和吸药的动作分开进行。也就是说，有了储雾罐的帮助，就可以先喷出药物，然后再反复多次地吸入药物，非常适合协调性稍差的患者，或是儿童使用。

2）我的吸入器需要定时清洁吗？

需要的。药宝推荐每周至少清洁一次吸入器。清洗时将储药罐取出，然后用温水冲洗吸入器的塑料支架30—60秒，甩掉多余的水分，自然干燥后再插入储药罐。

3）怎么知道我的气雾剂快用完了？

很多气雾剂的瓶身都会有一个小窗口来显示气雾剂的剩余剂量。如果我们使用的气雾剂没有剂量显示，我们可以通过开始使用的时间、每天使用的次数和已使用的天数来估算剩余的剂量。

把气雾剂放到水里，通过观察气雾剂在水中的漂浮状态来判断气雾剂剩余剂量的方法并不可靠，现在已经不推荐使用了哦。

4）我的气雾剂已经达到了使用次数，但还能喷出气雾，可以继续用吗？

不能哦。因为我们使用的气雾剂都是定量型的。当达到使用次数后，气雾剂里就不含有效的药物了。此时喷出的气雾主要是剩余的抛射剂或其他成分，是没有治疗效果的。

2. 什么是粉雾剂？

吸入粉雾剂是指将固体微粉化药物单独或与合适的载体混合后，以胶囊、泡囊或多剂量贮存形式，采用特制的干粉吸入装置，由患者吸入雾化药物至肺部的制剂，也被称为干粉吸入剂。使用的时候需要配合干粉吸入装置（dry powder inhaler, DPI）进行[1,4]。

目前市面上的DPI主要有两种，一种是多剂量的储库型或单元型给药装置，另一种是单剂量胶囊型给药装置[1]。

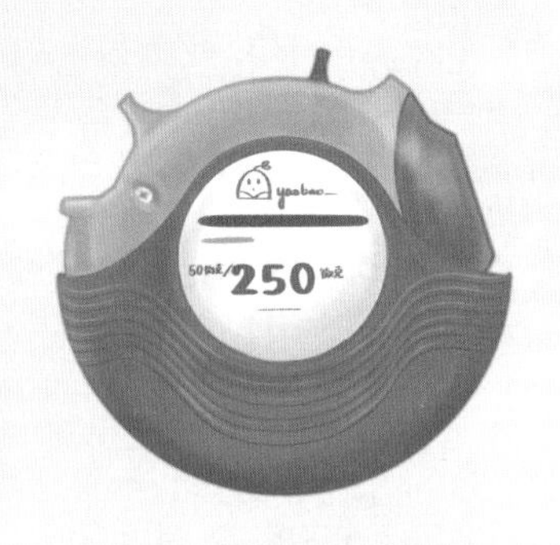
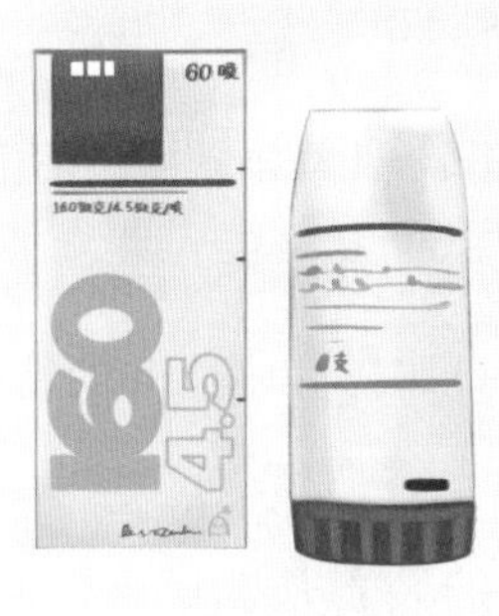
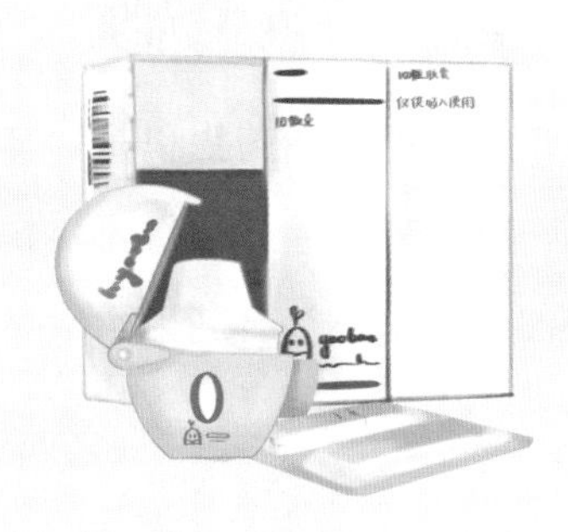

1）DPI 该如何使用呢?

由于 DPI 的装置各异，不同装置的使用方法略有不同，需要药师现场演示。这里药宝给大家简单介绍一下大致的操作流程。

（1）给吸入器上药：

①单剂量 DPI：我们需要打开吸入器的防尘帽和吸嘴，将一颗胶囊放入中央室，合上吸嘴直至听到“咔嗒”声。将刺孔按钮完全按下，然后松开。

②多剂量 DPI：我们一般通过旋转吸入器底部或推动滑动杆来进行上药。

（2）正常呼气，直到不再有空气可以从肺内呼出。切记不要对着吸嘴呼气。

（3）用嘴唇紧紧含住吸入器吸嘴，保持头部垂直，注意不要按住吸入器的进气口。

（4）快速深吸气，吸气越深越好。

（5）撤出吸嘴，屏气 5—10 秒，然后正常呼气。这里也要注意不要对着吸嘴呼气。

（6）如果还要再吸一次，需要重新上药，并重复上述吸入步骤。

（7）吸药完成后记得充分漱口哦。

（1）对于单剂量 DPI，每次使用后记得将胶囊取出丢弃；

（2）不要用水或将吸入器放在水中清洗。如果吸入器的吸嘴脏了，可以用干燥的纸巾或者毛巾清洁。

2）怎么知道我的 DPI 快用完了?

大多数 DPI 都会有显示剩余使用次数的窗口。如果我们使用的 DPI 没有显示的窗口，我们可以通过开始使用的时间、每天使用的次数和已使用的天数来估算剩余的使用次数。

3. 什么是喷雾剂?

喷雾剂是指药物和辅料填充于特制的装置中，使用时借助手动泵的压力、高压气体、超声振动或其他方法将内容物呈雾状物释出，用于肺部吸入或直接喷至腔道黏膜及皮肤的制剂。与气雾剂相比，喷雾剂既有雾化给药的特点，又可避免使用抛射剂，安全可靠 [1,4]。

目前，吸入喷雾剂主要使用的装置是能倍乐吸入器，也称作软雾吸入器（soft mist inhaler）。能倍乐不含抛射剂，而是依靠 180 度转动其底座产生的弹簧机械动力，触发主动喷雾。它最大的优势在于喷出软雾的速度慢、持续时间长，可以给患者提供较长的时间吸入喷雾，对患者同步的协调性要求不高 [6]。

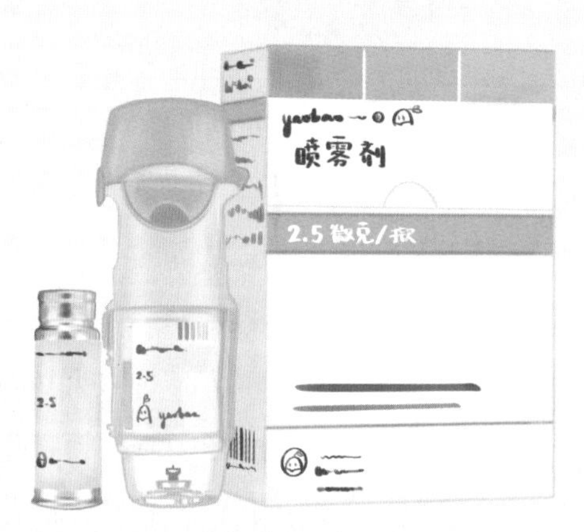

能倍乐吸入器该如何使用呢?

首先，我们需要先插入药瓶。具体操作步骤为：按住保险扣、拔下透明底座，将药品细小的一端插入吸入器，将吸入器置于坚固的平面上，用力向下按压，直至听到“咔嗒”声，然后重新装回透明底座。药瓶插入后便无须取下。

在初次使用前，我们也需要进行“预喷”的操作，步骤如下：

（1）盖紧防尘盖，将吸入器竖直朝上握好，然后将透明底座向右旋转半圈，直到听到“咔嗒”声。

（2）打开防尘帽，将吸入装置朝下，然后按压药物释放按钮。重复“旋转－打开－按压”这三个步骤直到可以看见药物气雾。

（3）再重复以上步骤三次，我们的能倍乐吸入器就准备好了。

如果我们超过 3 天没有使用能倍乐，再次使用前需要先将吸入器朝下喷一次 [步骤（1）和（2）]。如果是超过三周没有使用，我们需要重复上述“预喷”的所有操作 [步骤（1）、（2）和（3）]。

“预喷”完成后，我们就可以正常使用能倍乐吸入器了，使用步骤如下：

（1）盖紧防尘帽，将吸入器竖直朝上握好，将透明底座向右旋转半圈，直到听到“咔嗒”声。

（2）打开防尘帽。

（3）轻轻呼气直到不再有空气可从肺部呼出，然后将喷嘴放进口内，保持吸入器水平。用嘴唇包裹住喷嘴，防止喷出的药物外漏。

（4）缓慢深吸气。当开始吸气时，按下药物释放按钮，并继续吸气。注意吸气时，手不要挡住通气孔。

（5）吸气完成后，屏气10秒钟或尽可能长的时间。

（6）将喷嘴撤出，缓慢呼气。

（7）重新盖紧防尘帽。

（1）在使用能倍乐的时候，无须摇动吸入器。

（2）记得每周用干净的湿巾清洁一次能倍乐的喷嘴哦。

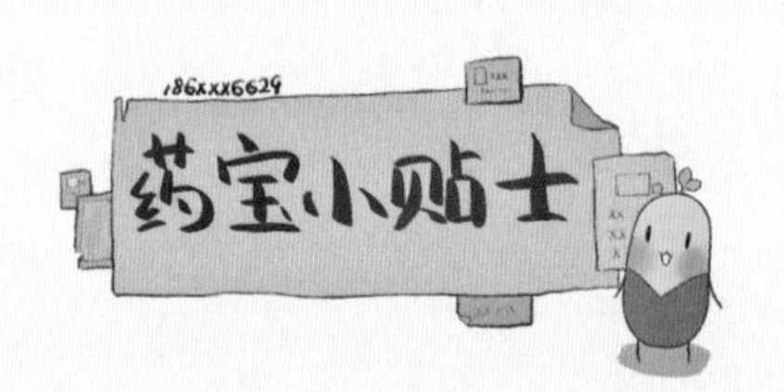

药宝在本篇中介绍的三种剂型，它们的给药装置种类多，使用方式也各不相同。大家在使用前一定要向药师详细咨询，以免使用不当影响疗效。药宝推荐大家在咨询的时候，先看药师演示一遍，然后我们自己操作一遍，让药师指出我们操作中不规范的地方，确保我们能够正确使用。

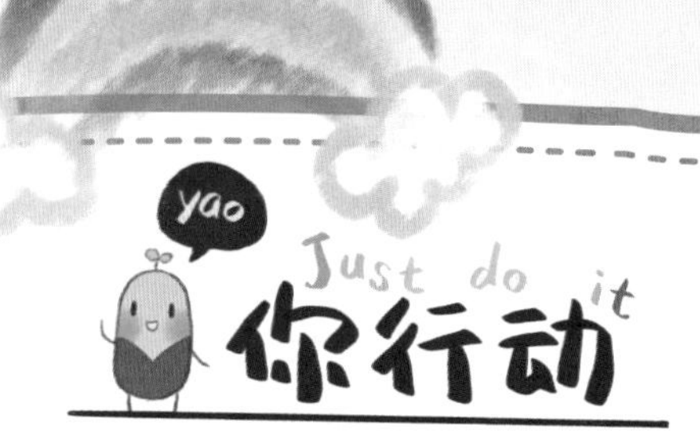

1. 如果您或您家人有在使用气雾剂、粉雾剂或喷雾剂，想一想之前的使用方法完全正确吗？

2. 哪些给药装置需要定期清洁？清洁的时候都是用水冲洗吗？

3. 怎么判断我们的给药装置里的药快用完了？

3.3 皮肤上的小卫士——软膏剂、乳膏剂和贴剂

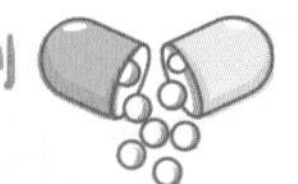

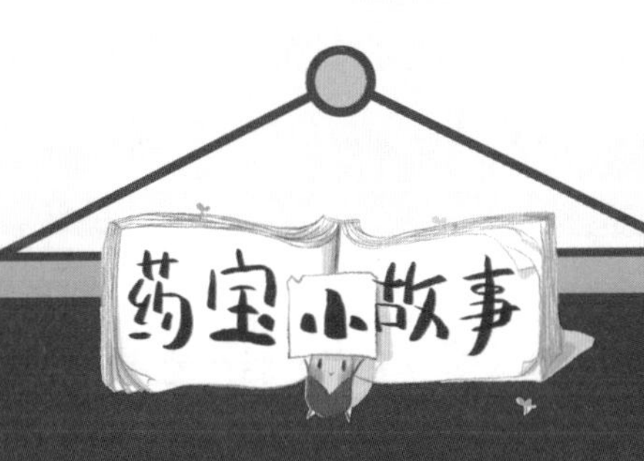

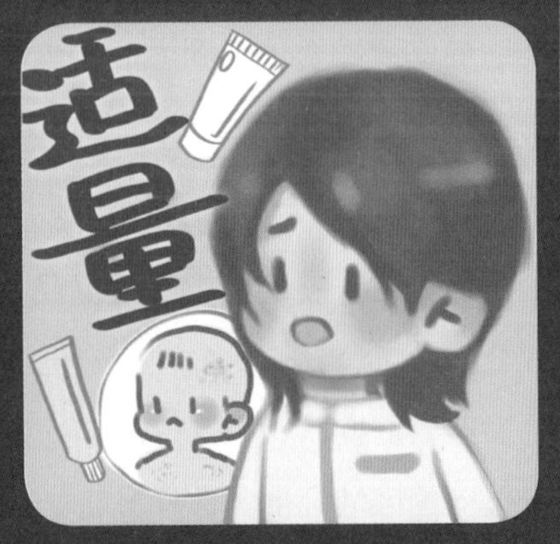

宝妈小琳家里一岁多的宝宝得了湿疹，又哭又闹，去医院让医生开了治疗湿疹的药膏。小琳回到家准备给宝宝抹药的时候，打开说明书一看，发现上面只写了“取适量本品涂于患处”。“这‘适量’是多少呢？”小琳有点懵，“要是抹少了没有效果，抹多了又怕刺激宝宝的皮肤，怎么办呢？”

于是，困惑的小琳赶紧联系了药宝，咨询了药膏正确的用量和使用方式。

在日常生活中，我们有时会用到软膏剂、乳膏剂或贴剂，这三种剂型都是经皮肤给药的，使用也比较方便。这里药宝考考大家：软膏剂和乳膏剂有什么区别？每次的用量该怎么把握？这三种制剂在使用的时候有没有什么需要特别注意的呢？

如果暂时想不出答案也没有关系，在接下来的“药宝小课堂”里，药宝会详细给大家讲解哦。

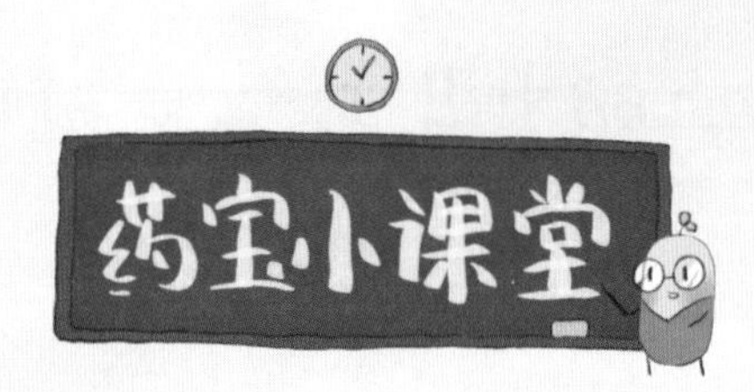

1. 什么是软膏剂、乳膏剂？

软膏剂（ointments）是指药物与油脂性或水溶性基质混合制成的具有一定稠度的均匀半固体外用制剂。乳膏剂（creams）是药物溶解或分散于乳剂型基质中形成的均匀的半固体外用制剂[1]。

简单来说，软膏剂 / 乳膏剂 = 药物 + 基质。

在日常使用中，软膏剂由于大多数采用油脂性的基质，成品的膏体会显得比较“厚重”，感觉黏黏的、油油的；乳膏剂中加入了乳化剂，可以让本来并不相融的油性基质和水性基质融合，达到“油包水”或者“水包油”的状态，用起来感觉相对清爽，容易涂抹开，也比较好清洗。

1）乳膏剂、软膏剂我们该怎么选择呢？

通常，皮肤科的医生会根据我们所患的疾病、皮肤的状况以及我们用药的习惯等等综合推荐适合我们的剂型。自己去药店选购的话，药宝建议如果是使用在光滑、没有毛发覆盖的皮肤、手掌、脚掌这些地方，两种都可以，软膏略好一点；如果是用在毛发覆盖的区域，推荐选择乳膏。当然啦，我们也可以咨询药店的执业药师，让他们推荐哦。

2）使用的时候我们该怎么把握剂量呢？

这可能是大家在使用乳膏或者软膏时最头疼的地方了。很多乳膏、软膏的说明书写的都是适量，或者多少克，很难确定要用多少。

这里药宝给大家介绍一个常用的计量方法——指尖单位[7,8]。

尖端口径 5mm的药管
（通常是10g以上的药管）

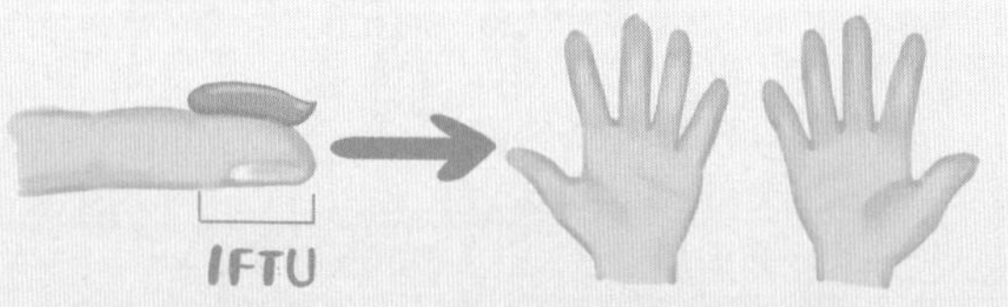

刚好涂抹成人
两只手掌心的面积

指尖单位（fingertip unit, FTU）是指成人指尖一个关节长度的药量（1FTU），大约是 0.5g 的药膏，可以涂抹成人双手手掌那么大的面积。手比较小的女生，1FTU 大约是 0.4g 药膏。成人不同身体部位的大致用量如表 3–1 所示。

表 3–1　成人不同身体部位的药膏大致用量

部位	手（单面）	脸 + 脖子	前胸 / 后背	上肢（单侧，不含手）	下肢（单侧，不含脚）	单足
用量 /FTU	0.5	2.5	7	3	6	2

如果是给儿童使用呢，我们就需要先测量宝宝需要用药的面积，再用成人的指尖单位来计算药量。药宝也给大家列了一个表格，列出了不同年龄儿童身体各部位的大致用量，详见表 3–2，方便查询哦[3]。

表 3–2　不同年龄儿童身体各部位的药膏大致用量（单位：FTU）

年龄	全脸 + 脖子	手臂 + 手（单侧）	前胸 / 后背	臀部	腿 + 脚（单侧）	全身
3 个月	1	1	1	0.5	1.25	8
6 个月	1	1	1.5	0.5	1.5	9.5
12 个月	1.5	1.25	1.75	0.5	2	12
18 个月	1.5	1.5	2	0.75	2	13.25
2 岁	1.5	1.5	2	1	2	13.25
3 岁	1.5	1.75	2.5	1	2.5	16
4 岁	1.75	2	2.75	1	3.5	19.25
5 岁	2	2	3	1	3.5	20
7 岁	2	2.5	3.5	1.5	4.5	24.5
10 岁	2.5	3	4	1.5	6	30
12 岁	2.5	4	5	2	7	36.5

表中用量的数字单位均为FTU，例如1，就代表1FTU，即一个指尖单位的用量，以此类推。由于儿童在不同生长期身体各个部位的面积发生很大变化，上表的数据需要根据实际测得的皮损面积做相应调整哦。

3）如何涂抹药膏最有效？

通常情况，我们直接用指尖涂抹药膏就可以了，顺序是：

（1）洗净双手，并将患处的皮肤清洗干净；

（2）挤出所需量的药膏在指腹上；

（3）用指尖在患处将药膏均匀地涂开；

（4）按摩患处至药膏充分吸收；

（5）再次洗手。

（1）如果是一些传染性的皮肤病，也可以用干净的棉签来涂抹；

（2）如果同时使用多种药膏，记得按照医生和药师指导的方法以及顺序涂抹哦。

2. 什么是贴剂？

贴剂（patch）是指将原料药物与适宜的材料制成的供粘贴在皮肤上的可产生全身或局部作用的一种薄片状制剂[1]。常见的贴剂包括止疼的乐松（洛索洛芬钠贴剂）、芬太尼透皮贴剂，以及缓解支气管哮喘、急性支气管炎的阿米迪（妥洛特罗贴剂）等。贴剂使用方便，适合口服困难的患者，同时也能避免一些口服药物对胃肠道的刺激。

贴剂该如何使用呢？

（1）洗手。

（2）将旧贴剂小心地从身上取下。

（3）拆开新的贴剂，将贴剂贴在干净、干燥、健康的皮肤上。适合贴剂的身体部位包括前胸、后背、大腿和上臂。每次更换贴剂的时候也要记得更换粘贴的部位，以免皮肤过敏。如果粘贴的部位有毛发，需要提前剪除。

（4）再次洗手。

虽然贴剂看起来使用简单，但还有几个注意事项药宝需要提醒一下大家：

（1）不要将贴剂贴在刚使用过乳膏、软膏或其他护肤产品的皮肤上，这会影响贴剂的效果。

（2）不要随意裁剪或者使用破损的贴剂。

（3）给宝宝使用贴剂时，尽量贴在宝宝手够不到的位置，以免被宝宝扯掉。

（4）一些特殊的贴剂，比如芬太尼透皮贴剂，要严格遵医嘱使用。在使用后也千万不要随意丢弃，一定要及时交回医院药房[5]。

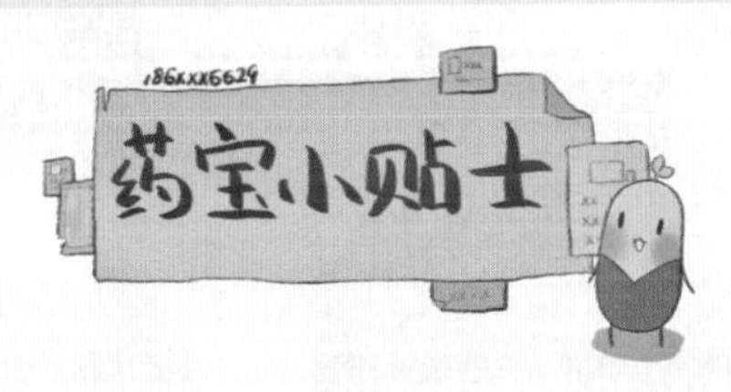

虽然这三种剂型使用并不复杂，但是药宝还是要再次提醒大家，在使用时一定要遵医嘱，把握好用量，在合适的部位正确使用，千万不要“随意抹一抹”或是“随便贴一下”哦。

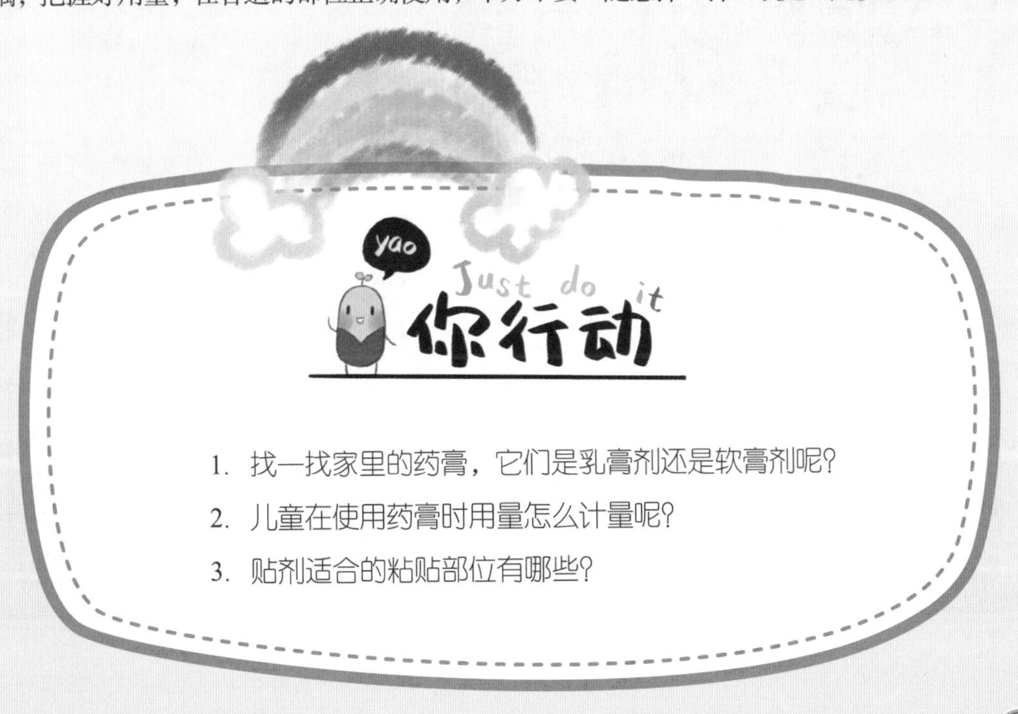

1. 找一找家里的药膏，它们是乳膏剂还是软膏剂呢？
2. 儿童在使用药膏时用量怎么计量呢？
3. 贴剂适合的粘贴部位有哪些？

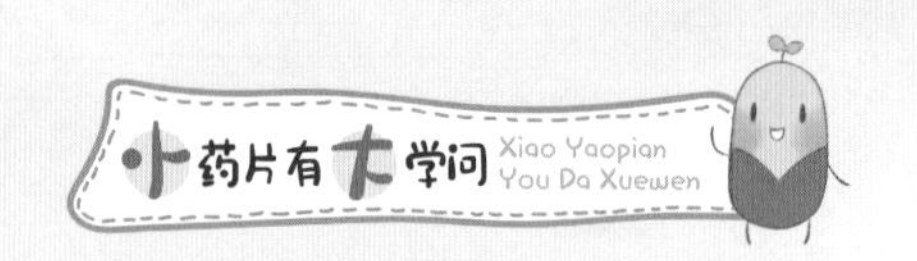

3.4 腔道健康禁卫军——栓剂和灌肠剂

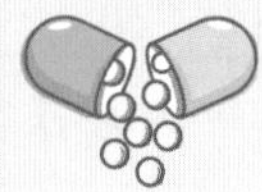

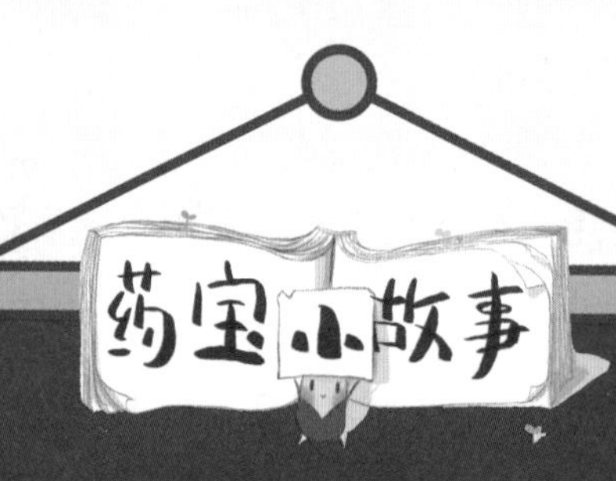

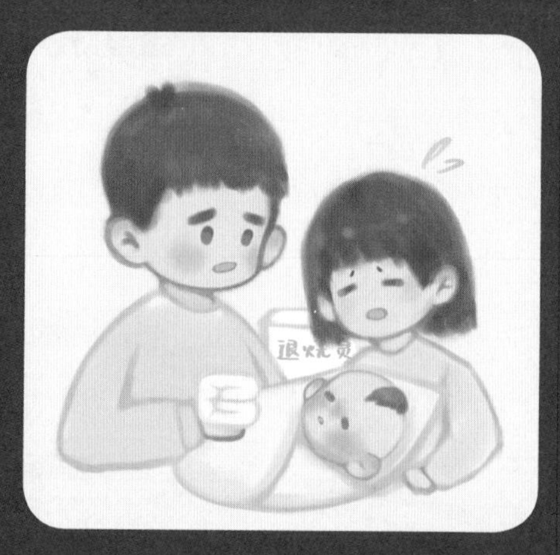

孩子小的时候感冒发烧了，很难受又不会表达，就会不停地哭闹，全家轮番上阵，又哄又抱，好不容易哄睡着了，一测体温又到了39℃以上。温水擦拭等物理降温已经完全不管用了，看着孩子小脸烧得通红又哼哼唧唧难受的样子，心里真是为难，是叫醒孩子吃退烧药呢，还是让他继续睡觉充分休息呢？今天药宝要向大家介绍退烧药的一种剂型——栓剂，既不打扰孩子休息又能缓解高热的不适症状，一举两得。

其实，栓剂历史悠久，应用广泛。早在公元前1550年的埃及《艾柏斯纸抄本》中就有记载。我国早期有关栓剂的记载见于《史记·扁鹊仓公列传》，之后，东汉张仲景的《伤寒杂病论》、晋代葛洪的《肘后备急方》、明朝李时珍的《本草纲目》都对栓剂有所描述，目前栓剂已经成为应用最广泛的四大剂型之一，可以满足一些特殊的用药需求[9,10]。

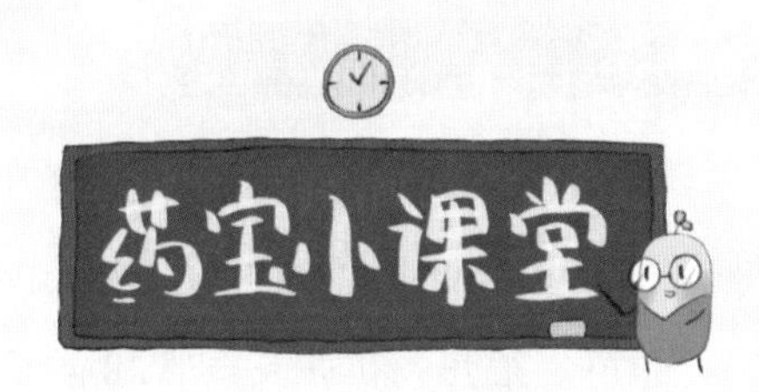

1. 栓剂是什么?

栓剂像片剂和胶囊一样，也是药物常用的一种剂型，通常质感和外形看上去都像一块小肥皂。科学家将药物制成具有一定形状的固体，使药物更适宜放在腔道内。常说的腔道包括肛门、阴道、尿道等。一般情况下，栓剂在体外常温为固体，塞入人体腔道后，在体温下迅速软化、融化或溶解于分泌液，药物被逐渐释放而产生局部或全身作用[11]。

根据使用腔道的不同，栓剂可分为肛门栓、阴道栓、尿道栓、耳用栓和口腔牙栓等，其中最常用的是肛门栓和阴道栓。

为了让药物不会轻易掉下来且更容易发挥作用，不同使用部位的栓剂形状也不同，肛门栓有圆锥形、圆柱形、鱼雷形等，其中鱼雷形较多。阴道栓的形状有球形、卵形、鸭嘴形等，其中鸭嘴形因为较为宽扁，表面积较大，更有利于药物发挥作用而使用较多。常见栓剂的形状如图 3-2。

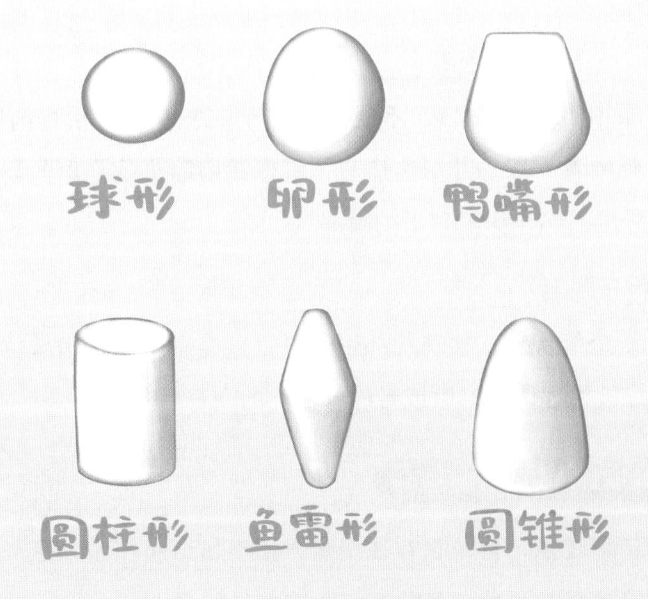

图 3-2　不同形状栓剂示意图

2. 什么情况下使用栓剂？栓剂具有哪些优点呢？

栓剂的作用范围很广泛，据药宝所知，栓剂除了可以在局部起到润滑、收敛、抗菌消炎、杀虫止痒、局部麻醉等作用外，还可通过直肠吸收药物进入血液循环，在全身发挥药物作用，比如镇痛、镇静、退热、扩张支气管和血管、抗菌消炎等等。

相比于常规的口服药物和输液治疗，它有很多不可替代的优势呢。

1）减少胃肠道破坏

胃肠道里有胃酸和各种消化酶，很多药物在胃肠道吸收的时候会被破坏一部分，使用栓剂可以减少或避免药物的破坏。

2）减轻对胃肠道的刺激

很多口服药物可能会刺激胃肠道，从而造成胃痛、食欲不振及腹泻、便秘等药物反应，栓剂药物可以避免出现这种情况。

3）增加进入体内的药量

口服的药物在没有进入血液循环前，会被肝脏先代谢掉一部分（肝脏的首过效应），而直肠栓剂则可以很大程度上避过这个效应，从而使进入体内的药物量也会增加[12,13]。一般来讲，药物进入直肠越浅（大约距肛门2cm），在吸收时不经肝脏的量越多，进入体内的药物越多[14]。

4）用于不能或不愿意口服者

对于不能口服用药或者不愿意、不配合口服药物的患者来说，栓剂是个不错的选择，尤其对于昏迷、呕吐者、婴幼儿更为适宜，就像我们篇头故事里的婴儿，轻轻塞一枚退热栓就可以在降温的同时保障孩子的睡眠。

5）直接作用于局部

像阴道炎、痔疮等疾病，栓剂局部用药可以直接作用于患病部位，药物在局部浓度高而集中，治疗效果远优于口服或者静脉输液的全身用药。

3. 栓剂使用的注意事项有哪些？

虽然栓剂有诸多优点，但是也存在用药方法不如口服药品方便，炎热地区或夏天携带、存储受限等缺点，而且大多数人接触较少，如果不能掌握正确的使用方法，可

能还会因为使用不当造成一些尴尬哦。

下面，药宝就和大家谈谈怎么使用栓剂，以及有什么注意事项[15–17]。

1）软化后可冷藏再用

高温天气时，室温较高，栓剂可能发生软化，这样就不能使用。所以天气较热时，用前先不要打开包装，把药品放在冰箱里冷藏 15—20 分钟，使药品变硬后再用，一般不影响药效。

2）清洁手部，使用润滑剂

使用栓剂前，要充分清洁手部，或者使用一次性指套或手套，必要时可在栓剂的顶端蘸少许凡士林、植物油或润滑油，增加润滑性，更方便栓剂放入腔道内。

3）睡前使用，减少流出

栓剂宜在晚上临睡前使用，有利于充分吸收。若在白天活动时塞药，由于重力原因，溶解后药物容易从腔道（主要指阴道、直肠）内流出，这样既降低药效，又可能污染衣物，造成尴尬。

4）特殊情况可先对腔道进行处理

腔道外若有伤口或感染，或者使用肛门栓但存在腹泻等情况，也不适宜使用栓剂。肛门栓使用前应排清大便，塞入后力争 4 小时不解大便，以发挥最大疗效；腔道分泌物多的患者，塞药前应先冲洗腔道，以减少分泌物，提高药效。如何配制冲洗液应听从医生的指导。

5）避免重复用药

使用栓剂时要了解药物成分，不要同时再使用含有相同成分的药品，避免重复用药，增加不良反应。例如儿童发热时不要同时使用含有布洛芬或对乙酰氨基酚的口服剂型和栓剂，否则可能导致孩子肝肾功能的损伤。

4. 灌肠剂是什么？

经过直肠给药的剂型除了栓剂还有灌肠剂。灌肠剂指一种经过肛门灌进直肠的液体药物。灌肠疗法在我国起源较早，我们生活中接触最多的灌肠剂应该是用于通便的开塞露。

5. 灌肠剂可以发挥哪些作用？

灌肠剂常用来诊断、治疗疾病或营养、清洁肠道。临床多用于昏迷患者、婴幼儿及不能服药和服药困难者[18]。根据使用方法和作用目的不同分为两种。

一种是清除灌肠剂，也叫泻下灌肠剂，主要是用于排便或清洁的目的。如老年人难治性便秘的常用灌肠剂含高渗性物质，刺激肠壁引起排便反射，并通过局部润滑作用，数分钟内即引起排便[19]，开塞露就属于这一类。

另一种是保留灌肠剂，在直肠局部或者全身发挥作用，顾名思义，药物会较长时间保留在直肠中。这种治疗方式可以避免消化系统的不良反应和代谢破坏。有部分肠炎和慢性肾衰竭的治疗就用到了保留灌肠剂。

6. 使用灌肠剂需要注意什么？

开塞露是最常见的灌肠剂，主要成分为甘油，生活中常用于便秘的治疗。开塞露作为一个不需要医生处方就可以购买的非处方药，在药店就可以买到。但是不正确掌握适应证和用法，会引起一系列不当后果，如直肠肛管损伤和溃疡。因此，药宝要提醒大家在使用灌肠剂时一定要注意以下几点。

1）注意适应证和禁忌证

灌肠剂都有相应的适应证和禁忌证，比如肛门、直肠术后或严重腹泻是绝对禁用的，一定要仔细阅读说明书，必要的时候去医院经医生确诊再用药。

2）使用时的小窍门

用前应预热，使药液接近体温为宜；注入前应先润滑肛门，缓缓插入，减少肠壁摩擦和损伤；挤压液体的速度不能过快，否则容易压力过大，损伤肠壁。

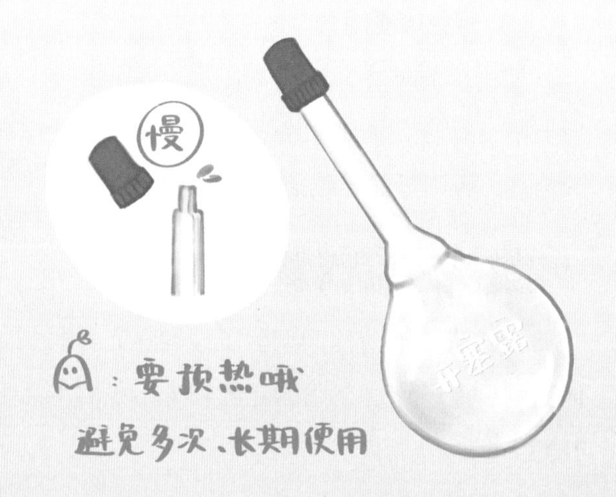

3）避免多次、长期使用

长期连续使用，会增加人体的依赖性，使用量不断增加，甚至加重直肠的损伤，所以应避免多次、长期使用。便秘患者应在正规医疗条件下全面了解自身病情，尽可能地解除便秘的原发因素，建立正确的排便反射[20]。

4）保留灌肠谨遵医嘱

保留灌肠剂药物保留的时间应视病情而定，要根据医生的建议执行，不要随意缩短或延长。

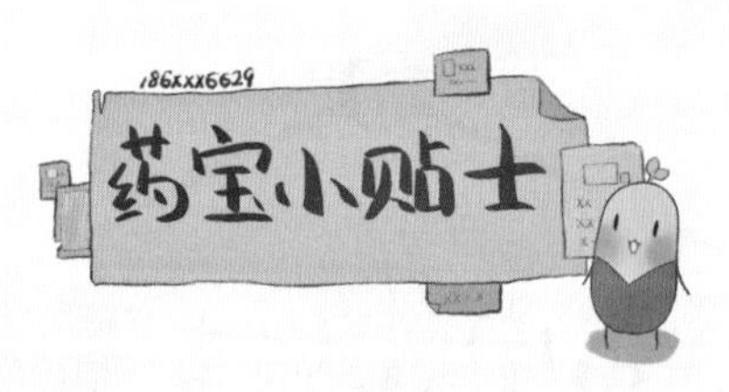

栓剂和灌肠剂都是用在腔道内的药物剂型，栓剂是固体，灌肠剂是液体。对于腔道局部的疾病以及不能口服用药或者不愿意、不配合口服药物的患者是个很好的选择。作为药物，它们都有相应的适应证和禁忌证，药宝提醒读者朋友一定仔细看说明书，或者咨询医生和药师，同时，还要掌握正确的使用方法，避免损伤腔道。

1. 栓剂因天气炎热变软了，就必须扔掉而不能再使用吗？

2. 为了让孩子尽快退烧，口服退烧药和使用相同成分的退烧栓剂，这种做法对吗？

3. 开塞露不会被吸收，没有副作用，长期使用也很安全，这种说法对不对？

3.5 这些药物要含服——舌下片、口含片、口崩片

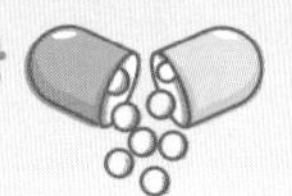

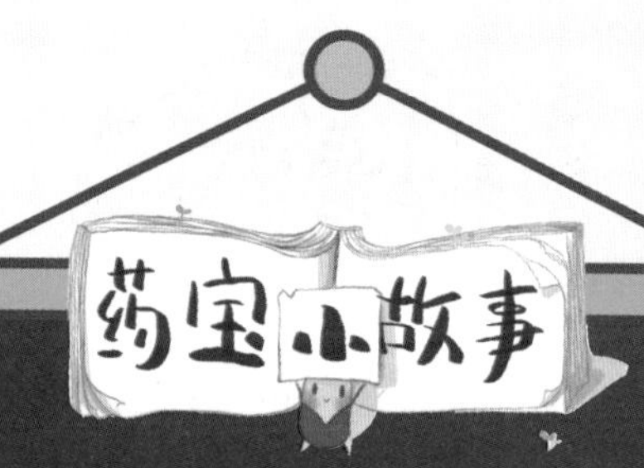

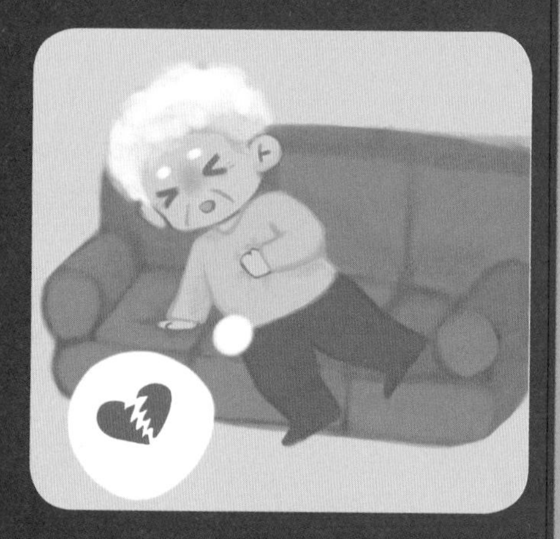

药宝听他的朋友小哲讲了一个吃药不喝水的案例：

小哲的爷爷有心绞痛，经常会不定期发作，身边常带着急救药。一天，小哲在跟爷爷玩，逗得爷爷哈哈大笑，爷爷开心地把小哲抱起来。突然，小哲看见爷爷表情痛苦，把小哲放下就捂着左胸倒在沙发上，虚弱地说“药，药！”小哲赶紧拿出爷爷的急救药盒子，把药递给爷爷，刚要转身去倒水，却发现爷爷已经把药放进嘴里。过了一会儿，爷爷的心绞痛缓解了，小哲说：“爷爷，你真是吓坏我了，你怎么不喝水就把药吃了，妈妈不是说这样不好吗？”爷爷微笑着说：“我没有把药吃下去啊，我把它含在舌头下面了。”小哲惊讶地说：“啊？还可以这样吃药啊，这样吃药有用吗？”

其实小哲的爷爷服用的是一种舌下片，如果读者朋友身边有心脏病患者，肯定对这种含着吃的小药片不陌生，但是你知道舌下含片是怎么发挥作用的吗？为什么要含着吃而不是喝水送服呢？让药宝给你介绍介绍吧。

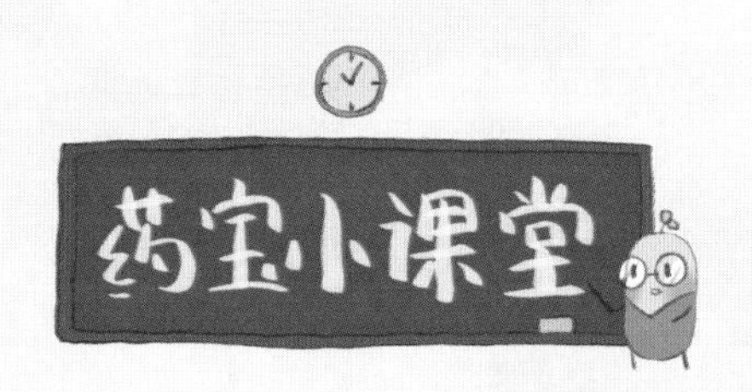

1. 舌下片是什么？

舌下片也是片剂的一种，但服用方式与常规的片剂不同，它置于舌下能迅速溶化，药物经舌下黏膜吸收发挥全身作用。制作舌下片的药物与辅料应该都是很容易被溶解的，一般应该在5分钟内全部溶化。这类药品主要适用于急症的治疗[4]，如心绞痛、高血压危象、严重癌症疼痛、偏头痛的紧急治疗，小哲爷爷的病情就属于这一类。

2. 舌下片有哪些优点？

相比于常规的口服片剂，舌下片通过舌下含化的给药途径，有它独特的优势，体现在以下几个方面。

1）起效快

舌下有一个大腺体，可以分泌、积存的唾液多，药物容易在这里溶解，而且舌下黏膜很薄，药物通透性好，舌下有丰富的毛细血管，药物更容易被吸收进入大血管直接流入心脏进入体循环，快速在全身起到治疗作用。根据有关数据，舌下含服药物起效时间比口服快10—20倍，例如硝酸甘油片，舌下含服约5分钟即可发挥作用。

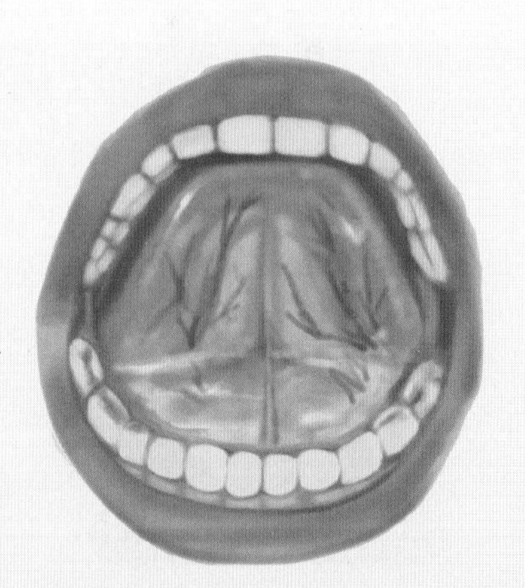

2）减少胃肠道破坏，减轻对胃肠道的刺激

舌下给药可以避开胃肠道的胃酸、消化酶等的破坏和降解，以及肝脏的代谢作用，提高药品的利用度，使更多的药进入体内，同时减轻药物对胃肠道和肝脏的刺激和毒副作用[21]。

3）操作简单

舌下给药是一种很方便快捷的服药方法，尤其在紧急情况下患者很容易操作[22]。对于吞咽困难的病人、老人和儿童也适用。

4）舌下黏膜相对更安全

鼻黏膜同样较薄，且血流丰富，但是用药不慎容易受伤，舌下黏膜用药不容易损伤，而且修复能力更强，安全性更高。

3. 使用舌下片需要注意哪些？

虽然舌下含服听上去是个简单的服用方法，药宝还是要提醒大家注意几点细节：

1）注意服药姿势

因为有些药物快速起效会让人头晕，有跌倒的风险，所以用药时身体应靠在座椅上，取坐位或半坐位，然后直接将药片置于舌下或嚼碎置于舌下，使药物快速崩解或溶解。

2）注意服药后饮食

在舌下给药后半个小时，避免进食、饮水，甚至要避免吞咽唾液，尽量保证全部药物通过口腔舌下黏膜吸收。

3）注意含服位置

舌下片，顾名思义一定要放在舌下，不能仅仅是把药物含在嘴里，因为舌表面的舌苔和角质层很难吸收药物，会影响舌下片的治疗效果。

4）口腔干燥需含少许水

舌下含服药物时如口腔干燥，可口含少许水（不是喝水），这样有利于药物溶解吸收。

绝大多数的舌下片都是处方药，患者切不可自己想当然地用药或者随意服用他人的药品，服药的种类和用法用量都要严格遵从医嘱。

4. 口含片是什么？

生活中常见的草珊瑚含片、西瓜霜就是舌下片吗？不是的，这两种药品属于口含片。口含片是含在口腔中缓慢溶解而发挥局部作用的片剂，可以含在口腔中任意位置，多用于口腔及咽喉不适。

5. 服用口含片需要注意什么？

口含片一般都具有诱人的色、香、味，含片中的糖、色素添加剂等往往“喧宾夺主”，以致一些人误将口含片看作是“糖”，没病时当糖吃，有病时滥吃，这些做法是错误的。服用口含片需要注意以下几方面。

1）勿吞、勿嚼

口含片不是口服片，也不是咀嚼片。使用口含片的主要目的是使其在局部发生持久的药效，因此应将口含片放在口中待其自然溶化分解，吞入或嚼碎，都必然失去其局部持久产生药效的意义。

2）切忌长期应用

口含片是治疗药，不是保健药，更非预防药。如果长期应用口含片来预防口腔和咽部疾病，就可能抑制自身口腔中存在的免疫作用，从而导致局部免疫功能低下，发生食欲减退、口腔黏膜溃疡等不良反应。

3）注意服药安全

用口含片要注意安全，尤其要防止发生咽喉异物梗阻。因此，在服药期间注意不要说话或进行剧烈运动，尤其是5岁以下幼儿服用口含片时，最好选用圈式中空的含片，即使呛入喉部也不致发生阻塞。

6. 还有哪些含服药物呢？

口崩片，是一种放在舌面上30秒钟内即能自动崩解成无数微粒且口感香甜的新型药物制剂，服药后无须喝水，可被吞咽下去。口崩片对儿童、老年人、卧床不起和严重伤残病人最适宜。

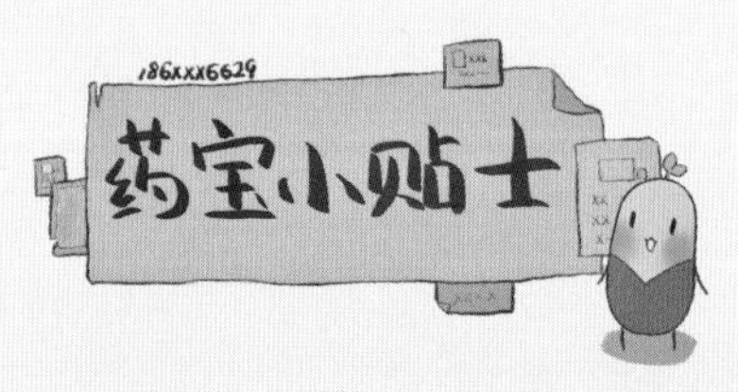

舌下片是一类含在舌下服用的片剂，多用于急重症的治疗。在服用这类药品的时候，要坐好，避免跌倒，服药后短时间内尽量不要喝水或者吃东西，让药物尽量都在舌下吸收，才能充分发挥作用；口含片勿吞、勿嚼，不乱吃，不长吃，服用小心避免卡住；口崩片舌上迅速崩解，不喝水，可吞下。无论选用哪种剂型，用药前仔细看药品说明书，注意合理用药方法，保证药效的发挥。

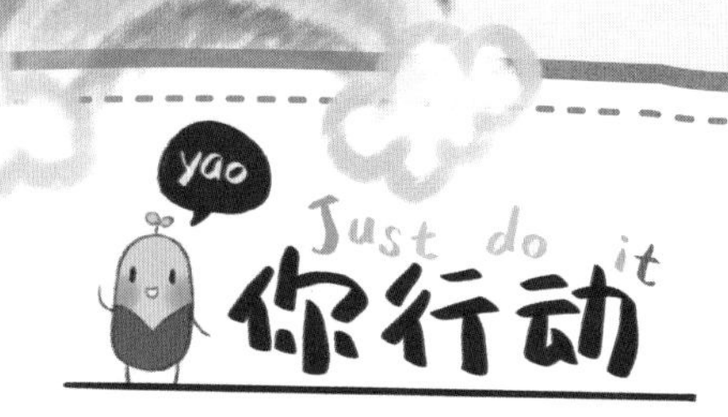

1. 为了使药物更快起效，舌下片可以使用吞服的方式，这样做对吗？
2. 长期应用口含片来预防口腔和咽部疾病的做法正确吗？

3.6 有些药物不能掰——你清楚吗？

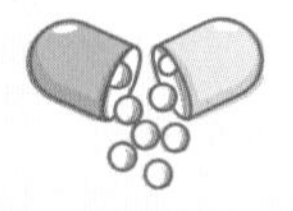

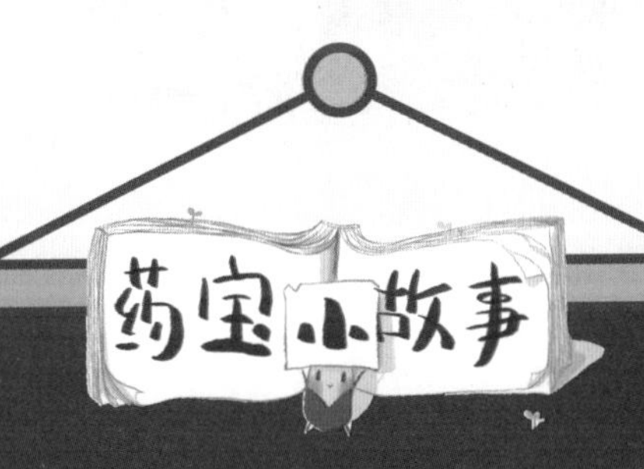

陈大爷因血压为158/95mmHg，医生医嘱为硝苯地平控释片，一次30mg，一天一次。患者用药两周后，再次复诊，血压控制得比较好，每天测量血压值基本都在125/80mmHg左右，但这几天从晚上开始就感觉头晕、胸闷、睡眠不好，是什么原因让陈大爷出现了这些症状和问题呢？是因为病情加重了？还是出现了其他的疾病呢？

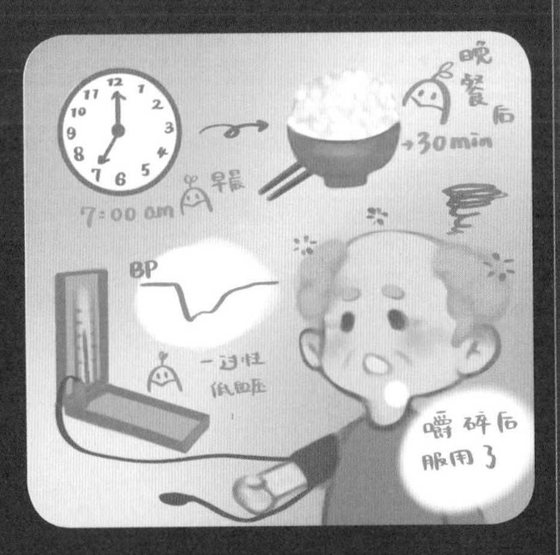

经过仔细询问，陈大爷平时吃药很费劲，总感觉咽不下去，因此就嚼碎了服下，服药时间也改成了每天晚餐后半小时。正是用药的时间和方法出了问题，导致陈大爷出现一过性低血压所引起的头晕、胸闷等症状。第一，我们人体在上午8点左右时会出现一个血压的生理高峰期，陈大爷口服降压药的时间应该在上午7点左右。第二，硝苯地平控释片是骨架型结构的控释药物，它定时、定量、匀速地释放出来，发挥稳定的降压作用，陈大爷因为嚼服致使药物的骨架结构被破坏，药物瞬间大量释放出来，导致一过性的低血压，而且这也不能达到平稳控制血压的功效，硝苯地平控释片需要整片吞服。

生活中，像陈大爷这样的例子在我们身边还真不少，尤其是老年人和儿童患者，因为害怕较大的药片在口服时会出现吞咽困难的情况，于是就把药片掰碎，有些甚至会将药片溶解到水中后再喝掉，药宝告诉您，这些做法都是不正确的。

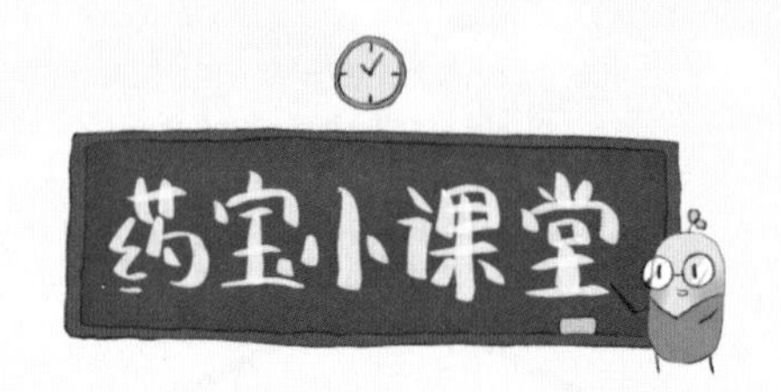

普通的药片是利用处理好的药物和辅料直接压片制成，没有什么特殊的结构，也没有特别的要求。这样的药片就可以掰开吃，不会影响药物疗效和功能。但是，有些药物是不可以掰开吃的，药宝帮您细数一下。

1. 肠溶胶囊、肠溶片不可以掰开服用[23]

顾名思义，“肠溶”就是在肠道内溶解并吸收的，这类药物在胃内不被破坏和吸收。一般情况会将以下两类药物制成肠溶剂型。

有一些药物对胃部刺激性比较强，对胃有很大的伤害。如四环素片、盐酸多西环素片、硫酸亚铁片、复方磺胺甲噁唑片等，这些药物对胃黏膜有较强刺激和腐蚀作用。如果把药掰开服用，就破坏了药物在肠道释放的专一特点，药物就会第一时间在胃内分解和释放，对胃黏膜产生刺激。

另外，还有一些药物容易在胃内被胃酸破坏，无法进入体内产生疗效。例如阿司匹林肠溶片，服用的时候如果掰开或用水溶解，那么该药就失去了肠溶衣保护膜，就无法完成“肠溶”的目的了，而是在胃内就提前溶解吸收，这样不能完全发挥应该有的药物效果，更严重的是会刺激胃黏膜，容易引起胃出血。所以，除特殊医嘱外，最好不要轻易去掰开药片。

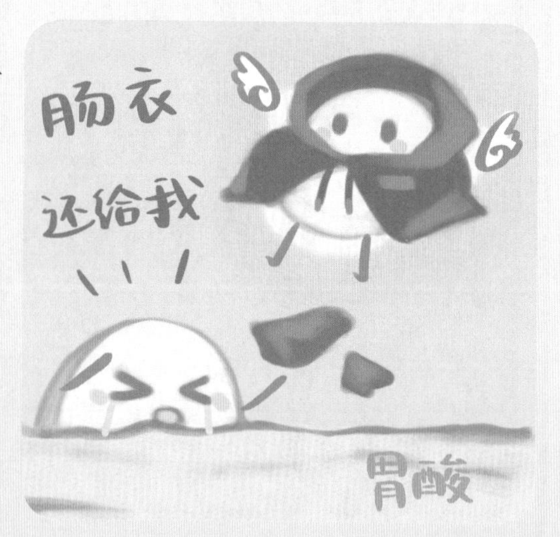

在用药前一定要仔细阅读药品说明书，如药名中有“肠溶”字样，建议整片吞服。

2. 缓控释制剂掰开会破坏缓控释效果

有些药物半衰期较短，普通剂型需要频繁给药，为了用药方便，制成缓释或控释剂型。

缓释制剂延缓了药物从该剂型中的释药速率，也就是降低了药物进入机体的吸收速率。控释制剂一般机理与缓释制剂相同，但缓释制剂为非恒速释放，控释制剂是趋近于恒速释放的。缓控释药物可减少普通剂型给药出现的血药浓度峰谷的现象，保持血药浓度在平稳持久的有效范围，并且增加了药物的安全性。缓控释制剂可以减少给药次数，与其他相应的普通制剂相比，每 24h 用药次数可从 3—4 次减少至 1—2 次。

缓控释药物通常含有的药物剂量是普通剂型的几倍，正常情况下应该整片吞服，不可以掰开或研碎服用，否则会破坏药物结构的完整性，短时间进入体内的药量就会超出正常用药量的数倍，容易对身体造成危害。

例如药宝开篇举例说过的硝苯地平控释片就不能咬、嚼或掰碎药片服用，否则会使药物迅速发挥作用，导致患者出现低血压症状。如果降糖的缓释药片掰开服用，患者血糖迅速下降会出现低血糖，严重的会有生命危险，后果不可想象！

缓控释制剂一般不可掰开服用（除药品说明书中明确说明），否则药物突释，会造成不良后果。

3. 如果说明书标明可以掰，如何掰才合理？

随着药品制剂工艺的发展，为方便患者的不同需求，有些药物剂型做成了可以掰开的，例如一些冠心病患者在服用单硝酸异山梨酯缓释片（依姆多）时，可沿片身的刻痕掰开，只要不研碎，就不会影响药效。

所谓的刻痕，就是指药片正中有一条“凹槽”。这条刻痕将药片整齐地平分。一般情况下，表面有刻痕的药片可以掰开服用，但不能仅通过药片上是否有刻痕或中线来判断是否可以掰开服用。有些不适合掰开的药物表面有时也会有刻痕。因此，建议在服用药物前一定要仔细阅读药品说明书，如果说明书中没有写明是否能掰开服用，可询问药师，不要轻易将药物掰开服用。

不是有刻痕的药片都可以掰着吃，要具体看说明书，或咨询药师。

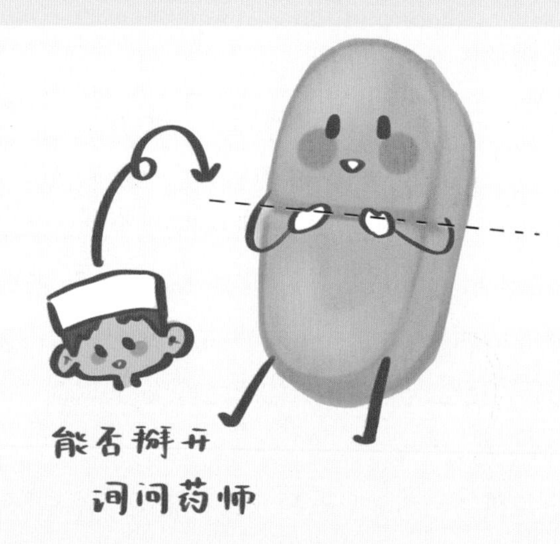

下面药宝给大家简要介绍几种不能掰开服用的药物，详见表 3–3。

表 3–3　不能掰开服用的药物举例

药理作用	药品通用名	商品名	规格	性状	说明书明确规定详情
抗菌药物	头孢克洛缓释片	希刻劳	0.375g	薄膜衣片，除去包衣后显类白色至淡黄色	【用法用量】服用时不应掰开、压碎或咀嚼
降压药	硝苯地平控释片	拜新同	30mg	圆形双凸的坚硬粉红薄膜衣片，除去包衣后显红棕色和淡黄色双层片芯	【用法用量】通常整片药片用少量液体吞服
	非洛地平缓释片	波依定	5mg	薄膜衣片，除去膜衣显白色	【用法用量】用水吞服，药片不能掰开、压碎或嚼碎

（续表）

药理作用	药品通用名	商品名	规格	性状	说明书明确规定详情
降压药	甲磺酸多沙唑嗪缓释片	可多华	4mg	白色薄膜衣片，除去包衣后显暗红和淡粉红双层片芯	【用法用量】将药片完整吞服，不得咀嚼、掰开或碾碎后用
降糖药	格列吡嗪控释片	瑞易宁	5mg	白色薄膜衣片，除去包衣后显红棕色和浅红色双层片芯	【注意事项】须整片吞服，不能嚼碎、分开和碾碎
	盐酸二甲双胍缓释片	卜可	0.5g	白色或类白色片	【注意事项】本品禁止嚼碎口服，应整片吞服
麻、精类	盐酸羟考酮缓释片	奥施康定	5mg、10mg、20mg、40mg	圆形、双凸薄膜包衣片。一面标有OC，另一面标有规格。5mg为淡蓝色片；10mg为白色片；20mg为粉色片；40mg为黄色片	【用法用量】必须整片吞服，不得掰开、咀嚼或研磨。如掰开、嚼碎或研磨药片，会导致羟考酮的快速释放与潜在致死量的吸收
补钾剂	氯化钾缓释片	补达秀	500mg	本品为糖衣片，除去糖衣后显白色	【注意事项】本品应吞服，不得嚼碎
抗过敏药	咪唑斯汀缓释片	皿治林	10mg	白色包衣片	【用法用量】本品为缓释薄膜衣片，不能掰开服用
抑酸药	雷贝拉唑钠肠溶片	瑞波特	10mg	肠溶包衣片，除去包衣后显类白色	【用法用量】本品不能咀嚼或压碎服用，应整片吞服

由此可见，这类提示一般会在药品说明书的【用法用量】和【注意事项】里，即使药品说明书里没有明确说明，只要通用名里包括特殊剂型的标识，如：缓释、控释、肠溶等等，都不要擅自掰开或嚼服。

"缓释"、"控释"、"肠溶"

「用法用量」「注意事项」

整片吞服！

不能嚼碎，分开，碾碎

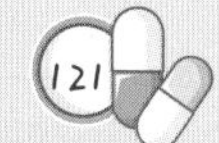

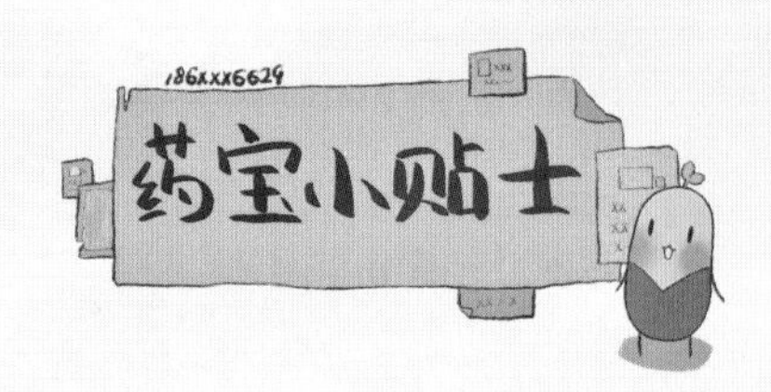

用药之前一定要仔细阅读药品说明书。药品说明书里包含了具体用法用量，或在注意事项里强调说明。如果说明书中有“整片吞服”“不可掰开或碾碎”等提示，那就一定要整片服用。如说明书中标明“可掰开服用”，也要注意是否有“刻痕”，不要随意掰或压碎，以免造成不良后果。拿不准的情况切不可自我猜测，药宝建议您去咨询用药安全的把关者——药师，现在各个医院都会有咨询药师，您可以拿着您正在服用的药品去咨询药师。

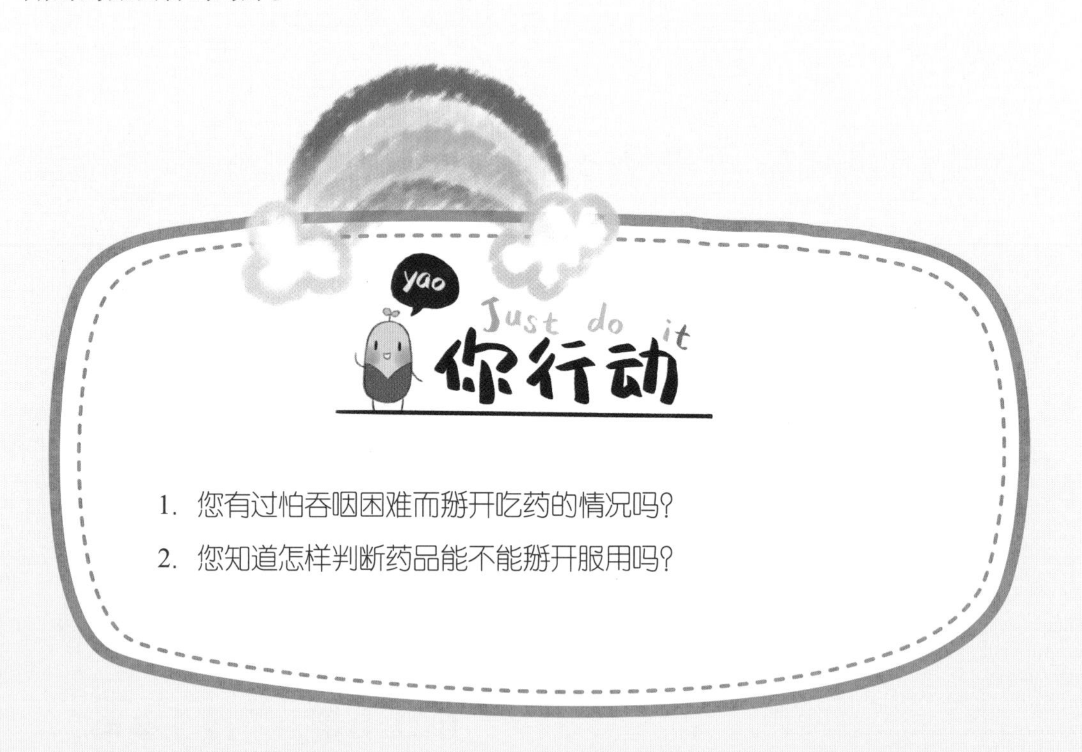

1. 您有过怕吞咽困难而掰开吃药的情况吗？
2. 您知道怎样判断药品能不能掰开服用吗？

本章参考文献

[1] 方亮 . 药剂学 [M].8 版 . 北京 : 人民卫生出版社 ,2016.

[2] 国家药品监督管理局药品评价中心 , 国家药品不良反应监测中心 . 关于发布国家药品不良反应监测年度报告（2019 年）的通告 [Z/OL].2020-04-10.http://www.cdr-adr.org.cn/tzgg_home/202004/t20200410_47300.html.

[3] 长沙男子患哮喘用药两年无效果住院后医生发现原因很奇葩 . 新闻链接：http://k.sina.com.cn/article_1912964267_720584ab0200088bh.html.

[4] 中华人民共和国国家药典委员会 . 中国药典 [S]. 北京 : 中国医药科技出版社，2015.

[5] Dean Hess.Rajiv Dhand. The use of inhaler devices in adults[J].UpToDate (2020).

[6] 简文华 , 郑劲平 . 能倍乐吸入装置的特性及其噻托溴铵喷雾剂的临床应用 [J]. 中华结核和呼吸杂志 ,2014,37(6) : 474-477.

[7]Kalavala M , Mills C M , Long C C , et al . The fingertip unit: a practical guide to topical therapy in children[J].Journal of Dermatological Treatment,2007,18(5) : 319-320.

[8] 张堂德 , 邓俐 . 皮肤病受累面积和外用药用量的计算方法 [J]. 中华皮肤科杂志 , 2011,44(3):220-221.

[9] 孙敏哲 , 赵健铤 , 李修琴 , 等 . 栓剂的研究与应用进展 [J]. 广州化工 , 2016(13):1-3.

[10] 程运扬 . 直肠给药制剂的应用进展 [J]. 中国医院药学杂志 ,2013, 33(23):1969-1971.

[11] 王建新 , 杨帆 . 药剂学 [M]. 北京 : 人民卫生出版社 ,2015:262.

[12] 铁冰河 . 儿用栓剂好处多 [J]. 食品与药品 ,2011(2):38.

[13] 潘卫三 . 药剂学 [M]. 北京 : 北京化学工业出版社 ,2017:274.

[14] 罗林山 , 宋太平 . 直肠给药在肛肠疾病中的应用进展 [J]. 中国肛肠病杂志 , 2015,35(4):65-67.

[15] 陆基宗 . 如何合理应用肛门栓剂 [J]. 开卷有益 : 求医问药 ,2017 (7):32-32.

[16] 陆基宗 . 如何合理应用肛门栓 [J]. 医食参考 ,2015(4):25.

[17] 中国中医药信息学会外治分会 . 中药栓剂临床外用技术规范 (草案)[J]. 中国实验方剂学杂志 ,2020,26(9):90-93.

[18] 樊帅珂 , 方晓艳 , 白明 , 等 . 基于数据挖掘的灌肠剂临床使用规律分析 [J]. 世界中医药 ,2020,15(9):1355-1359.

[19] 何岚 , 郑松柏 . 老年人难治性便秘的常见原因及处理策略 [J]. 中华老年病研究电子杂志 ,2019,6(3):10-14.

[20] 余微波 , 高飞 , 徐青 . 开塞露的不当使用与直肠溃疡 [J]. 中国康复理论与实践 ,2009,15(8):752-754.

[21] 李迪 . 世界药物舌下片剂开发应用新进展 [J]. 黑龙江医药 , 2015(3):525-529.

[22] 梁硕 , 李超英 . 舌下给药研究进展 [J]. 长春中医药大学学报 ,2016, 32(6):1309-1311.

[23] 吴一波 . 注意！不是所有药物都可掰开服用 [Z/OL]. 科普中国——科学原理一点通 ,2018-05-19.

第二篇

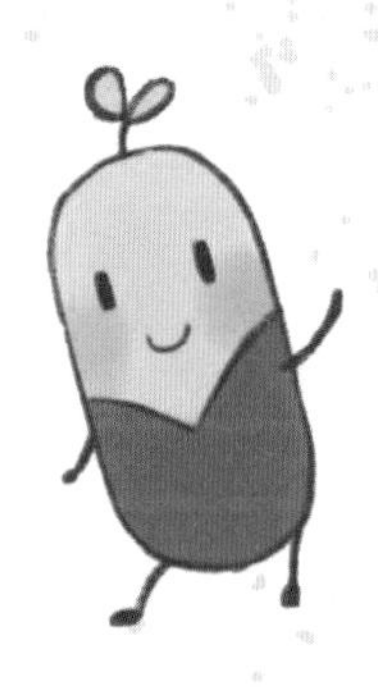

用药有道

俗话说：是药三分毒。药物不同于一般的物品，正确合理地使用才能起到防治疾病的作用，否则不但不能治病，还会造成不良的影响。

“无论啥病，都来点消炎药？”“孩子病了，吃成人药也一样？”“这顿药忘吃了没关系，下顿多吃点？”……这样吃药后果很严重！公众常见用药误区，您中招了吗？

本篇药宝接着带领大家“扫雷”，不仅指导大家如何躲避用药误区，远离日常用药的禁忌，更要给儿童、老人、孕妇这类特殊人群的用药提个醒！ Let’s go！

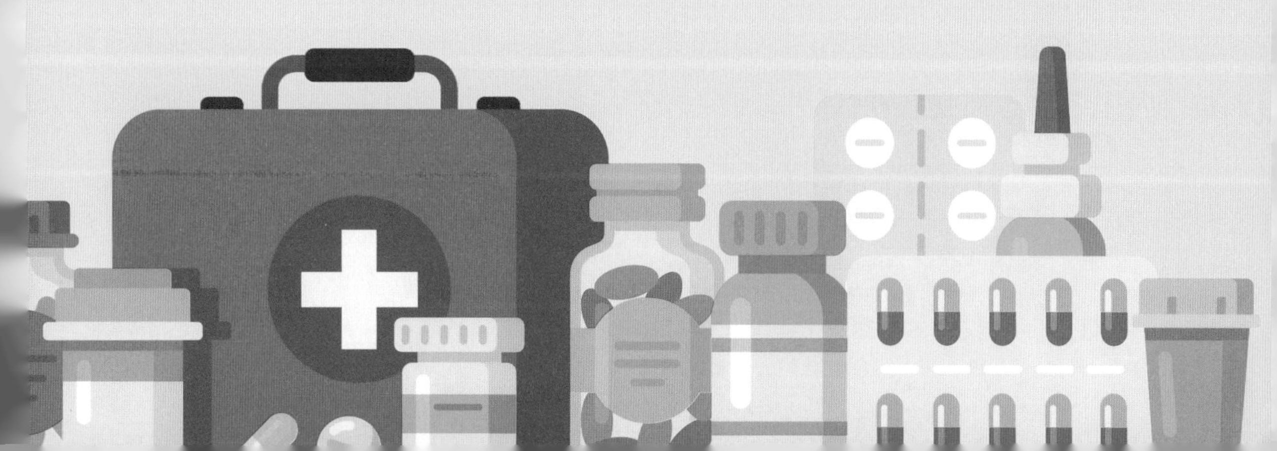

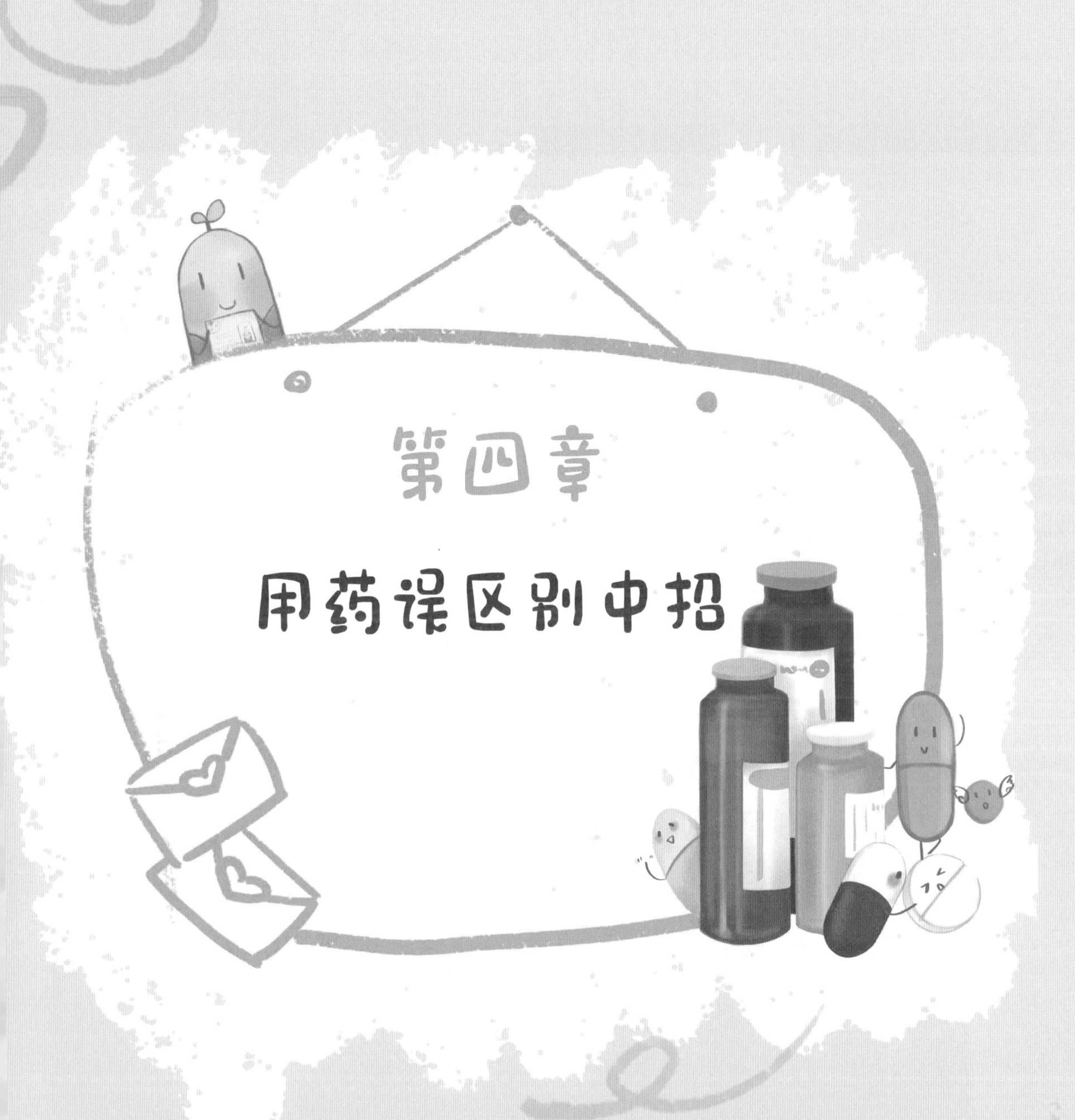

第四章 用药误区别中招

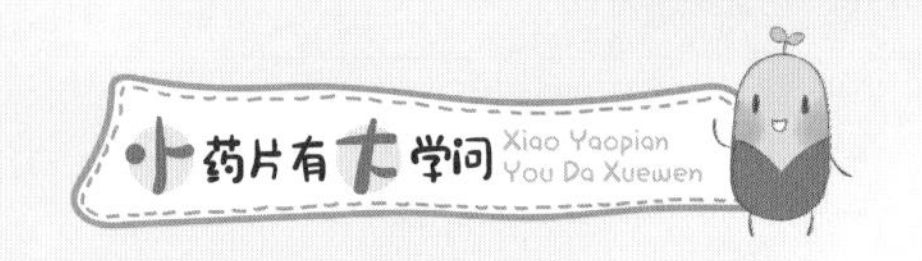

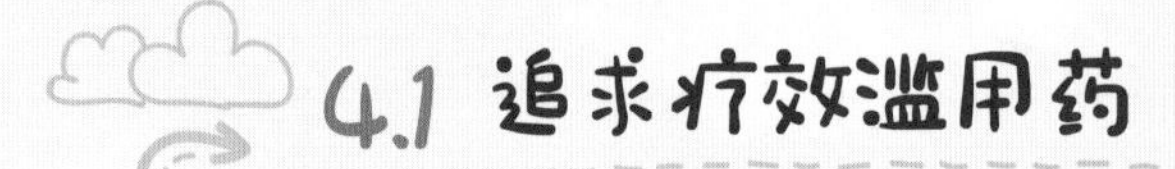

4.1 追求疗效滥用药

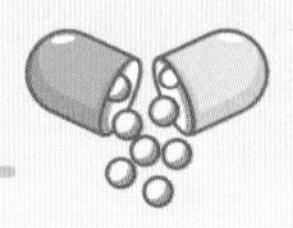

药宝小故事

某13个月的幼儿，凌晨2点多发烧至38.0℃，初为人母的妈妈乱了阵脚，找“度娘”吧！“幼儿体温调节中枢发育不健全，容易烧得很高，引起高热惊厥”，看到这妈妈下定决心，必须重拳出击，退烧药小美林、抗病毒药蒲地蓝口服液、抗生素头孢克洛干混悬剂通通全用上，结果发热第三天，孩子身上出了疹子，最后确定诊断孩子是婴幼儿急疹。而婴幼儿急疹只需对症支持治疗即可，抗生素治疗无效。

上面这个案例，药宝帮您分析一下，存在两个问题，一是退热药滥用，小儿发烧体温在38.5℃以下时，要观察孩子的精神状况，如果孩子和平时一样，没有烦躁、嗜睡不动的情况不需要吃退烧药，如果孩子有一些不舒服可使用物理降温进行治疗；二是乱用抗生素，家长在没有明确病因的情况下就给孩子用抗生素这是特别不可取的行为。

您身边是否也存在滥用药物的情况？看看药宝提到的几项中您中了几招。

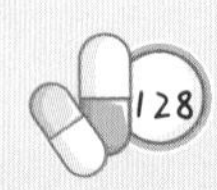

何为药物滥用?

最初，药物滥用这个词语是从20世纪60年代开始使用的专用词汇，它不同于我们经常说的“滥用激素”“滥用抗生素”这类概念，而是指使用者长期、过量使用具有一定依赖性的药物，常见于麻醉、精神药品等。比如，一个人咳嗽喝止咳糖浆（含可待因），病好了还在喝，觉着不喝就浑身难受。

本篇所指的“滥用”涉及面广，是指日常生活中的不合理用药，包括药品的种类、服药的方法、凭经验盲目用药、超剂量用药等等，下面让药宝帮您细数一下。

1. 抗生素滥用

日常生活中，抗生素常常被人们扣上消炎药的大帽子。感冒发烧来点消炎药？身体不适来点消炎药？殊不知所选择的多是抗生素。

老百姓自认为最熟悉抗生素，而抗生素是最容易滥用的一类药物，尽管国家一直花大力气来管制抗生素，药店需要处方才可购买到，临床医院也需要进行各种合理应用指标的评估。然而，它的滥用仍是重点问题之一。包括无指征用药、超量、超时、不足疗程等等。滥用抗生素的危害很多，不仅仅是因为抗生素的毒副作用损伤身体，还会造成体内菌群失调，会导致真菌感染、二重感染、药物不敏感等。说得严重些，如此下去，生病以后将会面临无药可用的结果。

因此，药宝建议您一定要摒弃稍有不适就吃点“消炎药”的习惯，很有可能您吃的却是抗生素呦！使用抗生素是需要有使用指征，要规律地遵医嘱用药，适量、足疗程用药。如您拿不准，一定要咨询专业的药师和医生，切不可滥用！

2. 追求疗效首选静点方式用药

您是否也会有这样的想法：生病了，“打点滴”快点好？或者是每年的固定时间通通血管？这都是典型的用药方式的滥用。一般情况下应遵循“可口服不注射，可注射不静点”的原则。口服药进入身体后有一个吸收过程，起效慢，有些药物还会引起胃肠道不适，但是最安全。肌肉注射的吸收比静脉输液慢，缺点是会引起局部疼痛。静脉输液点滴的优点是起效迅速、疗程时间比较短，但它的给药方式是有风险的，出现不良反应的概率也会提高很多，如出现皮疹、头晕一类的过敏反应，严重的患者可能出现休克甚至危及生命。是否采用静脉输液点滴的治疗方式，应该由医生根据病情判断。

3. 追求疗效滥用激素

这里的激素指糖皮质激素，这一类药物有多种药理作用，可以治疗多种疾病。由于其应用广泛，因此滥用现象也是屡屡存在：有把激素当作退热药使用，也有当作“消炎药”随时不舒服使用，有过量使用，更有骤停骤减、配伍不当、给药途径不合理等等，不但起不到治疗疾病的效果，反而会掩盖病情，如加重高血压病、溃疡病、糖尿病病情。尤其是长期用药时，一定要按医嘱对用药剂量进行严格的控制，而且要定期检查，当病情稳定后，在医生的指导下调整用药剂量，或换成其他药物和治疗方法。

总而言之，激素是好药，但一定要合理使用！

4. 滥用中药及补药

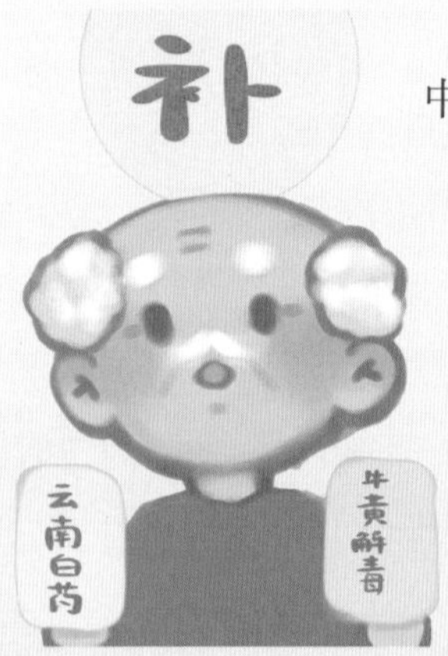

很多人认为中药就是补药，“多多益善”。其实，不论是中药还是补药，都应辨证施治，一定要听取医生的医嘱再进行服用，切不可自我开方下药。例如，牛黄解毒丸（片），老年人常常因为便秘去服用，但体弱的老年人用这类药会伤脾，使身体更加虚弱。另外，云南白药的主要成分三七，既能止血止痛，又可消肿散瘀，但有时用药剂量过大能出现头晕、恶心、四肢厥冷，更严重的会发生肾功能衰竭，因此，中药及补药也是需要合理使用的。

5. 追求疗效滥用“海淘药”

“海淘药”即为通过海淘方式购买的药品。由于赶潮流或是盲信海外药品，现在很多人都是海淘的一员。实际上“海淘药”存在很多问题，如看不懂说明书导致用药安全隐患风险较大；运输、储存条件不明，质量难以保证；同款药物在国内外使用剂量的差异；“海淘药”真假难辨；出现问题，维权困难；“海淘药”的使用给医生诊断、治疗等带来麻烦等等。实际上您使用的“海淘药”国内都有同类药，不要盲信“海淘药”，而是要理性和科学地参考，来选择适合我们的，这样才不会滥用。

法律不允许，国家不支持，安全有隐患，请您慎重使用“海淘药”！

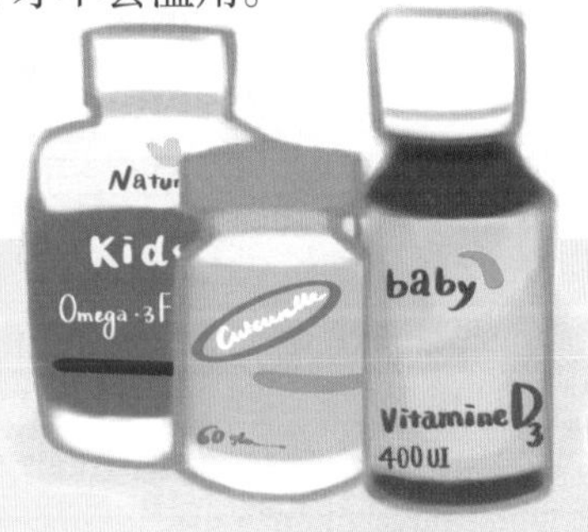

除此之外，生活中追求疗效滥用药的情况还有很多，追求疗效用新药、贵药，大剂量用药，滥用保健品等等。我们要提高药物使用的安全意识，在治疗疾病的时候，应该及时就医，根据医生的医嘱、药师的指导，科学合理地使用药物。

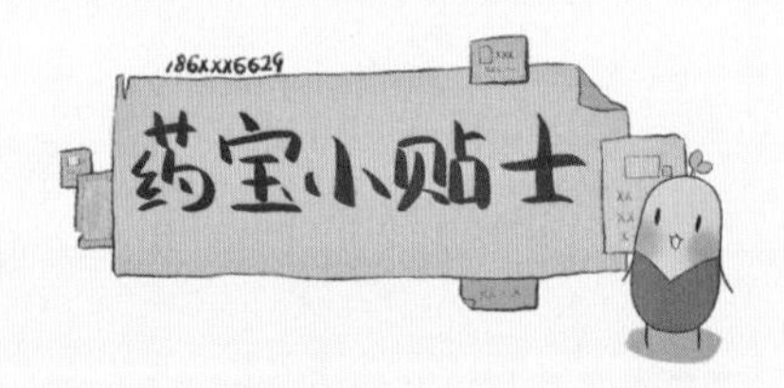

用药无小事，不能一味追求疗效而滥用药，药品是一把双刃剑，我们不能盲目用药，更不能盲从身边的人用药，尤其面对“海淘药”我们更应该弄清楚成分和适应证，对于用药问题，遵医嘱，听从药师指导是合理用药的捷径！

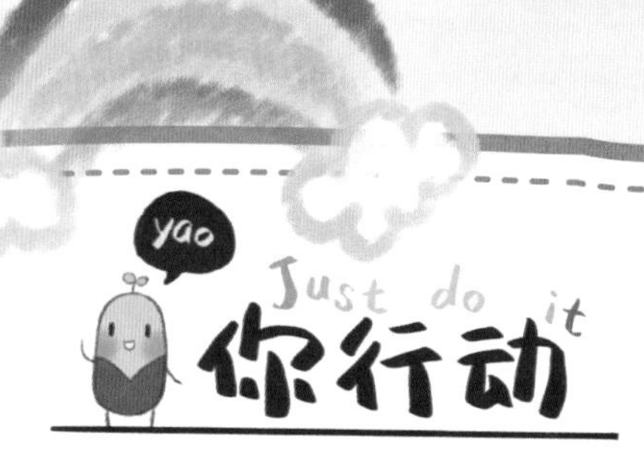

yao 你行动 Just do it

1. 觉着不舒服，不管三七还是二十一，吃两顿消炎药（阿莫西林）再说！您身边有这样的案例吗？

2. 您是否也会盲从地“海淘”药品，却不知道买的是什么成分的药？因为别人都说好，您就跟着买了！您觉着这样做对吗？

4.2 使用药品不得法

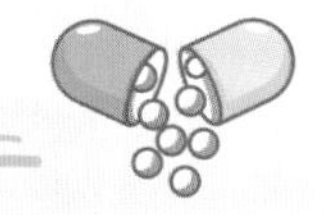

药宝小故事

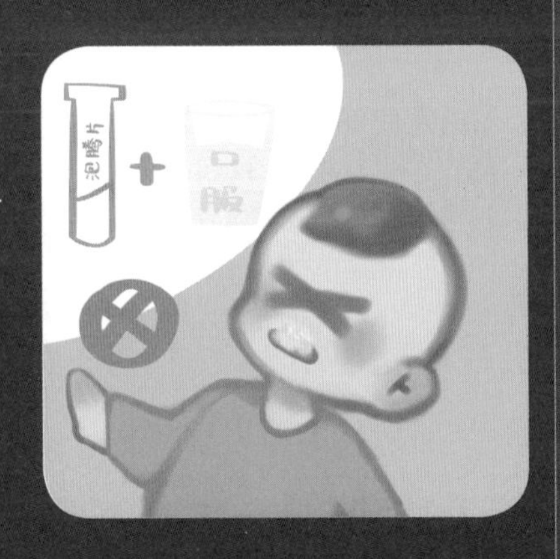

一谈到药品使用方法的重要性和错误服药的危害性，药宝就想到曾经在央视纪录片《见证》之“药案寻踪”节目中看到过这样一则令人惋惜的案例。事情发生时正值感冒多发的季节，一个18个月大的宝宝也患上了感冒，家长便将其送至医院进行输液治疗。输完液后，医生又另外为宝宝开了两盒药，其中一盒便是“泡腾片”。

回到家后，爱子心切的妈妈没有多想，直接将一粒直径6毫米的泡腾片塞进宝宝嘴里，随后还喂了一口水帮助宝宝将泡腾片冲服下去。然而，这一行为结束仅仅十几秒后，宝宝就出现了剧烈咳嗽、手脚抖动、嘴唇发青等症状。家长采取拍背、催吐等紧急措施无效后，立即将宝宝送至医院抢救。但不幸的是，18个月大的宝宝最终还是因为脑部缺氧时间过长，经抢救无效死亡。

这是一起由错误服药方法造成的悲剧。药宝想借此机会问问大家平时是否存在这样的想法：只要我吃的药是对症起效的，并且自己也按时吃药，那么就万事大吉了，至于服药方法，怎么方便、快速就怎么吃，反正吃药方法也不重要。

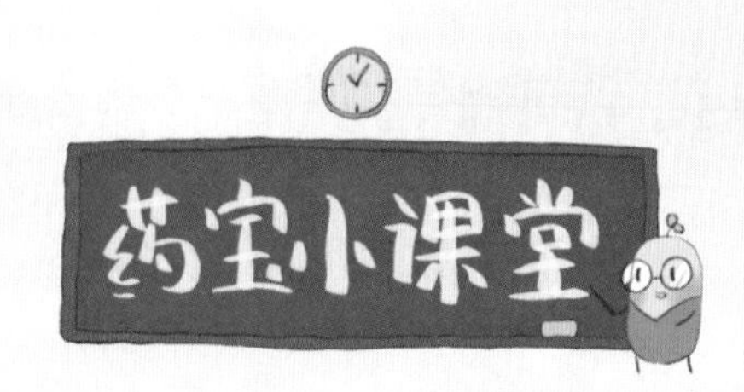

从上面的例子可以看出，错误的服药方法可使治疗效果受影响，严重时甚至危害我们的健康。在前面章节中，药宝已经介绍了生活中常见的各种剂型的药物及使用方法，今天我们进一步聊聊在使用时可能存在哪些误区，以及如何避免。

1. 口服用药误区及方法——片剂、胶囊剂和颗粒剂

口服剂型药物包含的药物种类十分广泛，如片剂、胶囊剂、溶液剂和颗粒剂等。因此，在吃药过程中一定要根据药物的剂型及特点采取正确的服药方法，否则可能陷入许多误区。

误区一：所有药物都直接整片（粒）吞服。

对于大多数普通口服药物来说是可以直接整片（粒）吞服的，但也有些药物有特殊的“吃法”。如咀嚼片（如氢氧化铝片），不应整片吞服，需要嚼碎后吞下才有效；舌下片（如硝酸甘油片）则应尽量长时间将药片含在舌头下面使其充分发挥药效，不应吞服；口腔含服片（如华素片）一般用于治疗口腔疾病，因此药片含在嘴里才能发挥局部消毒的作用，吞服无法起效。

另外，泡腾片也是一种较为特殊的药片，其遇到水会产生并释放大量的二氧化碳气体，状如沸腾。因此，泡腾片的正确使用方法是先将泡腾片放入温水中，等待药物完全崩解（溶化）后再服用。若直接吞服泡腾片或在其没有完全崩解之前就放入嘴里用水冲服，那么泡腾片就会在口腔内产生大量的二氧化碳，这些二氧化碳如果通过食道进入肠胃，则会引发腹痛、腹

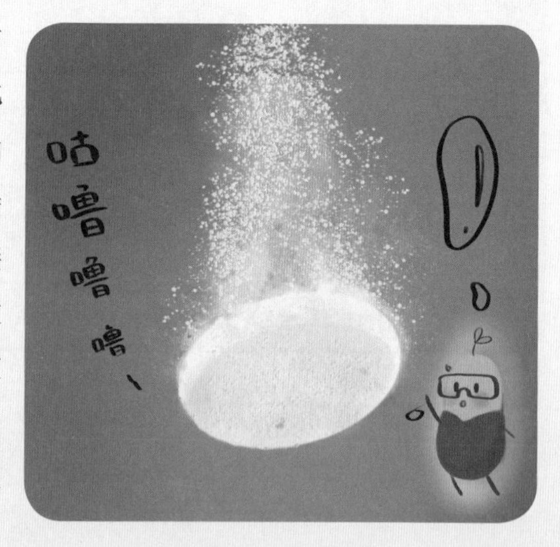

胀或打嗝等症状；如果进入呼吸道则可能会引起呛咳，严重时甚至会影响我们的正常呼吸。前面案例就是典型的错误用法导致的。

误区二：随便掰开药物服用。

严格来讲，只有划痕片和分散片可以分成几分之一使用，其他片剂或胶囊并不适合掰开服用[1]。尤其是一些比较特殊的药物，如缓释片 / 胶囊、控释片 / 胶囊、肠溶片 / 胶囊，更应避免掰开、嚼碎或研碎服用，因为这不仅会破坏它们原本的缓释、控释或在肠道中溶解的功能，还可能对我们的身体健康造成损害。

误区三：吃药从不喝水或吃什么药都喝水以及选错服药用“水”。

吃药从不喝水或吃什么药都喝水是很大的误区，同时，喝什么“水”也需要讲究。

对于大部分药物来说，应用水送服，因为干吞药片容易导致食管黏膜受损。因此我们首先应选对服药用“水”。酒精、果汁、碳酸饮料、茶、咖啡和牛奶等“水”中存在能与一类或多类药物产生相互作用的成分，若用这些“水”送服药物很容易影响药效和引发不良反应，因此应避免用这些“水”送服药物。

药宝推荐大家用温白开水（40—50℃）送服药物，健康又安全。对于大多数口服药物来说，所需温白开水的量一般是 200—300 毫升。对于解热镇痛药和磺胺类药来说，应在此基础上喝更多的水，以此来减轻解热镇痛药对胃肠道的刺激以及磺胺类药物代谢物对肾脏的损伤。此外，抗生素类颗粒剂较为特殊，应用凉开水化开服用，因为较高温度不仅会导致其分解还可能产生引发过敏的物质[2]。

需注意的是，并非吃什么药都需要喝水。如口腔崩解片仅靠唾液即可溶解起效，不必借助水送服。使用治疗胃溃疡的药物（如硫糖铝）或止咳糖浆类药物（如蜜炼川贝枇杷膏、复方甘草合剂）时，不宜多喝水或立即饮水，因为水会减弱药物在胃黏膜或发炎咽部上形成的保护膜，导致药效降低[3]。

误区四：服药时间太随意。

生活中服药时间没规律，有时饭前吃，有时又饭后吃。我们应知道的是在合适的时间服药有助于药物更好地发挥作用，错误的时间服药可能导致药效降低甚至是对身体造成损害。服药时间大致可分为清晨空腹服药、餐前服药、用餐期间服药、餐后服药和睡前服药，正确时间参见本书第二章。

误区五：不注意服药姿势。

最科学的吃药姿势是站立，并且吃完药不要立即躺下，以防止药物滞留在食管。

当然也不排除有特殊情况，如治疗胃溃疡的药根据溃疡部位的不同，所需服药姿势也不同。若是治疗胃底厚壁溃疡，服药后最好仰卧一会；若是治疗胃体后侧壁溃疡，服药后的姿势最好是左侧卧位，不同的姿势是为了药物能够更好地与溃疡处接触[4]。另外，在服用硝酸甘油时应采取半卧姿势，防止站立服药时因直立性低血压而晕厥倒地。

2. 呼吸道用药误区及方法——气雾剂、粉雾剂和喷雾剂

在使用气雾剂、粉雾剂和喷雾剂等呼吸道给药装置时，首先要保证的就是掌握这些装置的正确使用方法（具体内容药宝在第三章已有介绍），在这一前提下还应注意避免以下几个常见误区。

误区一：用药姿势不对，上半身没有保持直立。

在使用气雾剂、粉雾剂和喷雾剂时最好能保持站立的姿势，如果无法站着，也要保证上半身是直立的。同时在吸取药物时应适当地抬起头部，使气道打开，这样更有利于药物的吸入[5]。

误区二：吸药时的吸气过短、过快。

在吸入药物时不能过快、过短或是断断续续地猛烈吸药，应进行又深又长的吸气，这样才能有效地吸入药物[6]。

误区三：呼气时对着吸嘴。

对着吸嘴呼气会导致水汽挂在给药装置的出口处，容易使药物受潮或黏在装置上，使吸入的药量降低。因此，呼气时应避开吸嘴部位[5]。

误区四：使用气雾剂时，认为“有雾气就有药”。

气雾剂喷出的“气雾”中除了药物还包括抛射剂，所以即使药物已经用完，只剩下抛射剂时仍能够喷出“气雾”。因此，药物是否有剩余不能通过有没有“气雾”来判断，应该是通过记录使用时间、次数和天数进行计算[6]。

呼气时：
口对吸嘴
吸气时：
过短、过快
「有雾气
＝有药」
用药姿势：
上半身没有
保持直立

药宝
提示

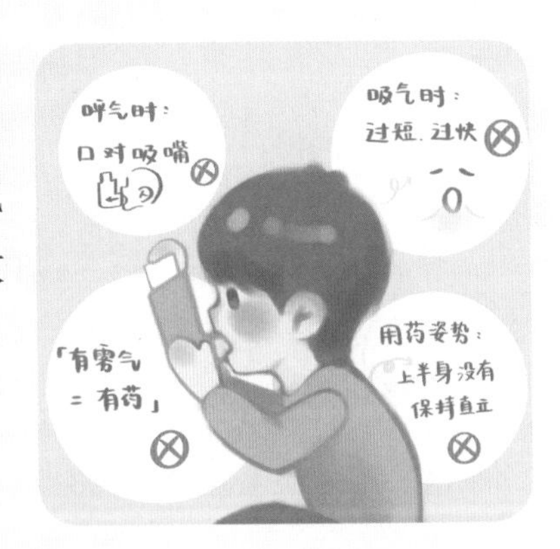

呼吸道用药时，除了掌握给药装置的正确使用方法外，还应避免上面列举的各种误区，做到用药时保持上身直立、吸药时进行深长的吸气、呼气时不要对着吸嘴和不能通过有没有“气雾”来判断气雾剂中是否有药物剩余。

3. 皮肤用药误区及方法——软膏剂、乳膏剂和贴剂

误区一：不处理皮肤患处就直接上药。

在皮肤上用药前应先清理皮肤患处的分泌物或污物。若患处有毛发，应先剃去毛发再清理[7]。贴剂尽量贴在不剧烈运动的部位，并及时更换新贴剂，每次贴的位置可以稍有不同，以避免刺激皮肤[8]。

误区二：症状消失后立即停药。

对于长时间用皮质激素类外用药的人来说，突然停药容易加重病情，若想停药应逐步减少用药量直至完全停药[9]。对于足癣患者，如果不痒了就立刻停药很容易导致复发[10]。

药宝
提示

到底能否停药应由医生判断，不可自作主张。

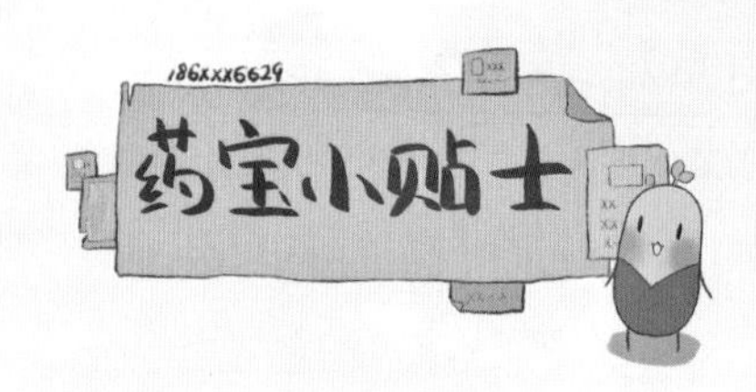

今天药宝提到的只是生活中存在的用药不得法现象的一小部分。想要避免这一问题，最重要的就是用药方法一定要根据具体药物来定，而获取正确用药方法的重要途径包括仔细阅读药品说明书和询问医生、药师。只要我们能够做到时刻注意用药方法，那么这些用药误区就会离我们越来越远。

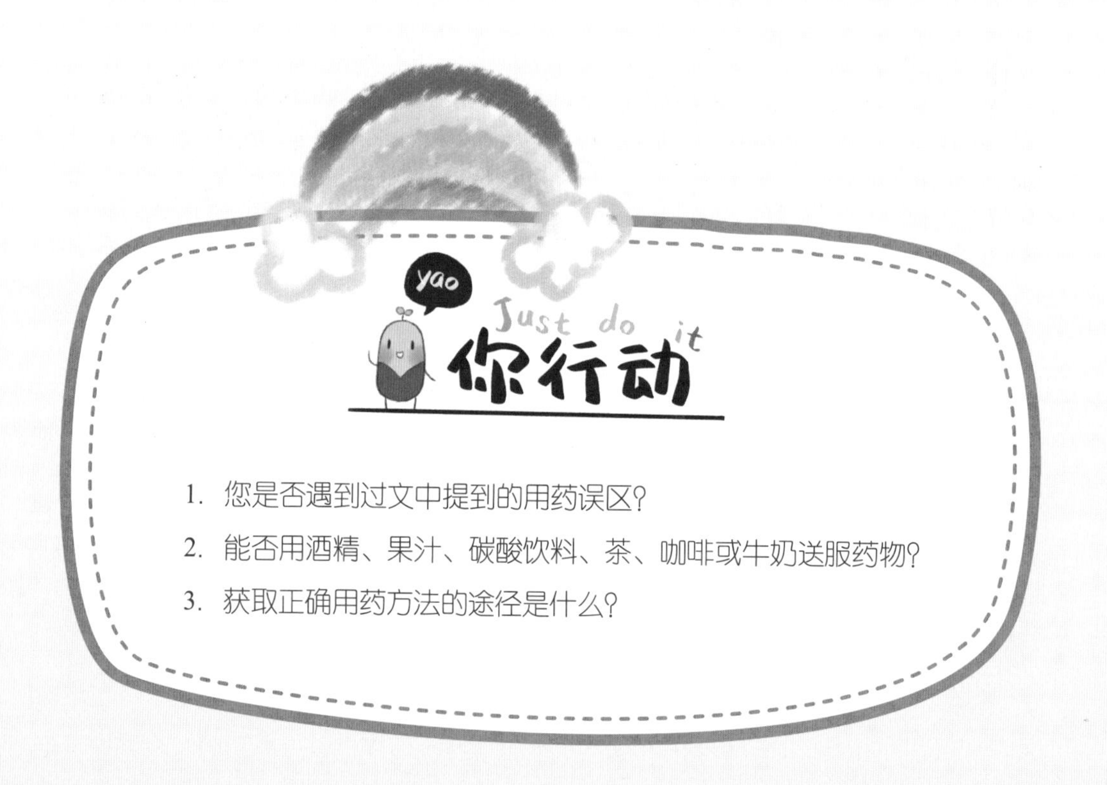

1. 您是否遇到过文中提到的用药误区？
2. 能否用酒精、果汁、碳酸饮料、茶、咖啡或牛奶送服药物？
3. 获取正确用药方法的途径是什么？

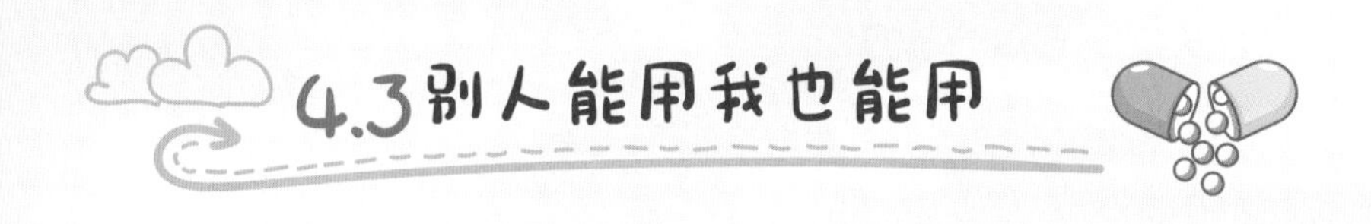

4.3 别人能用我也能用

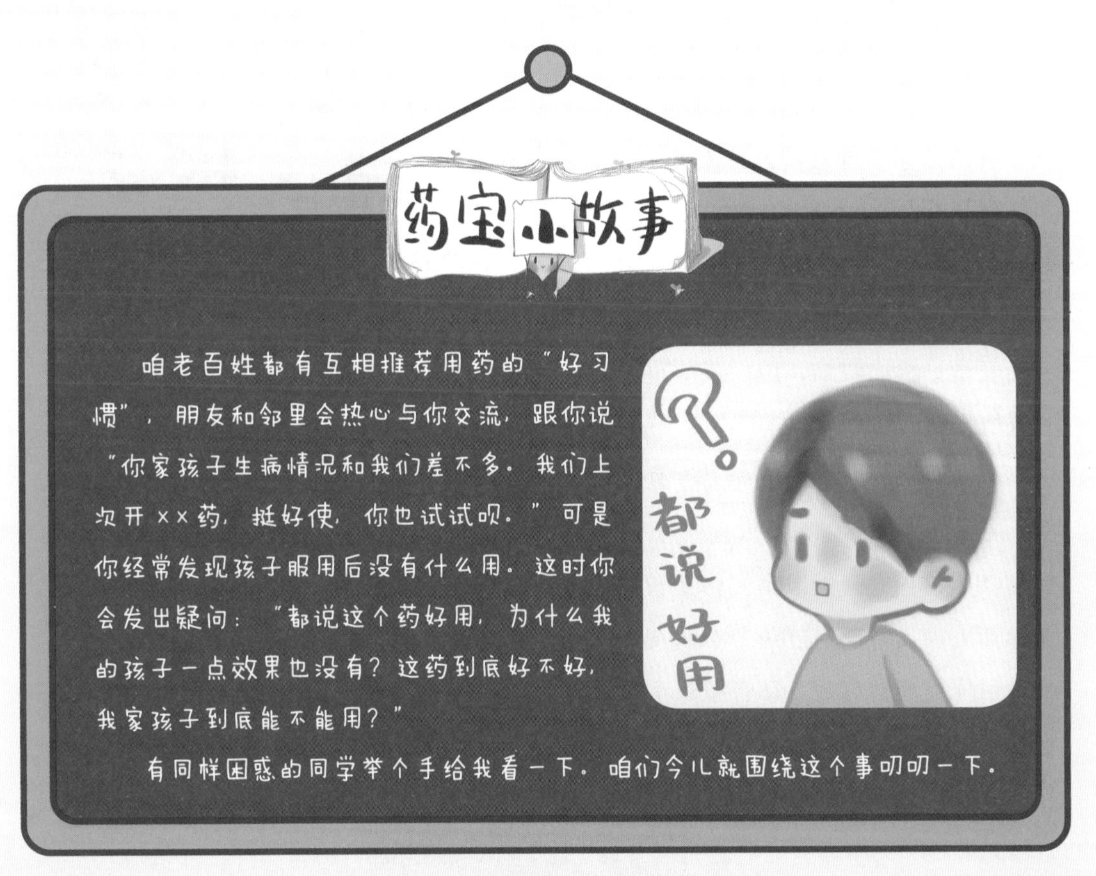

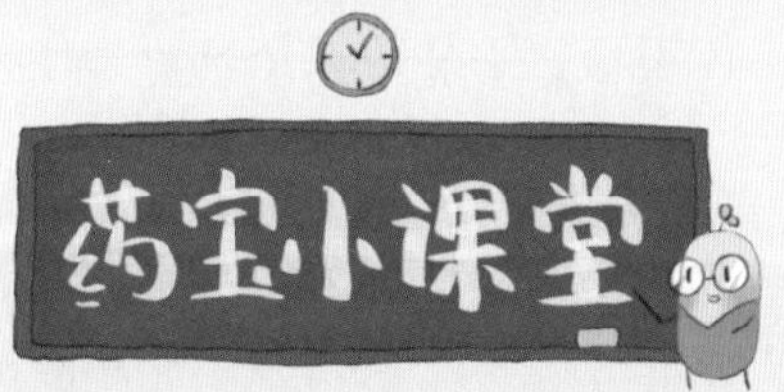

医药界有句话叫"汝之蜜糖，彼之砒霜"，这句话很多人可能都听说过。药物治疗是非常个体化的，每个人对药物的治疗反应不同，大多数情况下没法提前预测，如果自己觉得用了"不好"，都能用这句话来解释。

为什么不可以？因为药是不可以分享的！

别人能用的东西，我也能用，这个观点放到食物尚且不合适，更别说药品。别人吃鱼虾不会过敏，你吃，可能“皮痒”。药品比食物危险多了，如果你也跟着别人学，他用，你也用，很可能就不是“皮痒”那么简单，是耽误病情，甚至可能有生命危险。

有个晚上值夜班，药宝听闻急诊科一位大爷看病的故事。他发现自己有高血压，看老伴患高血压服用吲哚洛尔，就私自也用这个药，结果进了医院。吲哚洛尔是β受体阻断药。β受体阻断药确实治疗高血压，但是这位大爷有哮喘，他老伴没有。支气管上有β_2受体。吲哚洛尔对β_2受体有较强阻断作用，引起支气管平滑肌收缩，诱发或加重哮喘。大爷吃完药后，呼吸更困难。家人慌了，赶紧送他入医院。

同一种药，别人用，是救命，但你用，可能是要命。不同人之间，疾病情况看似一样，但只要身体整体情况与他人有一点不同，用药就天差地别。

如果这位大爷的故事离你比较遥远，药宝再说个生活中儿童常见的一个病——支气管肺炎。我曾遇到过一个小朋友，诊断为支气管肺炎。她妈妈想起邻居孩子支气管肺炎用阿莫西林有效，私自把医生开的阿奇霉素换成阿莫西林。结果可想而知，孩子吃了一个多礼拜的药，病情没有好转，还加重。阿莫西林是通过抑制细菌细胞壁合成起作用，但是孩子肺炎是支原体引起，支原体没有细胞壁。隔壁孩子用阿莫西林有效，是因为那种肺炎由有细胞壁的细菌引起（比如肺炎链球菌）。

因此我们用药，是要个体用药，不是跟风用药。即使同一个诊断，病因也可能千差万别。

不同的性别、年龄、身高、体重、过敏史、基础疾病、肝肾功能……同样的药物进入不同人的身体，产生的效果可能非常不同。正如相同的音箱放在不同的环境中，人感受到的声音也会有差异一样。

再者，我们要考虑环境和个体基因差异，哪怕孩子病因和临床情况与别的孩子相同，

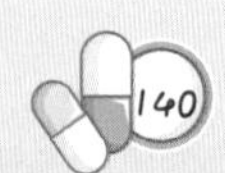

都有可能不能用同样的药。比如细菌感染，A 孩子用某抗菌药有效，但是 B 孩子对这个药耐受，也无法与 A 孩子用同样的药。加上每个人之间的药物代谢也有差别，一个药对 A 孩子有用，但可能对 B 孩子效果不明显。

上面我们说的吲哚洛尔，它有个同族药物，叫作普萘洛尔。我们服用它，心血管有反应，但是它对黑色人种敏感性很低，用它治疗高血压、心衰等效果不明显。因为基因差异，FDA 特意在 1995 年为黑色人种开发治疗心力衰竭的新药 BiDil[9]。

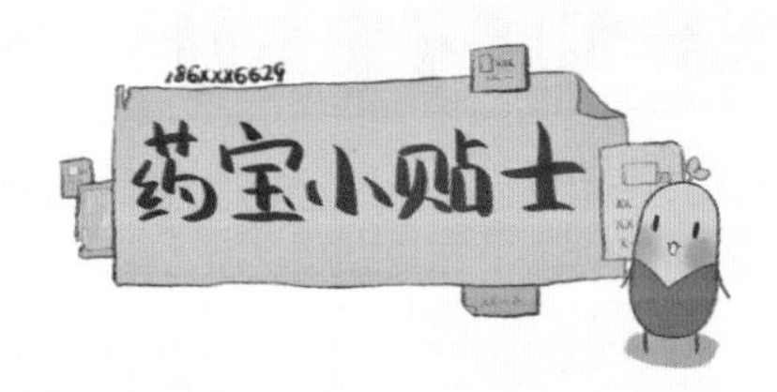

药物治疗不是一件简单的问题，我们需要了解以下这些可能性：

（1）相同的症状，在不同的人身上，可能由不同的疾病引起；

（2）相同的药物，治疗不同疾病，可能剂量用法完全不同；

（3）相同的疾病，不同的人，可能需要选用不同的药物；

（4）相同的疾病，不同的人，使用相同的药物，可能需要不同的剂量用法。

可见药品门道很深，如果不是专业人士，我们凭借简单经验很可能用错。药品具有特殊性，尤其在特殊人群身上更特殊。老人、孕妇、慢性病患者、重症患者、婴幼儿等人群，他们对药物吸收、分布、代谢、排泄等情况都与健康成人不同。这些人一不小心用错，后果不堪设想。比如儿童和老人对庆大霉素更敏感，他们出现耳毒性和肾毒性的概率高于成人。早年，我们觉得庆大霉素对一些人能用，就大面积使用，结果造成一些儿童耳聋。

药品不是别人能用，你就能用。药物就像拯救你的恋人，但是这个人一定要是专门为你而来，否则你与他（她）将是一场虐恋。

因此药物不是冰激凌，不是美食，不是说分享就能分享的。如果我们不了解药物和疾病，最好不要盲目相信某个人的说法，明智的做法是咨询一下专业人士。我们虽然都懂听音乐，但我们更擅长的是欣赏音乐，如果需要录制音乐，就需要像音响师这样的专业人士来帮忙。

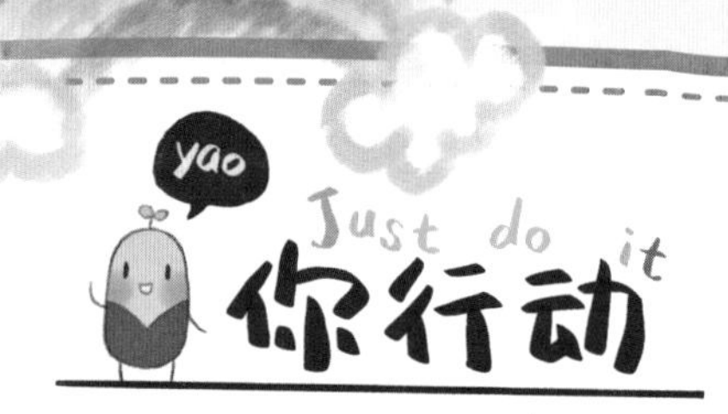

1. 您觉得疾病症状一样，治疗方案一定一样吗？
2. 如果别人分享药物给您，您觉得能自行决定用吗？

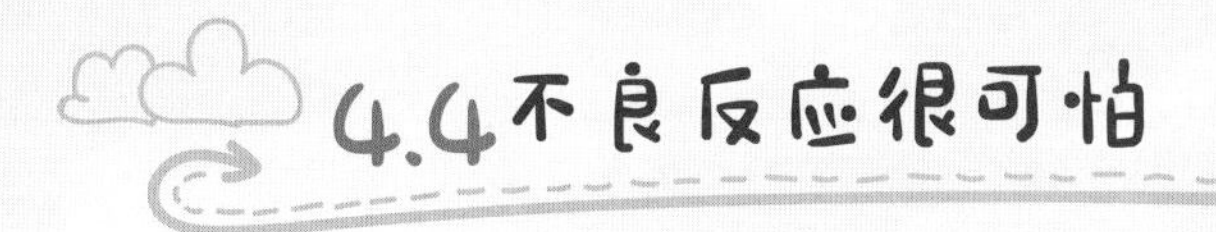

4.4 不良反应很可怕

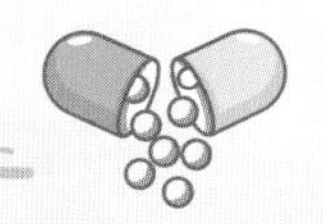

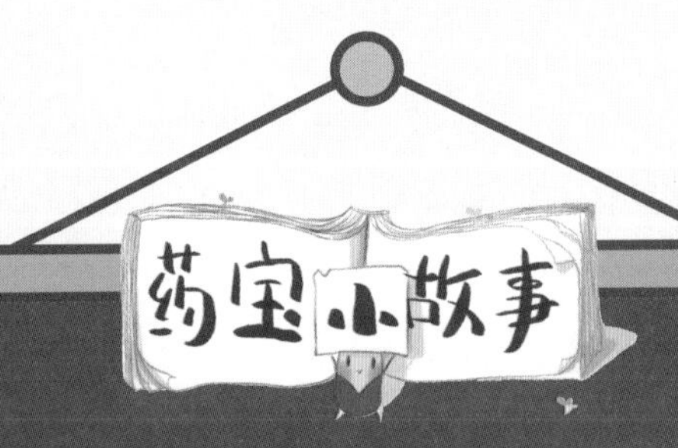

说起药物的不良反应，药宝不禁想起了张大爷的事情，张大爷60岁时，由于突发急性心梗入院，医生通过支架介入术重建血运，张大爷及时地获得了救治。出院时医生给他开了多种药物，包括降压药、降血脂药物以及控制冠心病的相关药物等，同时还有预防血栓二次发生的阿司匹林，张大爷每天吃好几种药，一直就有点抵触，后来不知道从哪里听说，长期吃阿司匹林会导致脑出血，于是就自行把阿司匹林给停了，谁知2年后，张大爷倒是没有发生脑出血，却因为突发梗死性脑卒中再次入院。

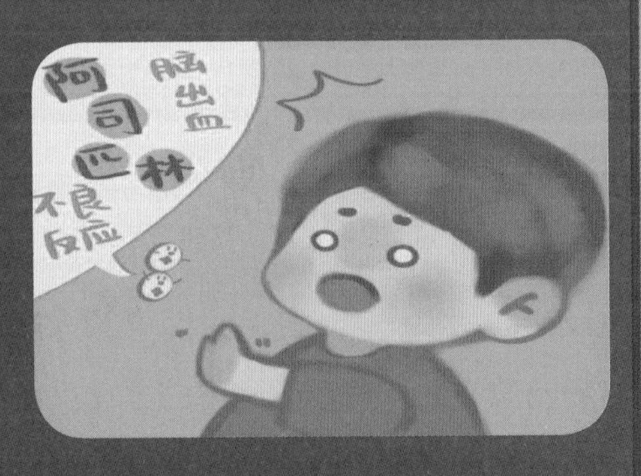

在现实生活中，因为害怕药物不良反应，认为药物不良反应很可怕而停药，反而导致疾病得不到有效预防控制，从而引发更大健康问题的例子还有很多，然而不良反应真的有那么可怕吗？今天药宝就来和大家聊一下这个常见的用药误区——不良反应很可怕。

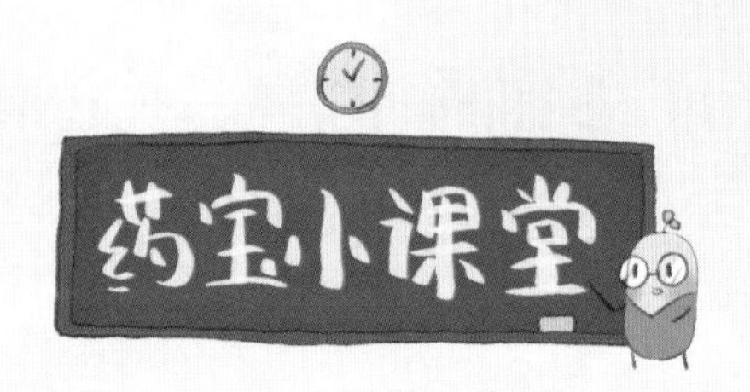

在2018年中国药学会公布的公众十大用药误区中，“不良反应很可怕”就是其中一大误区。对于这句话，药宝认为我们一定要正确理解，几乎所有的药品都可能产生不良反应，如果因为应用不正确，或者没有正确地认识或识别不良反应，而导致发生药源性的疾病问题，不良反应当然就是很可怕的，但如果因为害怕药物不良反应，而导致该用药时不敢用药，或者私自停药，同样也会让疾病失去控制，引发更大的健康危害，得不偿失。

药宝今天给大家介绍一些常见的关于药品不良反应的认识误区。

1. 不良反应项标注“尚不明确”的药品，就更安全吗？

有些药品的说明书上，对于药品不良反应项标注的是“尚不明确”，有些朋友认为这样的药物比起标明了各种药品不良反应的药物更安全，其实这也是一种对于药品不良反应的认识误区。药品说明书上标注不良反应项尚不明确，有时候恰恰说明了对于这种药物在临床应用过程中的不良反应风险，我们还没有明确的认识，对于可能出现的不良反应风险，也不能明确地做出标示和识别，这样的用药，虽然不一定安全风险更大，但其可能出现不良反应而不被察觉的可能性却往往是更大的。因此，在服用这类药物时，应当更加注意用药安全性的问题。

千万不要认为标注不良反应项“尚不明确”的药物，就是没有不良反应，反而更应该多多注意可能在用药过程中出现的用药安全问题。

2. 药品说明书不良反应内容越多，就说明这个药物用药风险越大？

有的朋友看到药品说明书上密密麻麻写了很多不良反应，于是就认为这个药不好，吃了以后会有很大的副作用。其实这就是一种认识误区，药品说明书上列明的不良反应越多，越说明这个药物在临床上应用往往更广泛，对于相关不良反应数据收集也更为详尽，更有利于保证我们的用药安全。

药品的不良反应从何而来，除了在新药研究开发阶段，通过Ⅰ、Ⅱ、Ⅲ期临床试验来发现相关的不良反应以外，药品真正上市后，在长期临床应用阶段，收集到的药物不良反应则更为重要，到目前为止世界上各个国家，包括我们中国，都建立了完善的药品不良反应报告制度。在我国2019年8月份颁布的《药品管理法》中，要求不管是药品上市许可持有人、药品生产企业，还是药品经营企业以及使用药品的医疗机构，都应当经常考察本单位所生产、经营、使用的药品质量、疗效和不良反应。发现疑似不良反应的，应当及时向药品监督管理部门和卫生健康主管部门报告。正是由于在长期的临床应用中，通过不断的不良反应监测和反馈，才使得药品的说明书得以不断完善，为我们的安全用药提供了更多的保障和支持。

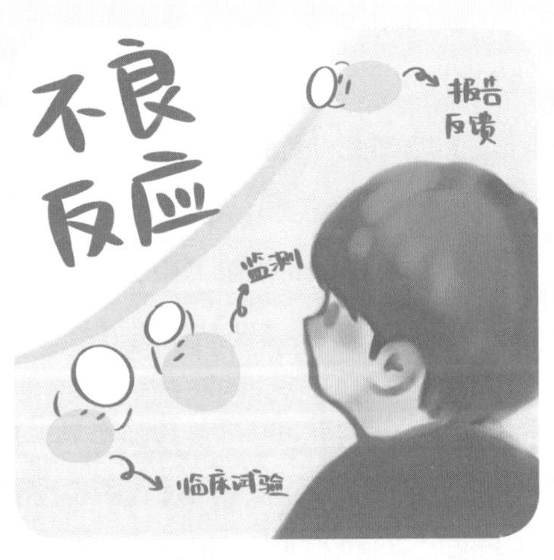

说明书中不良反应写得特别详细的药品，往往是临床应用广泛，应用历史也较长的药物，用药过程中注意可能发生的不良反应，以更好地保证用药安全。

3. 药品说明书中标注的不良反应，一定会发生吗？

关于药品不良反应的另一个认识误区，就是有些朋友看到药品说明书列出的不良反应，就认为自己吃了这个药就一定会发生。但真实情况是，药物不良反应的发生，都是存在一定概率的，而且这个发生概率一般都不会太高，对于一些发生严重不良反应，同时发生率比较高的药物，通常都会在临床应用的过程中被淘汰或退市，能够经过长期的临床应用保留下来的药物，都是其不良反应发生风险要远远低于临床治疗获益的药物。

根据国际医学科学组织理事会（Council for International Organizations of Medical Sciences,CIOMS）建议，药物不良反应的出现频率一般有如下5个分级[10]：

（1）很常见：发生频率≥10%，即100个人里面就有10个人以上会发生不良反应；

（2）常见：发生频率为[1%, 10%)，即100个人里面有1—10个人会发生不良反应；

（3）不常见：发生频率为[0.1%，1%)，即1000个人里面有1—10个人会发生不良反应；

（4）罕见：发生频率为[0.01%, 0.1%)，即1万人中有1—10个人会发生不良反应；

（5）非常罕见：发生频率< 0.01%，即1万人中，发生不良反应的概率小于1人。

在某些药物的说明书中，不但会标注药物可能出现的不良反应，还会标注出现频率分级，我们在阅读药品说明书，了解药品不良反应的时候，应当予以注意。

药品不良反应并不是一定会发生，而是存在一定概率的，用药过程中，没有出现相关的身体不适症状或不良反应问题，就不必太过担心。

4. 药品不良反应发生时，到底应该停药还是继续用药？

还有一些朋友，在用药过程中出现不良反应时，总是纠结到底该不该停药。面对这个问题，药宝要提醒大家的是，在用药过程中，如果出现了不良反应，到底要不要停药，还是应该结合具体情况来评估分析[11]。

在一些有疗程的短期用药过程中，如果出现的药物不良反应比较轻微，身体完全能够耐受，而药物的疗效又非常明确的话，不妨用完整个疗程后再停药，通常停药后，药物的不良反应也就会随之消失。而如果在用药过程中，出现了严重的不良反应，其风险程度已经超出了药物的治疗效果，或者身体根本不能耐受这个不良反应的话，当然就应该及时停药并积极进行处理。

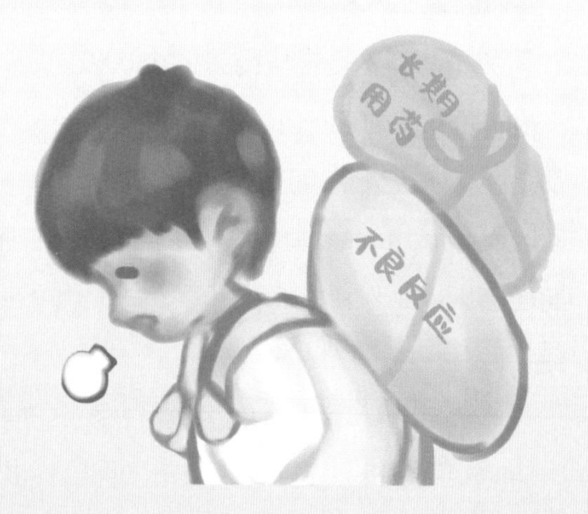

对于一些有慢性病问题、需要长期服用药物的朋友，则更要注意长期用药可能带来的不良反应风险。这种长期用药过程中的不良反应风险，应当注意的方面有很多，比如药物本身带来的不良反应风险，或者由于年龄增长，身体对药物代谢能力

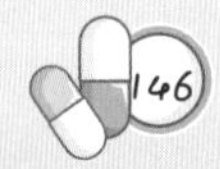

减弱带来的药物过量而使不良反应发生概率增加的风险，再比如联合服用多种药物过程中，药物相互作用造成的不良反应风险，这些情况都值得我们格外注意。

对于一些轻度的，可以在长期服药过程中，身体逐渐耐受的不良反应，为了疾病的预防控制，就应该考虑继续用药，而对于一些隐蔽性较强的，但发生风险概率又较高的用药不良反应风险，比如因为用药导致转氨酶升高这样的风险，则应该定期监测相关生理指标，做到早发现早纠正，该调整用药方案就尽早调整，该停药也要注意尽早停药。

我们一定要做好药物不良反应与健康获益之间的风险评估，如果药物不良反应造成的健康风险大于获益，建议应该停药或及时调整用药方案。具体咨询医生或药师。

5. 药物不良反应很可怕，如何降低药物发生不良反应风险？

药宝说了这么多，可能很多朋友还是会担心服药期间会发生药物的不良反应风险，如何降低药物的不良反应风险呢？关于这一点，药宝给大家以下几个方面的小建议：

（1）用药前仔细阅读药物说明书，除了要仔细阅读药物不良反应项以外，说明书中用法用量、注意事项、药物相互作用等项目，都需要详细了解。

（2）如果看了说明书，仍然对于用药的方式方法或用药剂量拿不准，或者对药物的不良反应有疑惑，可以咨询专业的药师、医生等，通过合理的安排或调整用药方案，来尽量规避药品不良反应的发生风险。

（3）对于老年人、儿童等特殊群体，对于药物的代谢和耐受性都有其自身的特点，想要避免药物的不良反应风险，就要注意做好特殊群体用药的剂量调整，以免因为死板用药而加大用药不良反应风险。

（4）对于联合应用的药物，也要多加注意，有些药物之间可能存在体内代谢相互影响，当选择药物时，应当尽量将合用的药物告知医生或药师，避免因药物间相互作用而加大不良反应风险。

（5）对于一些本身有药物过敏史，或药物过敏家族史的朋友，也一定要及时地告知医生或药师，在选择药物时，尽量避免错误使用药物而引起变态反应等不良反应。

降低用药过程中的不良反应，可以从多个方面来综合考量，合理地选择用药方案，注意对相关指标的监测，咨询药师了解用药相关知识，都有助于降低风险，保证用药安全。

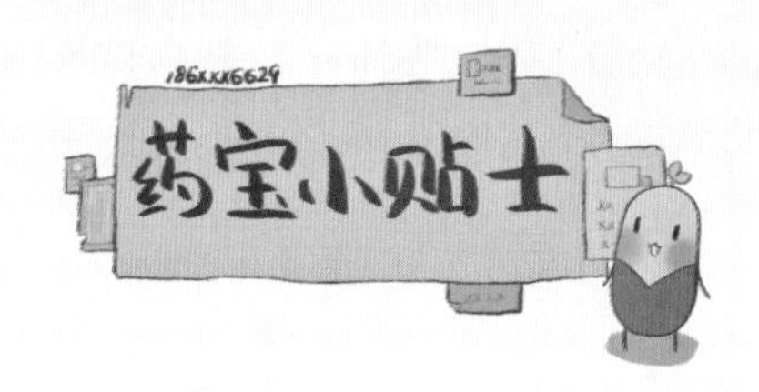

药物不良反应是有一定发生概率的，通过仔细阅读说明书来了解药物可能发生的不良反应，在用药的过程中多加注意，尽量地识别和避免药物不良反应风险，对于保证用药安全，都是非常重要的；但千万不要因为害怕药物的不良反应风险，在该用药的时候不敢用药，延误疾病的治疗或预防，这样因噎废食的做法，同样也是非常不可取的。

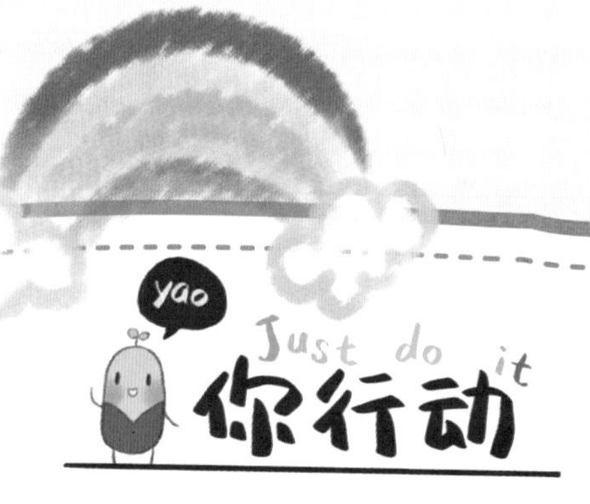

1. 您了解自己和家人经常使用的药物可能出现的不良反应和用药注意事项吗？

2. 想要避免药物不良反应的发生，阅读药品说明书时，除了不良反应项以外，还有哪些项也应该仔细阅读？

3. 对于有慢性病需要长期服药控制的朋友，您会因为担心药品不良反应而停止服药吗？真正正确的做法是什么？

4.5 偏方秘方治大病

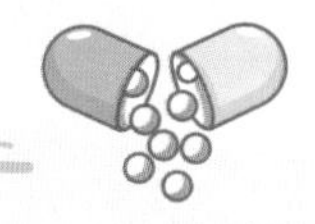

药宝小故事

老百姓常说“小偏方治大病”。百度、微信朋友圈、快手、抖音上，甚至在报纸上各种小偏方、×条民间小偏方、民间偏方大全，小偏方治疗××病……，这样的字样可谓是随处可见，还有很多有关偏方的书籍，及口口相传的偏方，真是数不胜数，让人看了眼花缭乱、蠢蠢欲动，但其效果究竟如何呢？下面药宝带着您仔细分析一下。

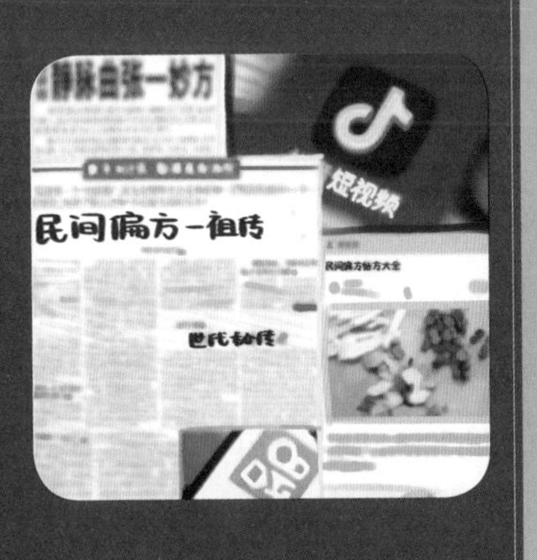

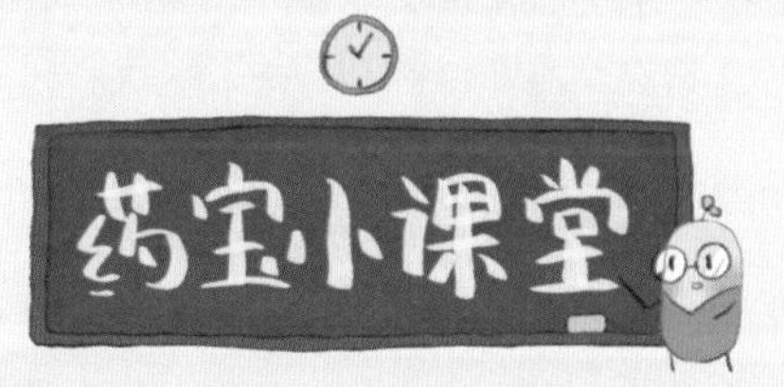

1. 偏方、秘方定义

在教材中，偏方是这样定义的：偏方也经常被称为土方、便方、验方，是民间积累的经验方，不是正统的药方，其来源不为人知，也不见历代的药学典籍记载，只是在民间流传，偏方秘方的来源主要是历代医家经验的积累和家族内部流传，偏方主要

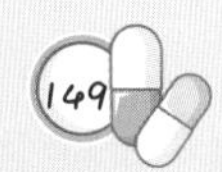

在民间流传，能被多数人所知，秘方往往是单传的。二者均不是完全遵照医药理论配制的药品方剂。

2. 值得肯定的偏方

偏方治病在民间可谓是源远流长，不但是中华民族的宝贵文化遗产，更是中国传统医学的重要组成部分。

青蒿抗疟疾、大蒜治痢疾，经过现在药理研究证实，青蒿素为抗疟疾的主要成分，大蒜中的大蒜新素有抗菌消炎的功效[12]。

在“血癌”攻坚之路上脱颖而出的国家二类新药“砒霜”，就是源自民间中药偏方并完成华丽转身的砷制剂[13]。

3. 警惕常见误区

1）信息爆炸，“偏方秘方”有出入

随着科技的发展，各种网络信息的爆炸，“偏方秘方”这个词的使用频率也越来越高，但却偏离了原来的定义。仔细分析，我们在生活中遇到的“偏方秘方”，大部分都是用来保健和养生的；其中有一小部分是有临床疗效的验方，但是其疗效是不确定的和模糊的。

2）同病不通治，理清病因才关键

同用一份治疗感冒的偏方，有人用着效果很好，而有人用后不但没有效果，反而加重了病情。这是什么原因呢？中医理论将感冒分为风寒感冒、风热感冒、暑湿感冒、气虚感冒、阴虚感冒和流行性感冒6类。而每一类型感冒都有不同的病因和治法。如果你的偏方对风寒感冒有特效，则对另外五种感冒效果不佳甚至起反作用。

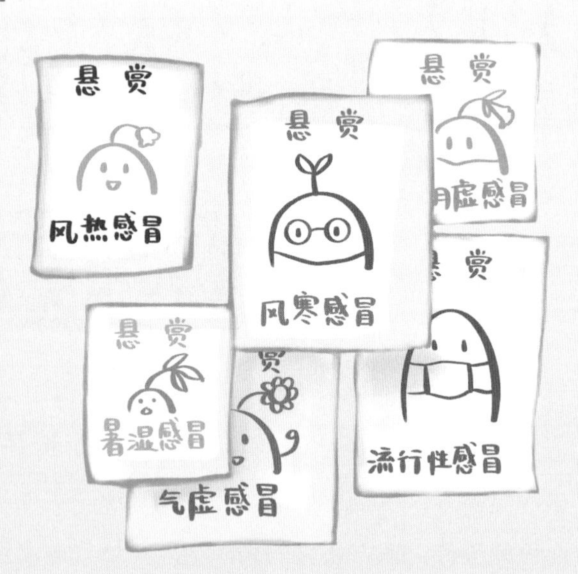

3）同症治不同，个体差异要考虑

有些病尽管表面症状非常相像，但实质病症却完全不同，再加上患者自身的体质也不同，选择偏方也就不同。

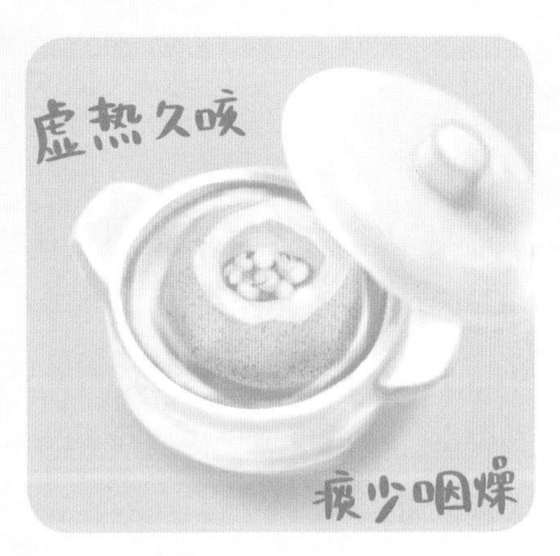

比如同样是出现了咳嗽的症状，中医有寒、热、虚、实之分。我们都知道“川贝冰糖蒸雪梨”这个偏方，但这偏方就不可能对所有的咳嗽症状都有效果。该偏方也只用于虚热久咳、痰少咽燥的咳嗽，而对其他咳嗽等症就不适合。所以我们常看到谁咳嗽了就马上用川贝蒸梨，这样就很可能耽误治疗。对于那些偏方，就不能不问明白就拿来用，必须因人而异，根据实际病情选择性地使用，才能达到我们所想要的疗效。

尤其是一些偏方中会存在毒性物质甚至还会有剧毒的药物，对这类偏方更要谨慎使用。

4）疗效用量很关键，随意加减坏处多

即使药物用对了类型，药物的加减同样影响药效，疾病的治疗是要求个体化的，包括药物的选用及药物的用量。中医讲，治病需要“辨证论治”，不但要考虑药物的疗效性，更要考虑安全性及经济性。

普通人大多不具备相应的医学知识，对偏方的作用真假难辨，稀里糊涂乱吃乱用，对身体往往是弊多利少，建议使用前先找专科医师咨询。

5）孩子偏方要谨慎，莫要好心办坏事

网上流传着很多给孩子用偏方治病的案例：有的为了让孩子身体强健给孩子吃活蝌蚪；有为了给孩子治水土不服的毛病泡家乡土让孩子喝，这些父母缺乏科学育儿的观念，而且偏听偏信“偏方”；还有父母则是抱着试一试的心理，但是这样对于身体还处于发育阶段的孩子后果不可想象。药宝要提醒家长，对于给孩子用“偏方秘方”需要理性对待。

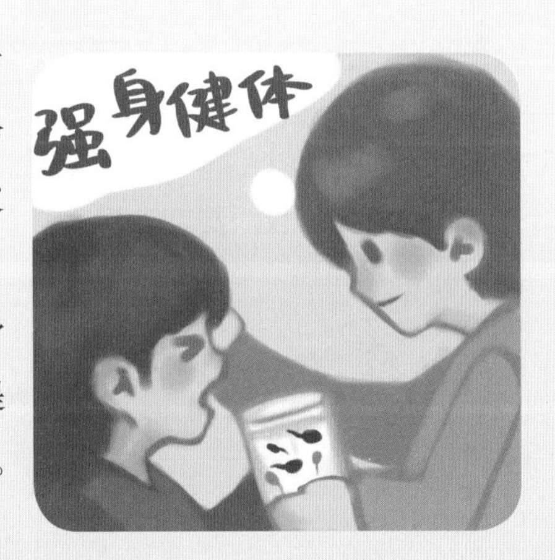

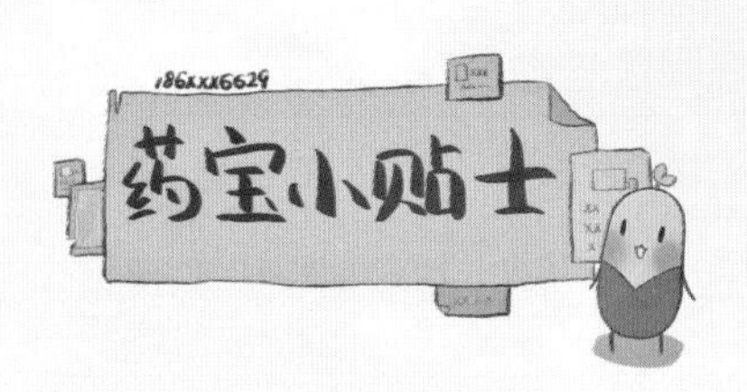

对于偏方，大家在使用的时候，一定要谨慎一些，药宝理解病人和病人家属期待康复的焦虑心情，但药宝还是要给大家建议，到正规的医院做一个咨询。首先要了解咱这个方子的疗效、常见的毒副作用，知晓吃这方子过程中的一些注意事项，保证用药安全。然后与医生沟通病人的身体情况，明确方子是否与疾病相符，且是否适宜病人的体质。

用药千万要咨询一下专业的医师，切莫自行胡乱用药。

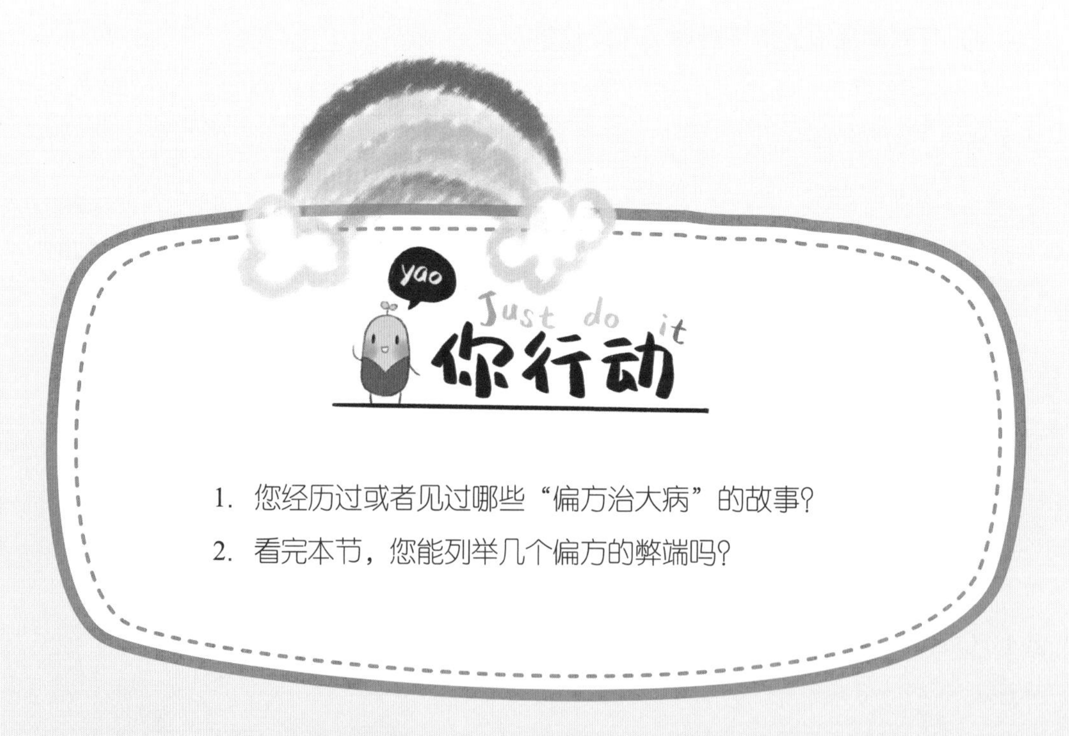

1. 您经历过或者见过哪些“偏方治大病”的故事？
2. 看完本节，您能列举几个偏方的弊端吗？

4.6 用药时间不规律

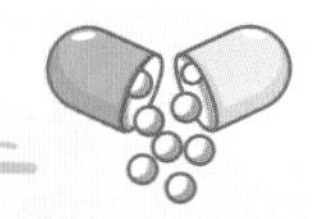

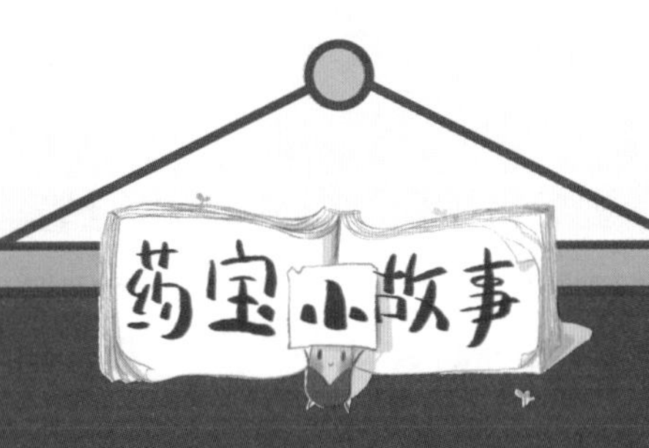

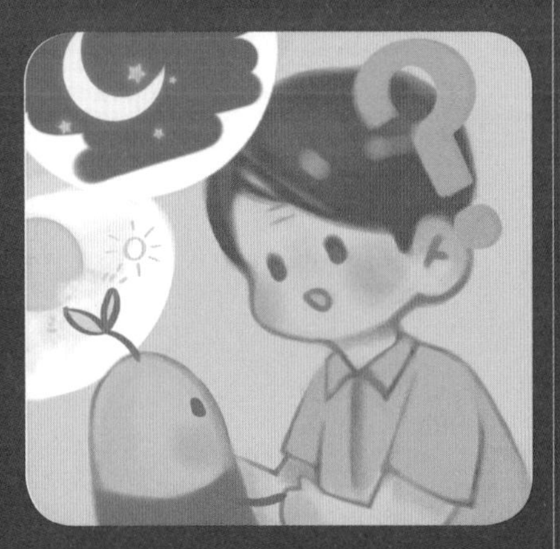

三个月前，刚退休的老高因为头晕去医院检查，发现得了高脂血症，医生告知他要低脂饮食，同时给他开了降脂药辛伐他汀，叮嘱他每天晚上服一粒。老高之前有高血压病，每天早上都要服用一次降压药，为了省事，老高每天把辛伐他汀和降压药一起在早上吃了。前几天，老高去医院复查发现血脂还是偏高，大夫仔细询问，发现了老高在早上吃辛伐他汀的情况，对老高进行了批评教育，要求他一定要按医嘱要求服用。老高抱着疑惑找到了药宝，一样的药，怎么早上吃晚上吃作用效果还不一样呢？

其实，不只是降脂药，根据人体代谢规律的不同，很多药物都有服药时间的要求，药宝就带大家一起了解一下吧。

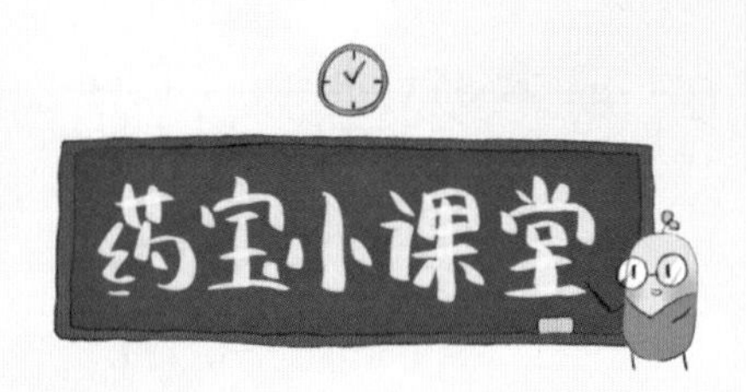

1. 用药时不考虑特殊时间要求

生物节律，也就是生活中常说的生物钟，指人体的生理活动按一定的时间顺序呈现有规律的周期性变化过程。生物钟对人体活动有非常重要的影响，2017 年诺贝尔生理学或医学奖就颁给了三位研究生物钟运行机制方面的科学家。

人的睡眠与觉醒、进食与排泄、体温与血压、心脏的搏动、激素的分泌、机体的正常死亡、孕妇的自然分娩、女性的第一次月经来潮与月经周期、机体免疫力等均根据一定的节律进行[14–16]。影响药物吸收、分布、代谢和排泄的生理因素均具有一定的生物节律，可以影响药物的疗效及毒副作用[17,18]。这种节律性对药物作用和体内的过程有很复杂的影响，乃至发展出了“时辰药理学”专门研究这种影响。简单地说，就是要研究用药的时机，来达到最小的给药剂量、最小的毒性、最好的治疗效果。如高血压药物一般不建议晚上睡前服用，避免造成夜间低血压或诱发血栓，造成危险[19, 20]。

胆固醇是血脂的一种，针对高胆固醇血症的高血脂患者通常选择他汀类药物进行治疗。因为胆固醇通常于夜间合成，因此晚间使用辛伐他汀明显优于白天用药[21]。这就是医生要求老高严格遵守晚上服药的原因。

值得注意的是，由于他汀类药物本身特点的差别，服用要求也有所不同：辛伐他汀、洛伐他汀是上市较早的他汀类药物，在体内作用时间较短，具有亲脂性，建议在晚餐时服用，可以增加药物在体内的吸收，降血脂效果更好；普伐他汀、氟伐他汀同样是短效的，但亲脂性较小，药物体内吸收受进餐与否的影响也较小，一般建议睡前服用；阿托伐他汀、瑞舒伐他汀、匹伐他汀是长效他汀类药物，每日服用一次，可以在一天内持续发挥抑制胆固醇合成的药效，对于这三种药物，服药时间上没有太大的讲究，每天选择固定时间服用即可。无论哪种服用要求，都是为了保证在夜间胆固醇合成最活跃时药物能够起效。

部分药物的作用部位活性具有生物节律，使用药物时需充分考虑，增强疗效或减轻毒副作用。

2. 用药时不考虑饮食

口服药物都是经过胃肠道吸收的，因此饮食会对口服药物的吸收产生较大的影响。药物是饭前还是饭后服用需要考虑的因素包括：药物的用途（是治疗什么病的）、药物的化学性质（是什么成分）、是否对胃造成刺激以及食物对药物吸收的影响等。

刺激性药物主要是对胃肠道黏膜有刺激损伤，易引起胃痛、反酸、腹痛、腹泻、便秘等胃肠道反应的药物，比如易诱发胃溃疡的非甾体抗炎药（阿司匹林、萘普生、吲哚美辛等）、治疗贫血的铁剂、一些激素类药物、某些抗菌药物或中成药[22]。这些药物一般餐后服用，指进餐后 15—30 分钟服。

消化系统药物大多在餐前服用，如促胃动力药（多潘立酮、莫沙必利）、胃肠解痉药（阿托品、溴丙胺太林）、助消化药（多酶片、乳酸菌）、胃黏膜保护剂（硫糖铝、胶体果胶铋）。餐前服是指进餐前 30 分钟服。

再介绍几种特殊的服药时间：空腹服，一般指的是饭前 1h 前或饭后 2h 后服用药物；餐中服，指进餐少许后服药，药服完后可继续用餐；晨服，早上服（早餐前或早餐后）；睡前服用，睡前 15—30 分钟服用。

口服药物与饮食的相互作用较为常见，我们应按照医嘱或说明书要求合理处理饮食和服药的时间关系。

3. 多种药物一起吃

有些药物服用应该间隔一定时间，否则会造成药物间的相互作用。如细菌性腹泻时，若服用抗生素，又服用蒙脱石散，二者一般需要间隔至少 2 个小时。再如同样的治疗胃病的药物，不同种类可能服药时间也不同，比如因为果胶铋一类的胃黏膜保护剂需在酸性条件下才能起效，所以与奥美拉唑之类的制酸剂合用时需间隔 1 小时[23]。

4. 一日三次服用的药物认为是随一天三餐服用

药物每天的服用次数（给药频次），直接影响着药物对疾病的治疗效果。不同的药物在体内代谢或排泄的快慢不同，这个特点是确定大多数（并非所有）药物给药间隔和每天给药次数的重要依据，但还要根据具体药物的作用特点和个体差异等多方面进行综合分析而确定。

药物说明书上的服药次数，大多为“一日几次”的形式，很多人都是以用餐时间为标志进行服药，例如一日三次就常常理解为是指随一天三餐服用，会在早上 7—8 点、中午 12 点和晚上 6 点服用，这样服用，两次服药的间隔时间分别是 4—5 小时、6 小时和 13 小时，其实这是错误的。这样用药会使白天时药物在体内有较高的血药浓度，甚至会造成药物中毒；夜间长时间不服药，血药浓度下降，影响治疗效果。

实际上，“一天三次”的正确理解应当是每隔 8 小时服药一次，服药间隔时间相同，可以使体内血药浓度在一天 24 小时之内都保持相对平稳，既不易引起药物不良反应，也可以取得较好的疗效。如生活中常见的头孢类抗生素，多数是一天三次服用，可以分别在早 7 点、下午 3 点、晚上 11 点服药。

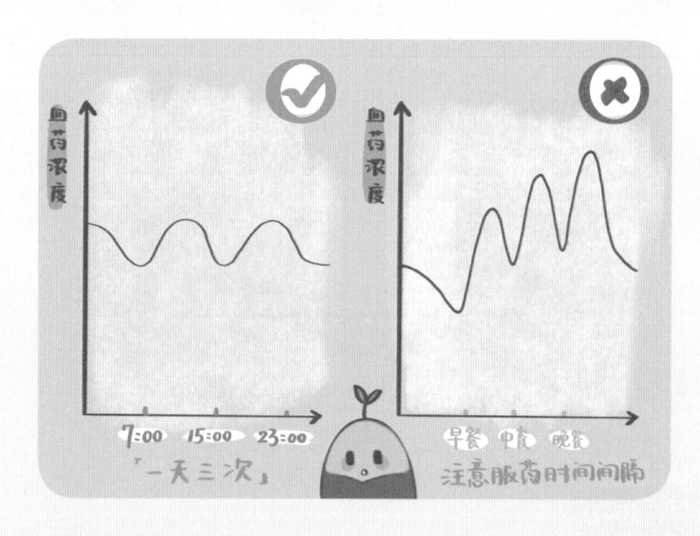

同样地，每日服用一次的药物，服药时间最好固定，比如每天清晨或晚上，但某些药物需在特定的时间服用。每日两次服用的药物一般每天早晨和晚上各一次，相隔约 12 小时，也就是说如果早上 8 点第一次服药，第二次用药最好在晚上 8 点。每日四次服用的药物，大约相隔 6 小时服药一次，可以在早 7 点，下午 1 点，下午 6 点和睡前服药。一定不可第一次忘记吃了，第二次多吃点补回来，或者为了图方便，直接把应该一日多次服用的药一次全部服完，这样很容易因服药过量中毒。

说明书上的“一日三次”应为每隔 8 小时服药一次，“一日四次”应为每隔 6 小时服药一次，“一日二次”应为每隔 12 小时服药一次，“一日一次”则应每天固定时间服药哦。

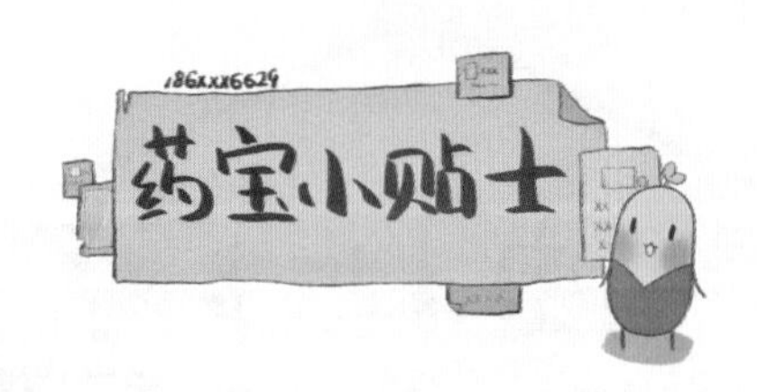

一些特别强调服用时间的药物是医生综合了机体、药物、疾病等多方面的特点做出的决定，因此，患者一定要按照医嘱或者说明书上要求的时间规律服药，这样才能尽可能地发挥药效，减少毒副作用。

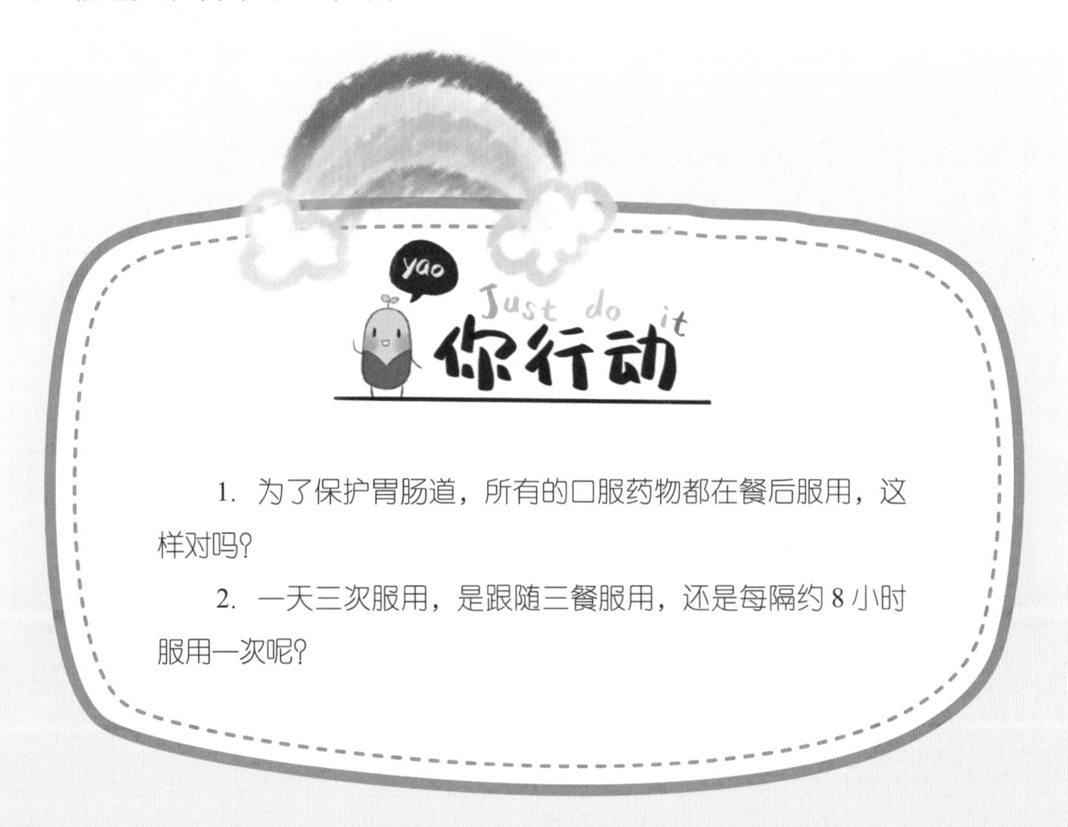

1. 为了保护胃肠道，所有的口服药物都在餐后服用，这样对吗？

2. 一天三次服用，是跟随三餐服用，还是每隔约 8 小时服用一次呢？

4.7 服药剂量自己加

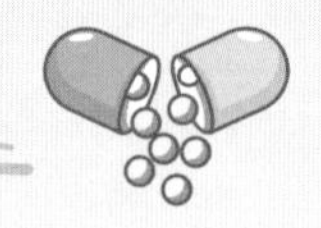

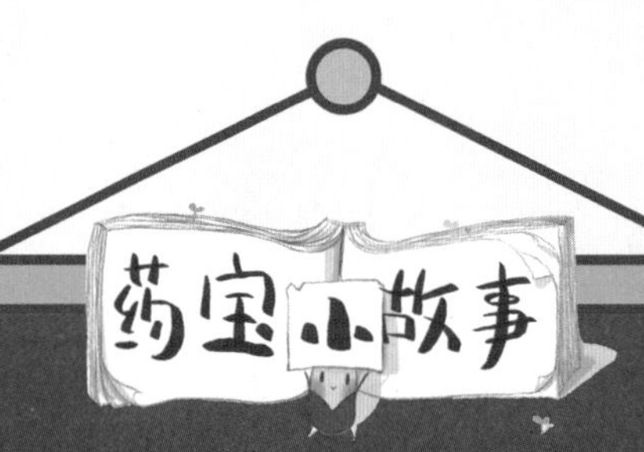

几年前，曾有一则关于南京27岁的研究生因服用过量感冒药导致肝功能衰竭乃至死亡的新闻刷爆了网络。一时间，让广大民众深感困惑：小小感冒药怎么会导致一个年轻的生命就此逝去？

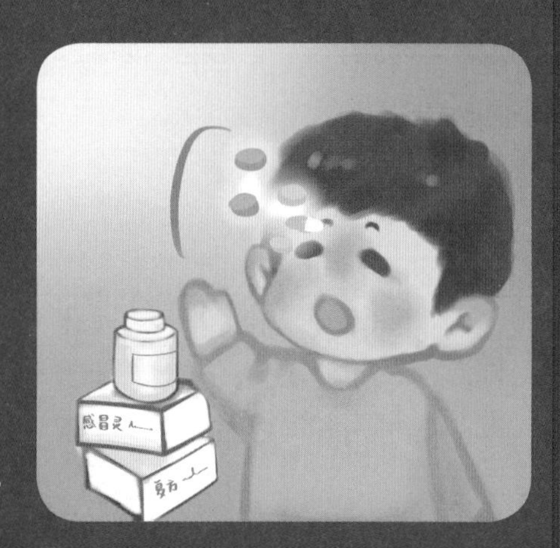

具体事情是这样的：27岁的南京某学校研究生小刘因感冒，便自行去药店购买了感冒药，他认为一种感冒药退烧效果不明显，于是多买了几种，然后混合在一起吃。而他所不知的是，由于目前市面上绝大部分的感冒药都含有对乙酰氨基酚（又称为扑热息痛），多种感冒药混合在一起吃，无疑是增加了对乙酰氨基酚的剂量，而小刘也正是对乙酰氨基酚摄入过量导致中毒性肌溶解和肝肾衰竭。

小刘所购买的感冒药本来属于非处方药（OTC），是相对安全的药品，但是俗话说：是药三分毒，过犹则不及。美国食品药物监督管理局（FDA）早在2014年就曾发出公告[24]，过量服用对乙酰氨基酚将有可能导致严重肝脏损害，甚至导致肝功能衰竭乃至死亡[25]。

小刘的例子并非特例，在实际生活中，很多患者吃药后发现效果不好，会习惯性给自己加量，最后导致发生严重不良反应而就诊。

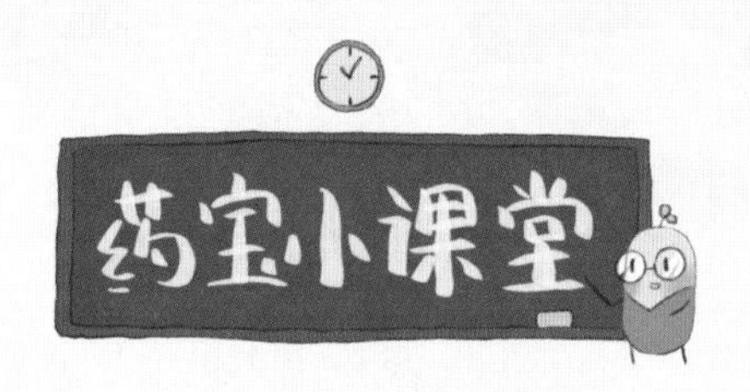

大量研究均显示，随意增减剂量并非个例，而是普遍存在的用药误区。可能有人会问，为何服药剂量不可以自己加呢？快来听听药宝怎么说。

1. 何为药物剂量

药物剂量是一个医学名词，指药物的用药量，一般指成人一日的用量，也可以用来指方剂中药与药之间的比较分量，即相对剂量。

吃药时，剂量不可随意增加，药物也并不是剂量越大治疗效果越好。

2. 与药物剂量有关的概念

药物与食物不同，如果服药剂量过大，超过一定的限度，可能对机体产生毒性作用，而如果剂量过小，则达不到有效治疗浓度，无法在体内发挥药效。所以，为了减少不良反应，而达到有效治疗浓度，一个药物在上市过程中，会经历各种临床前研究和Ⅰ期、Ⅱ期、Ⅲ期及Ⅳ期临床试验，从而确定该药的最小有效量、极量、治疗量、最小中毒量、中毒量、致死量及安全范围，详见表4–1。最终呈现在药品说明书上的用法用量也是由此得来。

表 4-1　药物剂量相关概念

名称	定义
最小有效量	通常指给药后出现药理效应的最小剂量
极量	安全用药剂量的极限。超过极量就有发生中毒的可能
治疗量	又称为常用量，指临床常用有效剂量范围。它比最小有效量要高，又比药物极量要低
最小中毒量	指药物已超过极量，使机体开始出现中毒的剂量
中毒量	指大于最小中毒量，使机体中毒的剂量
致死量	指引起机体死亡的剂量
安全范围	指最小有效量与极量之间的范围。安全范围广的药物，其安全性大；安全范围窄的药物，其安全性小

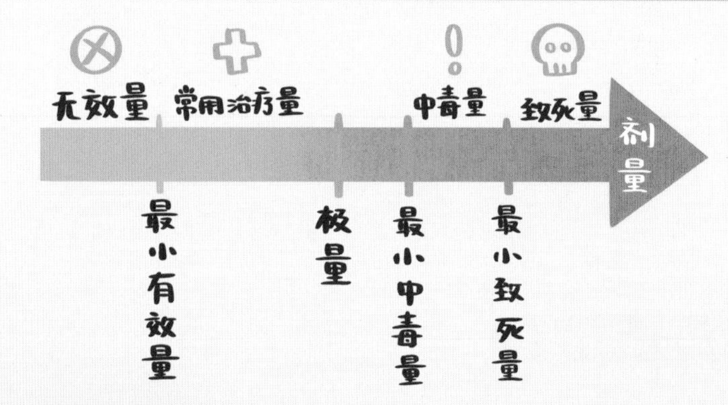

3. 药物的剂量因人而异

有的患者可能会问，同样一个药，为何医生给他开医嘱是 10mg/ 天，给我是 5mg/ 天？有的患者在与病友交流后，自行增加剂量，这种做法不可取。有些药物是要根据肝肾功能来调整剂量的，而且每个人病情不一样，所需的剂量也存在差异。不可因为别人的剂量高，就自行增加剂量。

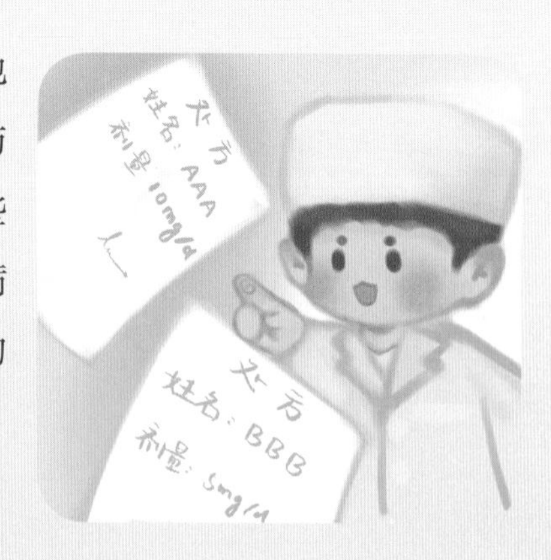

4. 自行增加服药剂量并不一定会增加药效

有些药物的药效是与剂量相关的，剂量越大，药效越强，有些则不然，达到最大剂量后，再加量也是枉然。

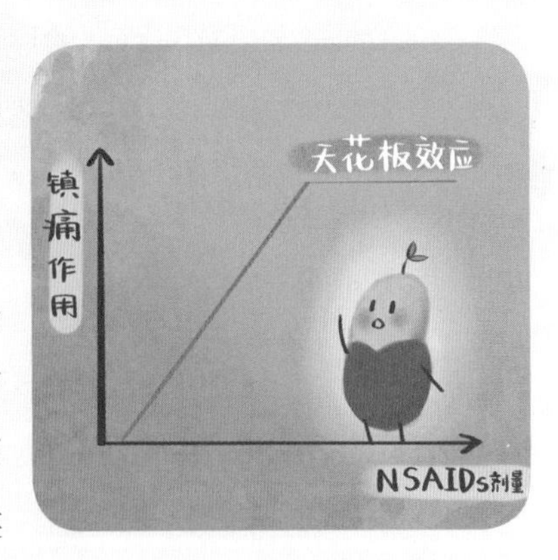

拿非甾体类止痛药（NSAIDs）举例，比如布洛芬、塞来昔布、双氯芬酸钠等。此类药物大多是以口服为主，长期服用很少出现依赖性或耐药性，所以在止痛治疗中占有很重要的位置。但是这类药物的镇痛作用具有"封顶现象"，俗称为"天花板效应"。即这类药物镇痛剂量是有限的，当达到一定程度后，即使再增加剂量，其镇痛作用并不会增强，反而会增加不良反应[26]。

5. 自行增加服药剂量会增加不良反应的发生

前文小刘正是一个活生生的例子，因为自行服用多种感冒药，导致对乙酰氨基酚过量，最终出现了肝衰竭，直至死亡。这并非耸人听闻。

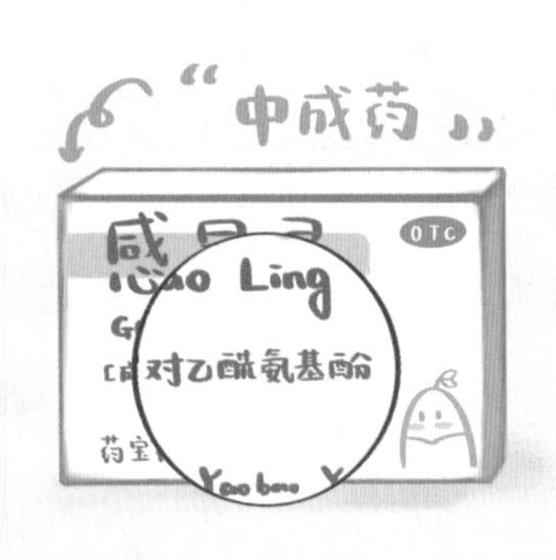

对乙酰氨基酚是家庭用药中非常常见的一类药，遇到头痛、发热，很多人不会选择去医院就诊，而是自行购买退烧药或者感冒药，而市面上绝大部分的感冒药都含有这个成分。在剂量范围内，对乙酰氨基酚是相对安全的，甚至也是推荐的婴幼儿解热镇痛药，但是对乙酰氨基酚使用剂量过高会发生肝损伤，甚至引起肝衰竭。这一点国内外均有报道[27]。

此外，许多药物虽然从名字上来看没有这个成分，但是在药物组成成分中是含有的，比如散利痛、日夜百服宁、白加黑等。如果患者在不知情的情况下，自行加量或者多服几种感冒药，则会导致对乙酰氨基酚过量，发生不良反应。

有的人可能会问，既然对乙酰氨基酚过量不好，那么我吃中成药不就好了嘛。这也是个误区。要知道，现在市面上所售打着中成药旗号的感冒药，很多也都含有退热成分对乙酰氨基酚，比如我们熟知的999感冒灵。

药物有其特定的治疗剂量、疗程以及适应人群，对于某些特殊的药物还有特定的服药时间和服药方式。

6. 药物治疗有其特定的疗程

疾病的治疗都有其特定的原则，以高血压为例：对于高血压患者，医生往往遵循“缓慢、平稳的原则”，特别是老年人，降压治疗不宜过快，这样会造成血压波动较大，反而容易出现缺血性事件。

有的患者在服用医生开具的降压药后，血压无法立刻降到正常，于是便自行服药，增加降压药的剂量，希望血压能尽快达到正常，但是大家忽视的是，药物起效是需要时间的，对于降压药而言，许多降压药需要 1 周甚至 1 个月才能达到最大降压效果，而且血压的控制以平稳降压为原则，如果为了降压，自行增加剂量，导致血压波动太大，反而容易出现心脑血管并发症。

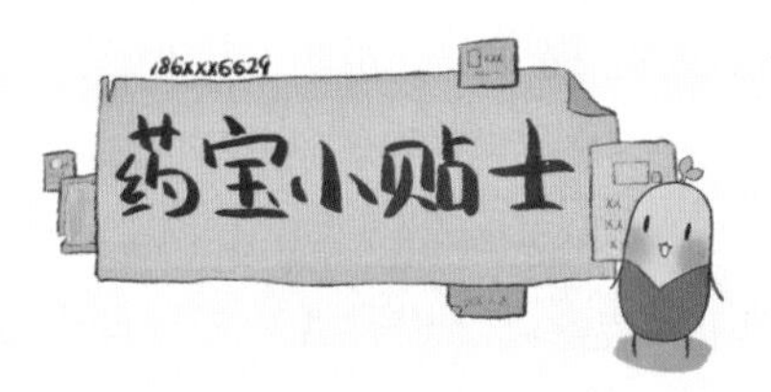

日常生活中如何避免过量服药呢？药宝在此告诉大家，如果是 OTC 药品，那么服药前仔细阅读说明书，按照说明书的用法用量服药，或者咨询专业的医生和药师。此外，药宝还要提醒大家，服药时记得查看说明书中药物成分这一项，避免重复用药哦！如果是处方药，则按照医嘱使用。如果出现不适或者达不到疗效，及时就诊。

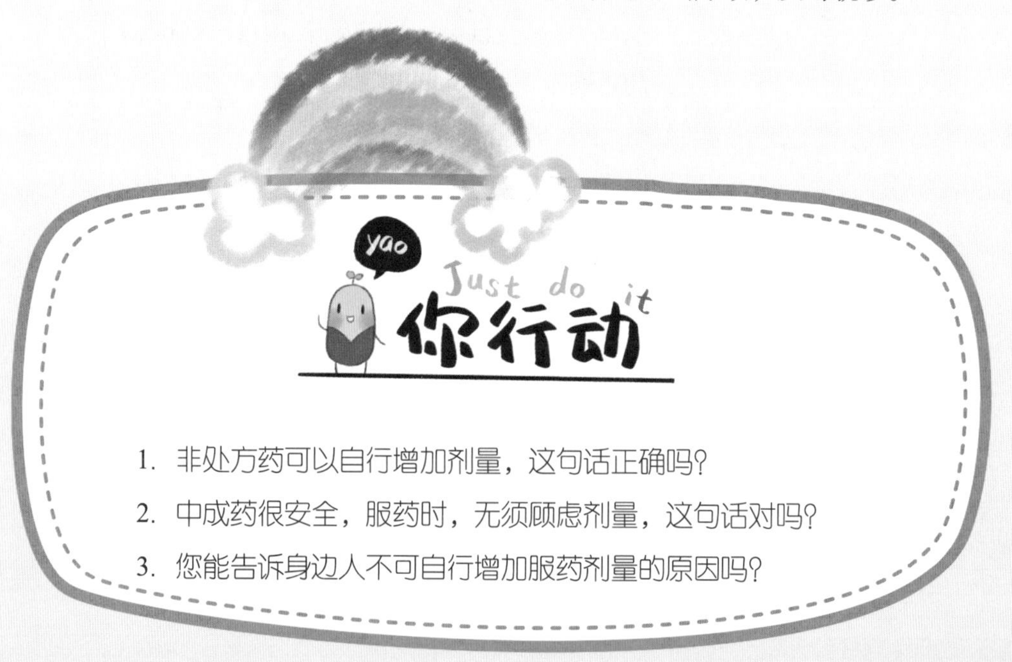

1. 非处方药可以自行增加剂量，这句话正确吗？
2. 中成药很安全，服药时，无须顾虑剂量，这句话对吗？
3. 您能告诉身边人不可自行增加服药剂量的原因吗？

4.8 症状轻了自己停

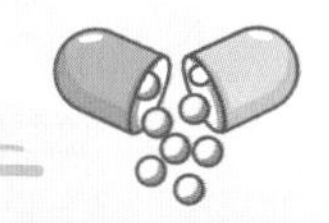

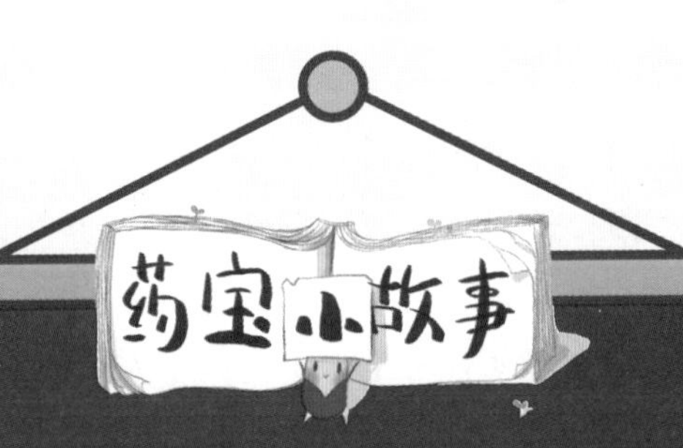

药宝遇到过这样一位病人，4年前因尿毒症做过同种异体肾移植，术后肾功能一直十分稳定，今年因为新冠肺炎疫情，没有定期来医院复查，然后自觉自己的病情稳定，开始减少了免疫抑制剂的剂量，甚至停服了部分免疫抑制剂。最近，这位患者出现了四肢无力、厌食，于是来医院就诊，此时发现肌酐已经升高至500μmol/L以上了。他被收治入院后，进行移植肾穿刺，然后病理结果显示慢性排斥反应，经过一定的治疗后，患者肌酐略有下降，但没有恢复到正常。

众所周知，等待肾移植平均约需要3—5年的时间，这个患者移植后肌酐能维持在130—140μmol/L，这原本是个很理想的结果，但是因为患者自行减量，导致出现了慢性排斥反应，严重影响了移植肾的功能和存活时间。

如果这个患者没有自行停药，结果就大不一样了，那么症状轻了为何不可自己停呢？且听药宝慢慢与您道来。

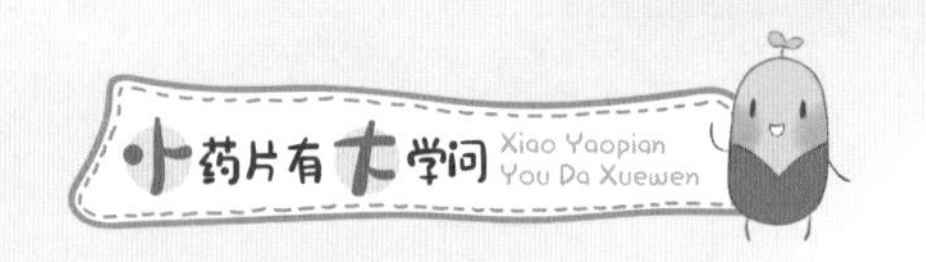

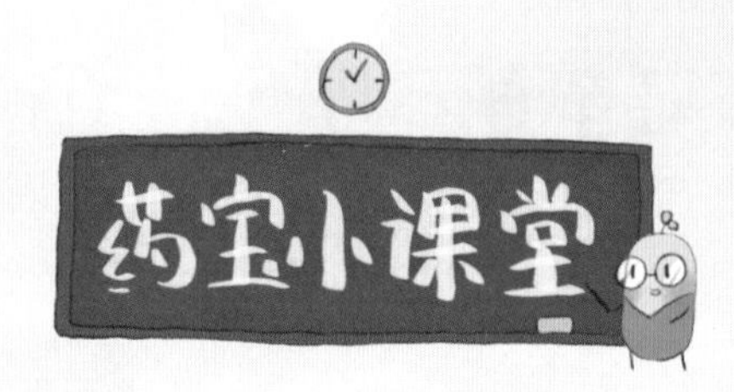

1. 没感觉就等于没病吗？

很多慢性病，如高血压、高血脂、高血糖等，临床症状往往因人而异，有的患者在服用治疗药物后，可能不舒服的感觉会明显减轻、甚至完全没有感觉，那么是不是没有感觉就表示没有疾病呢？就可以自行停药呢？显然并非如此。拿高血压来说，有的患者早期可能没有症状或者症状不明显，有的患者则可能会出现头晕、头痛、疲劳、心悸等[28]，这些临床症状都是因人而异的。高血压患者并非都有很明显的感觉。

并不是没有症状就表示没有疾病，还需要看客观的检测指标。

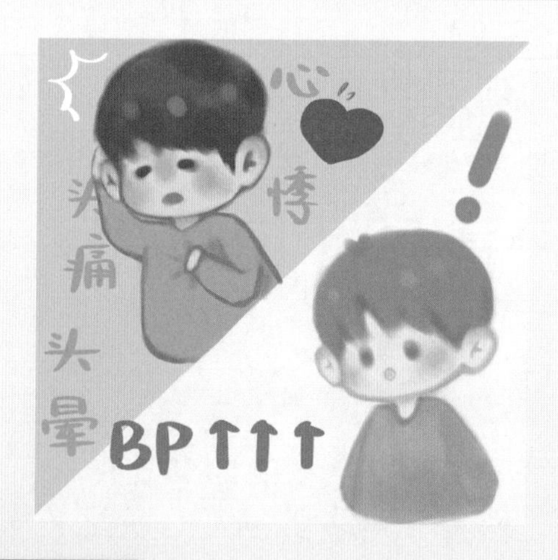

2. 药物治疗有其特定的疗程

疾病治疗都有其特定的疗程，比如普通的病毒性感冒可能一周便可自愈，而有些疾病则需要半年、1年甚至更久。

1）同样是感染，病因不同，疗程也不同

抗菌药物的治疗往往有周期，根据病原菌的不同及感染部位，决定所需的用药时间。

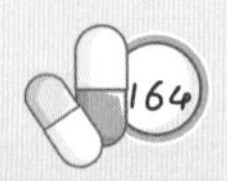

比如，对于感染性心内膜炎，需要应用抗菌药物4周，有时甚至需要6周或更长时间；肾盂肾炎疗程一般需7—10天；放线菌感染需要应用抗菌药物6—12个月；对于肺结核患者，需要遵循早期、适量、联合、规律和全程的原则，抗结核药物应用时间短程者达6—9个月；非结核分枝杆菌感染，由于易耐药和病情易反复，抗菌药物应用时间也较长，达6—12个月[29]。

以上仅仅是对于一些疗程较长的病原菌感染举例，如果是长期免疫抑制的患者，治疗周期可能更长。

除了细菌感染，真菌感染和病毒感染也一样，都有特定的疗程及停药指征，这些均需要在医生的建议下进行，不可自行停药。

2）慢性病患者往往需要长时间服药

拿冠心病患者来说，如果有行冠状动脉支架置入术，那么需要双联抗血小板治疗（简称“双抗”）1年，1年以后继续服用单联抗血小板药物。可能有人会有疑问了，为何要“双抗”1年？这是为了预防支架内血栓形成，发生血栓栓塞性事件，而这个时间也是由临床试验及临床经验的总结得出的最有利于疾病治疗的结果。对于冠脉支架置入后的患者，医生或者药师也会提醒患者不要自行停药，严格按照医生建议的疗程服药及复诊。

中国是一个乙肝大国，据最新的流行病学报道显示，我国约有7000万乙肝病毒感染者[30]。其中有部分乙型肝炎患者需要接受抗病毒治疗，而乙肝病毒感染患者接受抗病毒治疗是一个长期的过程，如果患者自行停药，可能会造成病情反复，病毒耐药，甚至病情进展。所以，何时停药需要在专业的医生指导下进行，不可自行决定。

3）有些疾病是需要终身服药的

在前文药宝给大家介绍的故事中，那位患者因为自行停药而导致移植肾发生慢性排斥反应，严重影响了移植肾功能。要知道，对于许多慢性病而言，是需要长期药物治疗的，而有少部分疾病则需要终身药物治疗。实体器官移植的患者尤其如此。

随着免疫抑制剂及手术技术的发展，器官移植已经成为终末期肾病、终末期肝病、肺动脉高压等患者的最后治疗手段。对于接受异体器官移植的患者，排斥反应是需要终身警惕的问题[31]。目前，主要依赖终身服用免疫抑制剂来进行预防。

随着移植术后时间的延长，排斥反应的发生风险逐渐降低，可以逐步降低免疫抑制程度，减少免疫抑制剂的剂量，但是不可以自行停药。

疾病有其特定的治疗周期，哪怕是同一种疾病，病因不同，疗程也不相同，何时停药需要在专业医生和药师的指导下进行，不可自行决定。

3. 自行停药的危害

1）疾病迁延不愈

以感染性疾病来说，如果抗菌药物应用疗程不足，容易导致病原菌耐药、病情反复，难以控制。有些患者在使用抗菌药物数天后，自觉不发热、症状缓解，便自行停药，最终导致感染迁延不愈，难以治愈。

2）靶器官损伤

对于慢性病患者，比如高血压病、高血脂症、糖尿病等等，需要长期服用药物，在治疗过程中，自我感觉血压正常、血脂正常或者血糖正常等等情况就擅自停药，殊不知，慢性病的治疗贵在坚持，如果症状轻了就停药对于病情控制往往不利，在不知不觉中损害全身的大、中、小血管，心、脑、肾等靶器官[28]。如长期控制血压，维持在正常范围，能最大限度地减少高血压所致的靶器官损害。所以，服药一段时间后，如果症状变轻或缓解了，那只能代表血压被控制了，疾病趋于稳定，但是依然需要进行降压治疗。如果患者自行停药，血压可能会再次升高。血压波动过大，对心、脑、肾靶器官的损害更严重。

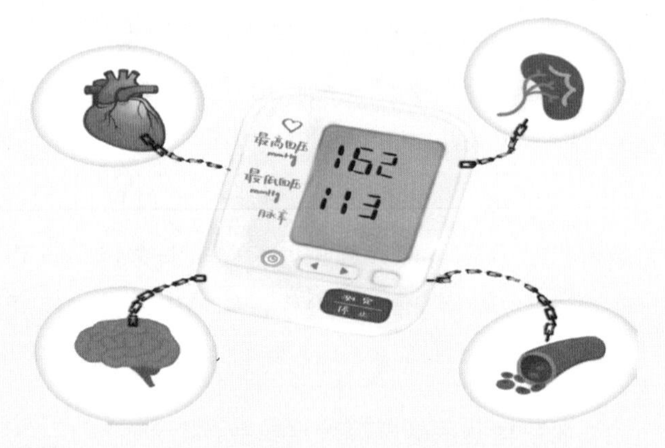

高脂血症和糖尿病患者亦如此，控制血脂和血糖能减少靶器官的损害，切莫自行停药。

3）症状恶化

对于需要终身服药的患者，最初药宝的小故事也已经讲过，那位接受肾移植的患者，因为一时停药，导致原本健康的肾脏功能急剧恶化，不得不面临再次透析的可能。

对于原发性的高血压、高血脂和高血糖患者，开启药物治疗后，必须长期坚持服药，才能获得良好的临床益处，切莫自行停药[28,32]。继发性高血压、高血脂和高血糖的患者解除继发因素后是可以酌情停药的，但必须在医生的指导下进行。

可能有的朋友会问：如果平时感冒发烧，使用可以在药店获得的非处方药，也不能自行停药吗？对于非处方药，大家可以详细阅读说明书，根据自己的情况来停药，但是如果使用一段时间症状没有减轻，那么应及时去医院就诊。

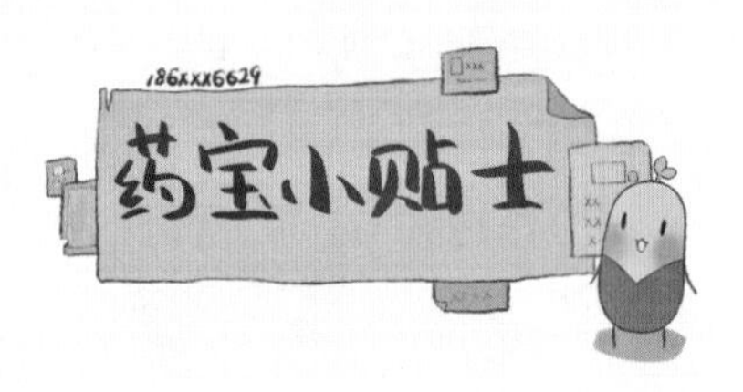

疾病治疗有其特定的疗程，不管是服药剂量还是服药时间，都请在医生或者药师的指导下进行，希望各位在接受药物治疗时，按疗程，遵医嘱，切莫自行停药。

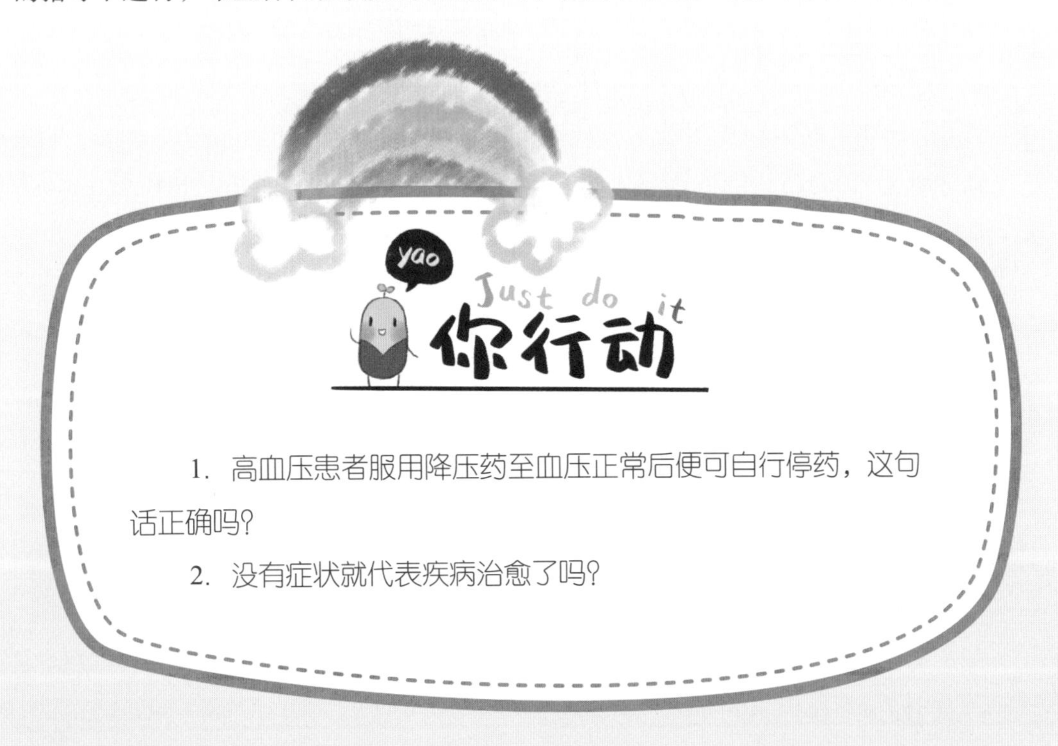

1. 高血压患者服用降压药至血压正常后便可自行停药，这句话正确吗？

2. 没有症状就代表疾病治愈了吗？

本章参考文献

[1] 朱坤贤 . 我院药物剂型临床不合理使用现象分析 [J]. 北方药学 ,2012,9(3):79–80.

[2] 许立春 , 刘敏 , 于龙飞 . 常用口服药物的正确使用方法及注意事项 [J]. 中国卫生产业 ,2015,12(29):152–154.

[3] 梁东升 , 郑良亮 . 常用口服药物给药时间及服用方法 [J]. 实用医药杂志 ,2011,28(10):906–907.

[4] 刘蓉 . 常见服药误区和用药指导 [J]. 临床合理用药杂志 ,2015,(10):172–174.

[5] 王小涓 . 哮喘吸入剂的使用误区与正确方法 [J]. 文存阅刊 ,2019,(25):188.

[6] 龙丽 . 吸入剂的使用 [J]. 东方药膳 ,2020,(11):275.

[7] 孙艳华 . 外用药的正确使用方法探讨 [J]. 黑龙江医药 ,2012,25(6):879–881.

[8] 贾淑娟 . 药物新剂型的使用方法 [J]. 中国伤残医学 ,2012,20(5):121–122.

[9] 杨宝峰 , 陈建国 . 药理学 [M].9 版 . 北京：人民卫生出版社，2018:36.

[10] 佚名 .ADR 系列问答 137[J]. 药物不良反应杂志 ,2011,2(13):63.

[11] 苏明君 . 浅谈药品不良反应与合理用药 [J]. 中国医药指南 ,2010, 2(8):112–114.

[12] 刘建霞 . 偏方治大病之我见 [J]. 家庭医学 ,2006(2):11.

[13] 衣晓峰 , 施旸 . 从民间偏方到国家二类新药 [N]. 中国中医药报 ,2011–11–11(003).

[14] 胡佳 , 田晶晶 . 生物节律与时辰药理学研究概况 [J]. 医药前沿，2019,9(2):244.

[15] 王辰 , 王建安 . 内科学 [M]. 北京：人民卫生出版社 ,2015:284.

[16] 郭萍 , 杨东 . 时辰药理学在服药时间上的具体应用及药效学影响 [J]. 中国临床医生杂志 ,2016,44(2):26–29.

[17] Bruguerolle B , Boulamery A , Simon N . Biological rhythms: A neglected factor of variability in pharmacokinetic studies[J]. Journal of Pharmaceutical Sciences, 2008, 97(3):1099–1108.

[18] Labrecque G , Bélanger P M. Biological rhythms in the absorption, distribution, metabolism and excretion of drugs[J]. Pharmacol Ther, 1991,52(1):95–107.

[19] 尤骋 . 时辰药理学在老年高血压患者治疗中的应用 [J]. 中国医药科学 , 2014, 4(22):187–189.

[20] 翟颖 , 王金萍 . 药物时辰药理学的研究进展 [J]. 海峡药学 ,2015，27(3):13–15.

[21] 郭淡纯 . 简析利用时辰药理学指导合理用药 [J]. 中国卫生产业 , 2015(11):21–22.

[22] 张云富 . 时辰药理学在药物临床治疗中的应用 [J]. 医学信息 ,2014, 27(13):356–357.

[23] 章万柏 , 范玉香 . 时辰药理学与临床合理用药 [J]. 医药前沿 ,2015, 51(15):333–334.

[24] Product Information: OFIRMEV(R) intravenous injection, acetaminophen intravenous injection. Cadence Pharmaceuticals, Inc.(per FDA),San Diego, CA, 2013.

[25] Hopkins A G, Spiller H A, Kistamgari S, et al. Suicide–related over–the–counter analgesic exposures reported to United States poison control centers, 2000–2018 Pharmacoepidemiol Drug Saf. 2020;10.1002/pds.4997. doi:10.1002/pds.4997.

[26] American Pain Society (APS). Principles of Analgesic Use in the Treatment of Acute Pain and Cancer Pain. 6th ed, Glenview, IL: American Pain Society, 2008.

[27]Acephen (acetaminophen suppositories) South Plainfield, NJ: G&W Laboratories, 2014.

[28] 中国高血压防治指南修订委员会 . 中国高血压防治指南（2018 年修订版）[J]. 中国心血管杂志 ,2019,24(1):24–56.

[29]Gilbert D N，Chambers H F，Eliopoulos G M，et al. 热病 桑福德抗微生物治疗指南 [M].48 版 . 范洪伟等，译 . 北京：中国协和医科大学出版社，2019.

[30] 中华医学会肝病学分会 , 中华医学会感染病学分会 . 慢性乙型肝炎防治指南（2015 年版）[J]. 中国肝脏病杂志 ,2015,7(3):1–18.

[31] 中华医学会器官移植学分会 . 器官移植免疫抑制剂临床应用技术规范 [J].2019 版 . 器官移植，2019,10（3）：213–226.

[32] 中国成人血脂异常防治指南修订联合委员会 . 中国成人血脂异常防治指南 [J].2016 年修订版 . 中华全科医师杂志，2017,16（1）：15–35.

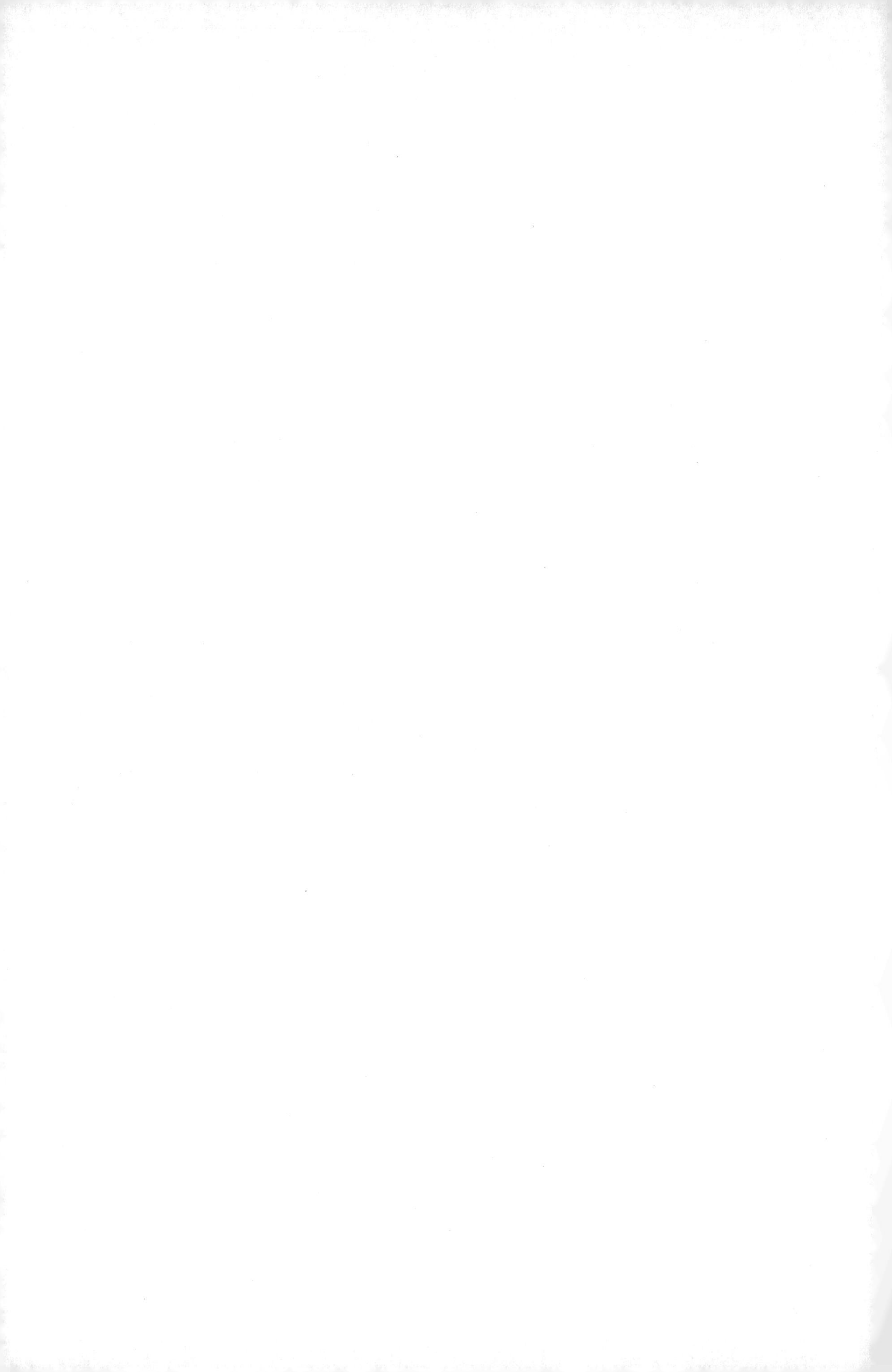

第五章

用药禁忌知多少

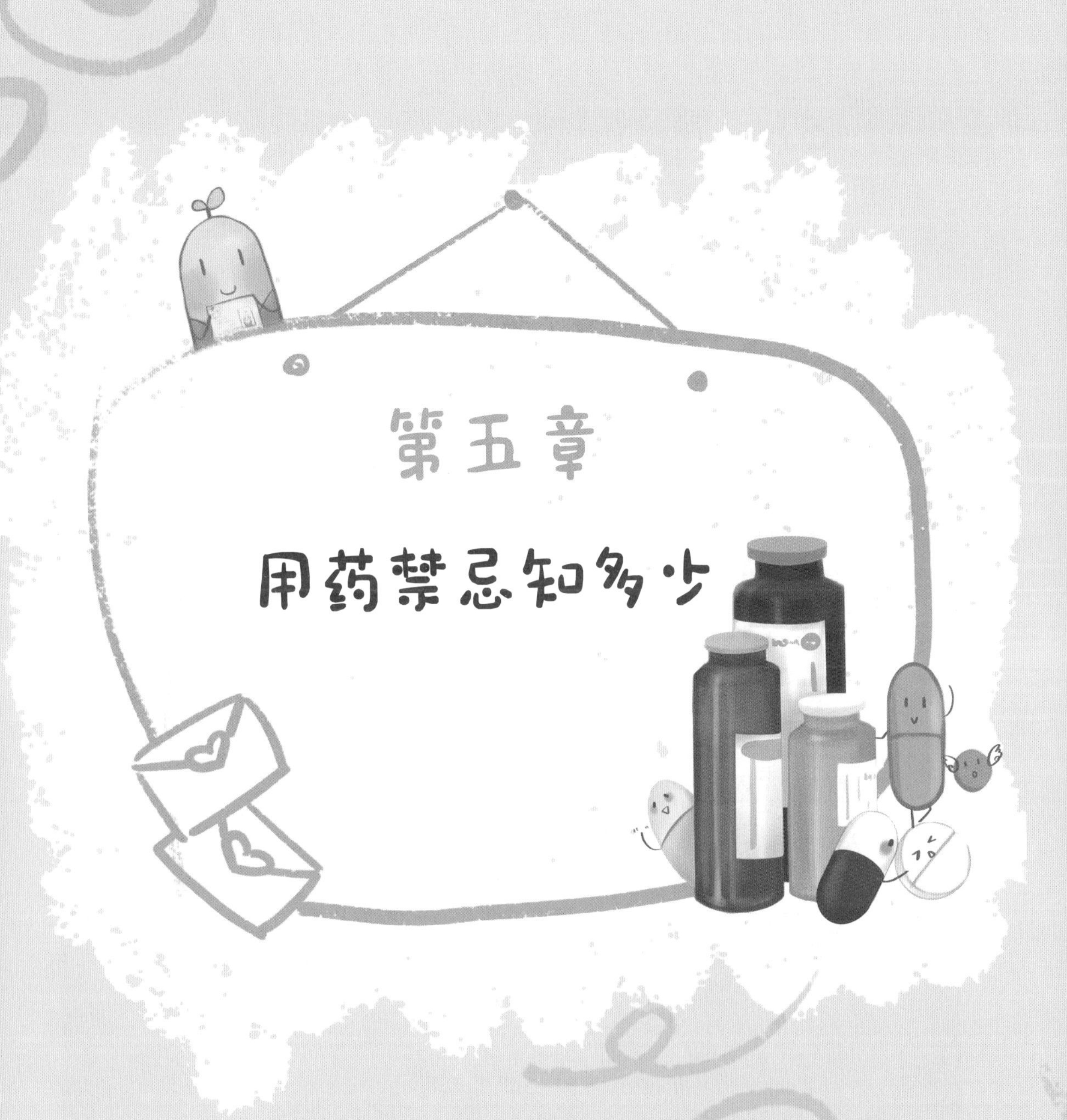

5.1 食物对药物的影响

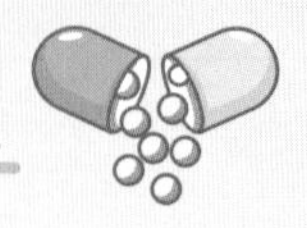

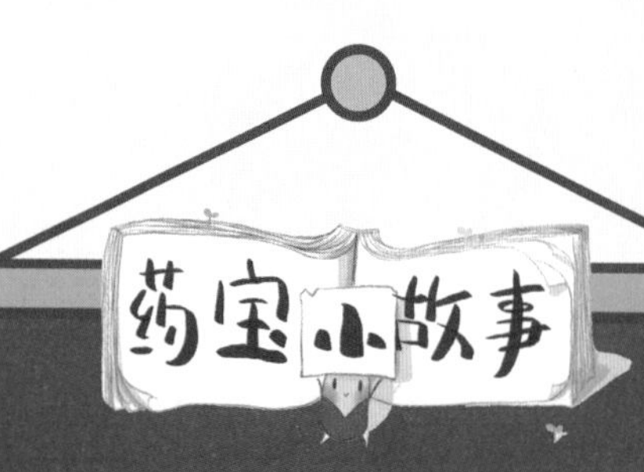

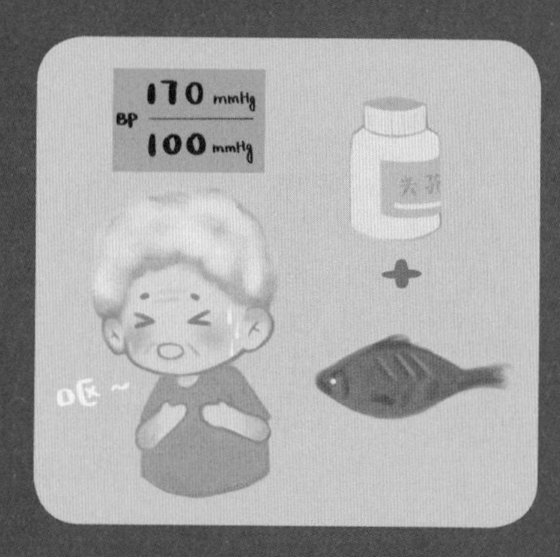

天津市第三中心医院曾出现过这样一则病例。70岁的王女士因患上感冒，便服用了家中剩余的头孢，晚上吃饭时王女士又吃了些平时很爱吃的熏肉和咸鱼。晚饭后没过多久，她就出现了出汗、头痛、恶心、呕吐的症状，血压更是升高到了170/100mmHg。家人将其送至医院就诊后发现，引发上述不良反应的原因竟是因为王女士在服用头孢的同时食用了咸鱼与熏肉。

“民以食为天”，食物对于我们日常获取营养，保持健康是必不可少的。而当我们身体出现问题时，药物则是帮助我们治疗疾病、恢复健康的重要物质。食物和药物理论上应该都有益于我们的身体健康，但两者若不分情况、同时食用，就可能适得其反，轻则导致药效降低，重则如上述案例一般，对我们的身体造成损害。

食物为什么能够影响药物？食物可能对药物产生哪些不利影响？为了避免食物影响药物疗效，我们应遵守哪些用药原则？今天就来听听药宝的讲解吧。

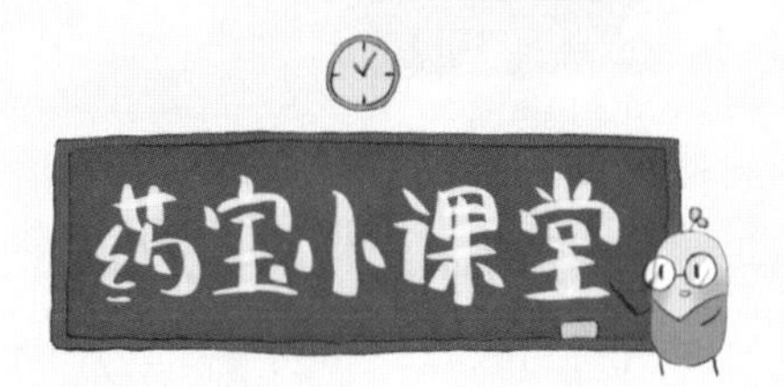

1. 食物为什么会对药物产生影响?

想要弄懂食物为什么可以影响药物这个问题，药宝首先需要向大家简要介绍一下药物从进入体内到发挥作用，再到排出体外的整个过程究竟是如何进行的。

简单来说，我们日常用药都是以口服药物为主，药物经口服进入胃肠道后，首先在胃肠道内从药片、胶囊等形式中崩解、释放成为很小的药物分子，这些药物分子能够被胃肠道吸收进入血液循环当中，并随着血液的流动分布到身体的其他部位。其中一部分药物分子在到达肝脏等部位时会在酶的催化下发生转变，这种转变可能使药物的治疗作用减弱或消失，也可能使药物的治疗作用产生或增强。当然也有一部分药物分子并不发生转变，一直以初始的模样存在于体内。但最终不论是发生转变还是没有发生转变的药物，都会经过以肾脏为主的各种途径排出体外，结束在体内的旅程。药物在体内的旅程总结起来就是药物在体内的吸收、分布、代谢和排泄过程。

药物的疗效就是在体内循环过程中发挥出来的，某一个环节受到影响或干扰都可能会影响药物的治疗效果。而食物在体内经历的过程和药物较为相似，再加上食物中的营养成分十分复杂，这些成分中难免会出现一些能够影响药物小分子的物质，打乱药物在体内理想的吸收、分布、代谢和排泄过程，最终影响药物的治疗效果，严重的情况下还可能对人体健康造成损害。

由于药物与食物的体内过程存在相似性，两者若同时服用，相互之间产生复杂相互作用的概率较大，因此服药期间应注意食物对药物的影响。

2. 食物可能对药物产生哪些不利影响？

食物对药物的影响具有两面性，既包括有利影响又包括不利影响。举例来说，有利影响包括大蒜可以增强华法林的抗凝血疗效；生姜有助于消炎利胆排石类药物的治疗；高脂肪食物可促进脂溶性药物的吸收，如灰黄霉素片说明书中的“注意事项”一栏就明确标出：“本品可于进餐时同服或餐后服，以进高脂肪餐为最佳，因可减少胃肠道反应及增加药物吸收”。

但药宝想和大家强调的是食物也会对药物产生不利影响，我们应多关注服药期间的饮食禁忌。造成不利影响的原因大多数情况下并非食物本身的问题，而是由于食物与药物分子之间的各种相互作用导致药效改变，严重时甚至会导致疾病的加重。接下来，药宝就列举一些可能出现的情况。

1）食物成分与药物分子的作用相反，降低药物疗效或加重不良反应

华法林是一种常用的抗凝血药物，正常情况下，它是通过抑制维生素 K 在体内帮助凝血这一过程来发挥抗凝血作用。如果我们在服用华法林期间吃大量富含维生素 K 的食物（如动物肝脏、香菜、甘蓝、西芹、菠菜、胡萝卜、白菜、西兰花、西红柿、枸杞等），相当于提供了更多的维生素 K，而华法林却无法抑制这些多余的维生素 K，最终表现为华法林的抗凝血效果减弱 [1]，容易引发血栓。

鱼虾、奶酪、肉制品等食物富含组氨酸，可在体内转化为组胺，当这些食物与抗组胺药（地氯雷他定、左旋西替利嗪）一起服用时 [2]，会抑制组胺分解，导致组胺在体内蓄积，这不仅会降低抗组胺药的疗效，还会引发心慌、心痛、头晕、头痛等不适症状 [3]。

熏制或发酵的鱼类和禽类肉制品以及酸菜、大豆制品、蚕豆、陈年奶酪等食物中含有较多的酪胺成分 [3]，酪胺经过吸收后可能会刺激人体释放引起血压升高的物质。因此，为了保持稳定的身体状态，体内还存在一种可以代谢酪胺使其失去原本功能的酶（即 A 型单胺氧化酶），换句话说，这种酶起到了抑制酪胺的作用。

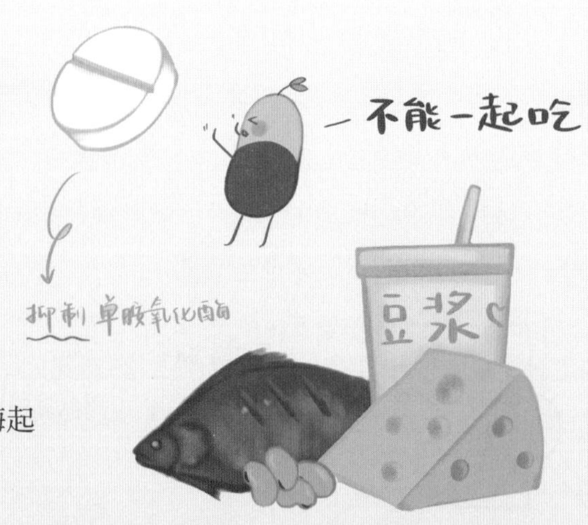

正常情况下，这种刺激与抑制之间保持一种平衡状态，但若在服用抑制单胺氧化酶药物（如利奈唑胺、呋喃唑酮、头孢菌素、吗氯贝胺、肼屈嗪）期间同时食用富含酪胺的食物，这种平衡就会被打破，造成体内酪胺过多，从而导致高血压危象（表现出血压急剧升高、心动过速、头痛、呕吐、皮肤潮红等症状），严重时还可能引发脑出血，危及生命[4]。这一现象便是食物与药物相互作用的一种经典反应——酪胺反应。

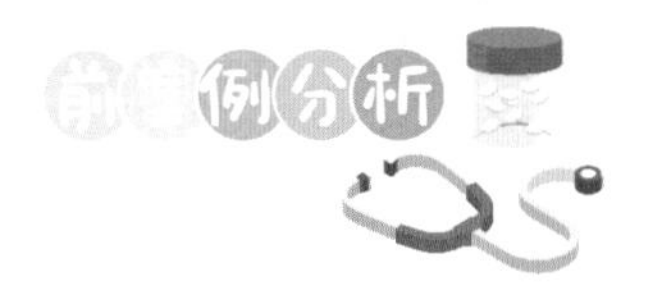

王女士服用头孢的同时食用了咸鱼与熏肉，打破了体内的酪胺平衡，导致酪胺含量升高，引发了“酪胺反应”，从而导致其出现出汗、头痛、恶心、呕吐以及血压升高等不适症状。

在服用华法林期间应少吃富含维生素K的食物；富含组氨酸的食物应避免与抗组胺药同服；在使用抑制单胺氧化酶药物期间及停药7天内应避免食用富含酪胺的食物，以防止“酪胺反应”的发生。

2）食物成分可能减少药物分子吸收，降低药物疗效

食物成分可能会“霸占”药物分子形成难吸收的物质，导致药效降低，减慢疾病的治疗过程。环丙沙星、诺氟沙星、四环素类药物（金霉素、土霉素、四环素）与富含铁、钙的食物（如乳制品、海带、虾皮、芹菜、黑木耳等）之间就存在这一问题，这些药物分子与食物中的钙、铁会形成既不能溶解也不能吸收的物质，导致发挥治疗作用的药物分子减少，药效降低[5]。

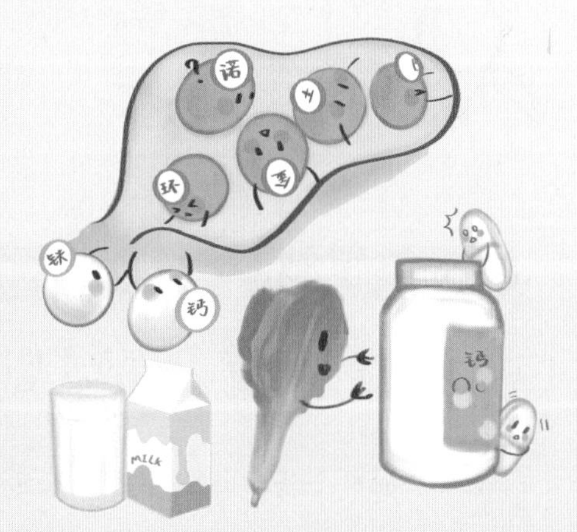

与之类似的是菠菜与钙片，菠菜中所含的草酸可以与钙离子结合形成草酸钙，这不仅消耗了补充的钙，而且生成的草酸钙也不易从体内排出[2]。

环丙沙星、诺氟沙星、四环素类药物最好在食用含钙、铁的食物前1小时或饭后2—3小时服用；在服用钙片前后2小时避免食用菠菜。

3）食物成分引发或加重药物不良反应

富含钙的食物中存在的钙离子会增强强心苷类药物（如地高辛、洋地黄等）的毒性，引发心律失常等问题[3]。咸菜、咸鸭蛋、咸鱼等腌制品中含有亚硝酸盐，亚硝酸盐可以与去痛片、散利痛、优散痛、安痛定等含有氨基比林的药物在胃内酸性环境下发生反应，生成一种名为亚硝胺的物质，这种物质具有诱发癌症的能力[3]。

磺胺类药物（如复方新诺明）通过肾脏排出体外，当尿液酸性过强时，容易形成结晶，对肾脏造成损害。因此，能够引起尿液酸性变强的食物（包括动物内脏、浓肉汤、海鲜等）应避免与磺胺类药物同服[3]。

对于螺内酯和氨苯蝶啶等保钾利尿类降压药来说，发挥降压作用的原理主要是在保留体内钾离子的同时促进体内钠离子和水排出体外。因此，在服用这类降压药时应避免食用富含钾的食物（香蕉、红枣、蘑菇、紫菜等），否则易导致体内钾含量过高，引发高血钾症，造成身体麻木、嗜睡乏力和肌肉麻痹等不良反应[4]。

富含钙的食物应避免与强心苷类药物同服；服用含有氨基比林的药物时应避免食用腌制品；动物内脏、浓肉汤、海鲜等应避免与磺胺类药物同服；服用保钾利尿类降压药时应注意低钾饮食。

3. 为了避免食物影响药物疗效，我们应遵守哪些用药原则？

日常用药过程中除了应尽量避免同时食用上述食物与药物外，还应遵守以下几个用药原则：

（1）如果食物能够减少或抑制某些药物的吸收，那么这些药物最好在饭前1小时或饭后 2—3 小时服用；

（2）服用治疗糖尿病药物时应避免食用含糖量高的饮食；

（3）服用降血脂药物时，避免食用过多动物脂肪；

（4）服用抗高血压药、利尿药期间，应保持低钠饮食[6]。

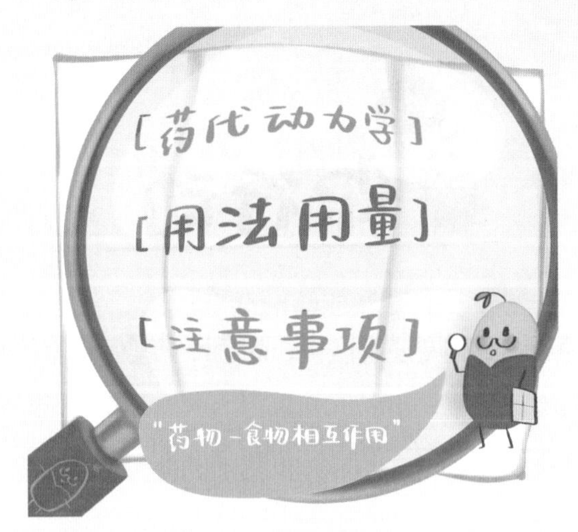

药宝提示：大家自己无法判断食物对药物是否会产生不良影响时，除了咨询医生外，还可以在用药之前参考药品说明书。有关药物—食物相互作用的信息主要分布在说明书的"药代动力学""用法用量"或"注意事项"中[6]。

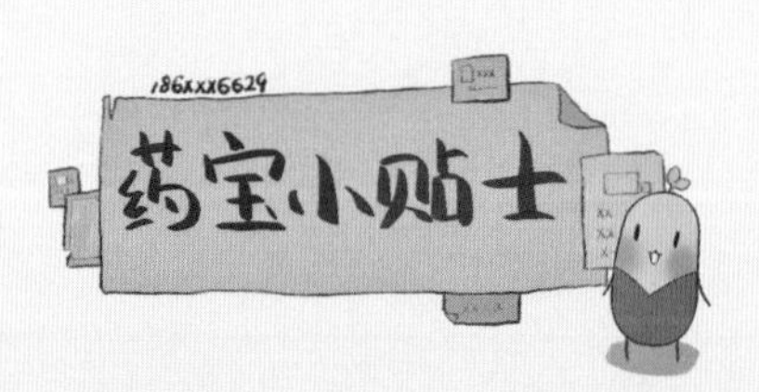

为避免食物对药物的不良影响，在吃药期间应避免长期大量食用会影响该药物的食物，尽量做到少吃或不吃。另外，服药前仔细阅读药品说明书上有关药物—食物相互作用的内容，避免触犯饮食禁忌。

当然，大家也不必过度在意，导致什么都不敢吃，因为大部分食物对药物是没有影响或影响很小的。在此，药宝希望大家能够增强对食物与药物之间存在相互作用的认识，在日常生活中做到科学用药，合理饮食。

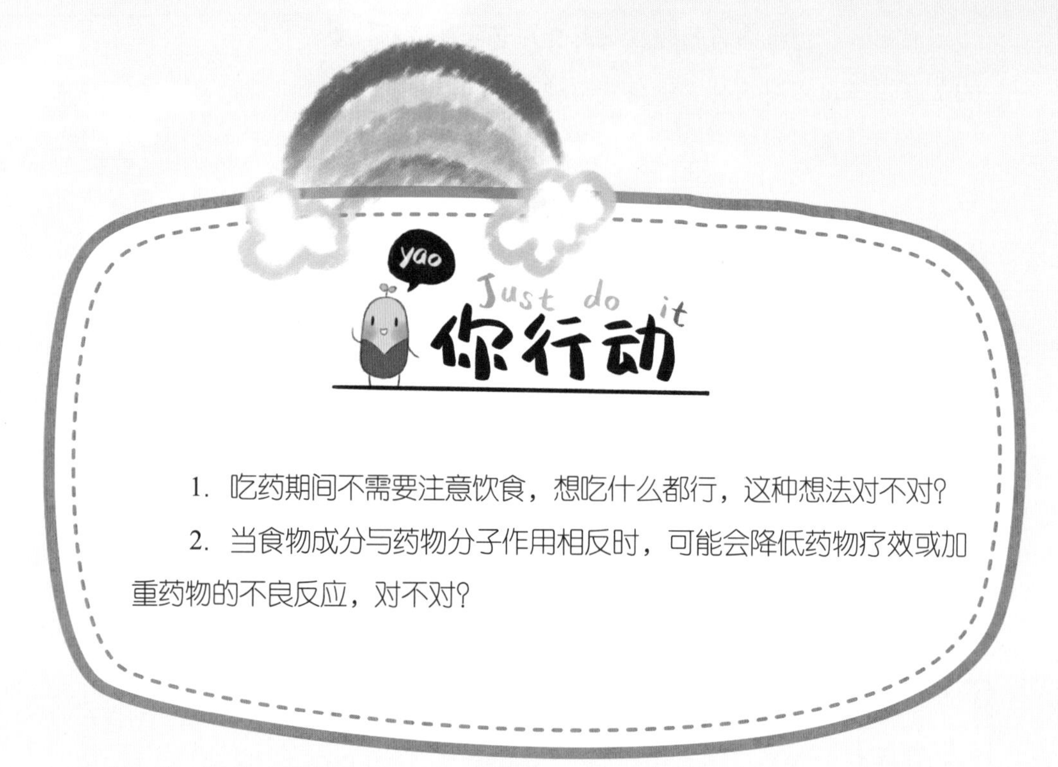

1. 吃药期间不需要注意饮食，想吃什么都行，这种想法对不对?

2. 当食物成分与药物分子作用相反时，可能会降低药物疗效或加重药物的不良反应，对不对?

5.2 酒精、果汁、碳酸饮料对药物的影响

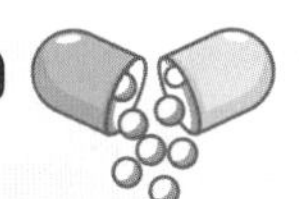

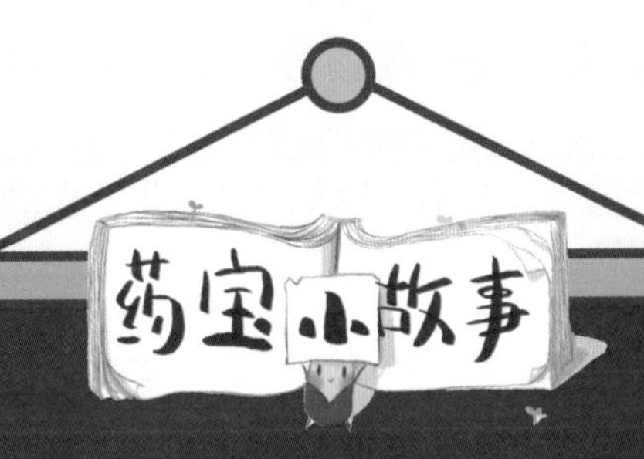

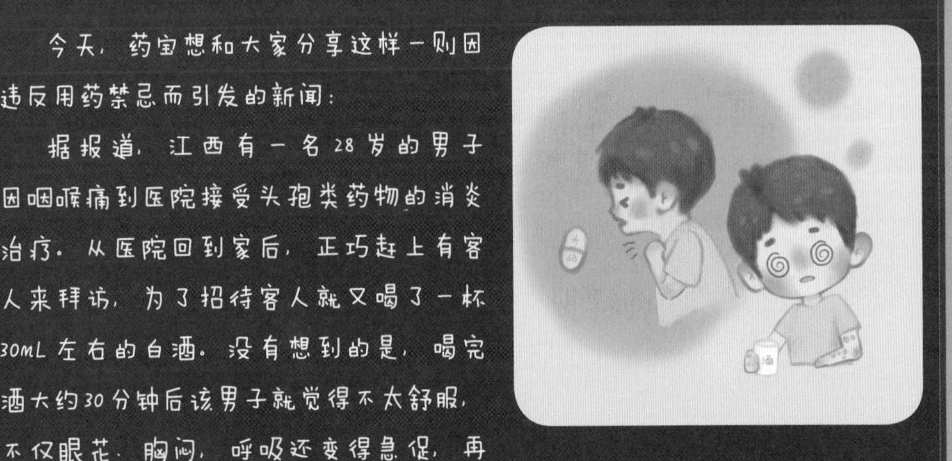

今天，药宝想和大家分享这样一则因违反用药禁忌而引发的新闻：

据报道，江西有一名28岁的男子因咽喉痛到医院接受头孢类药物的消炎治疗。从医院回到家后，正巧赶上有客人来拜访，为了招待客人就又喝了一杯30mL左右的白酒。没有想到的是，喝完酒大约30分钟后该男子就觉得不太舒服，不仅眼花、胸闷，呼吸还变得急促，再往身上一看，发现皮肤上也出现了大面积的红色斑疹。家人见状立即将他送至医院急诊抢救，医生根据该男子的症状判断他出现的这种现象叫作“双硫仑样反应”，是因使用头孢类药后喝酒所导致。经过一系列救治措施后，该男子转危为安。

近年来，与之类似的新闻报道越来越多，导致网上流传起了这样的说法：“头孢配酒，说走就走”，用来反映吃头孢类药物后喝酒容易对我们的生命健康造成威胁的现象。这其实不仅仅是一句调侃，它的背后也蕴藏了一些大家需要了解的用药禁忌。

为什么酒精不能和头孢同服？什么是“双硫仑样反应”？果汁和碳酸饮料又为什么不能送服药物呢？在这里，药宝和您一起来聊聊这些“喝的”与药物之间的那些事。

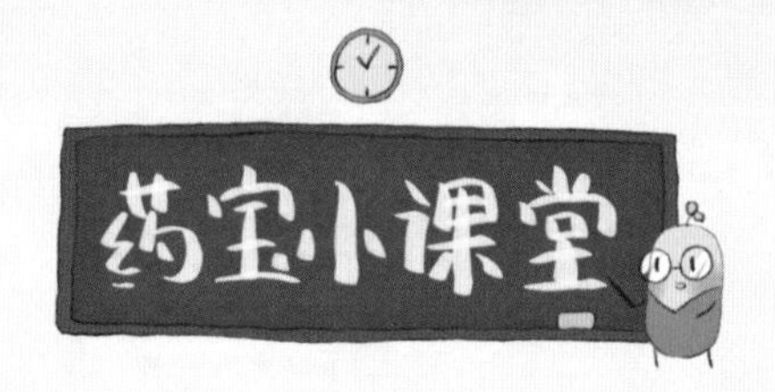

1. 酒精对药物的影响

想要理解酒精对药物的影响，我们可以从开头新闻中提到的“双硫仑样反应”聊起。

1）什么是双硫仑样反应？

双硫仑样反应（或称戒酒硫样反应），是指服用某些药物前后饮酒或接触含有酒精（乙醇）的饮品、食品、药品后，出现眼结膜充血、头晕、恶心、呕吐、出汗、口干、面部潮红、胸痛、搏动性头痛等症状，严重时还可能造成心肌梗死、急性心力衰竭的一类反应[7,8]。简单来说，就是吃药前后吃了、喝了或是用了含有酒精（乙醇）的东西，导致身体出现不舒服的一类反应。

2）双硫仑样反应有哪些特点？

双硫仑样反应主要发生在吃药期间以及停药后的2—3天内，无论是口服、注射还是外用含有酒精的药物、食物都可以引发该反应[9]。

双硫仑样反应发生后最快能在5分钟内出现相关身体症状，但大部分情况下这些症状出现在30分钟内，当然也不排除在1小时内或1小时后身体才出现反应的可能[7]。

一般来说，双硫仑样反应的严重程度与吃药量和接触酒精的量成正比。也就是说，吃药量越大，接触的酒精越多，该反应越强烈[10]。

3）我们应该怎么做才能避免双硫仑样反应呢？

注意！注意！药宝来划重点了！为了避免出现双硫仑样反应，以下两个用药原则您可一定要往心里记。

（1）酒菜不能随心吃：在服用能够引起双硫仑样反应的药物期间甚至停药后的7天内，一定要管住自己的嘴，各种酒或是用酒做的美食小吃（酒心巧克力、啤酒鸭）[8,11]统统不能碰！

（2）药品也要小心用：除了吃喝上需要注意外，用药也要小心。在吃能引发双硫仑样反应的药物时不应再使用含有酒精（乙醇）的药品（包括藿香正气水、氢化可的松注射液）[12]，此外也要尽量避免用含酒精（乙醇）的药物对身体进行降温或消毒[13]。

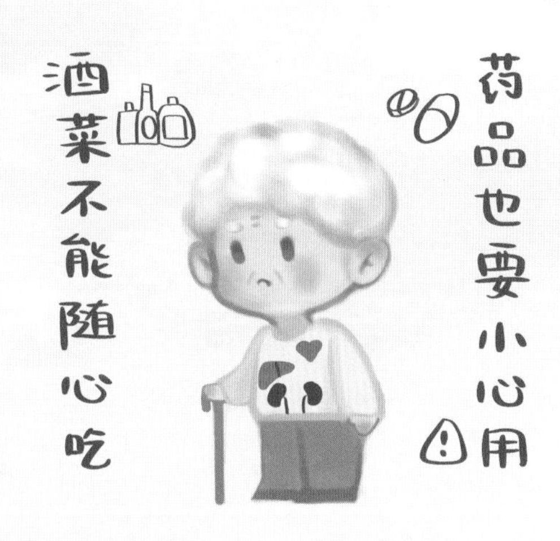

对于老年人、糖尿病、肝肾功能异常或有心血管疾病的患者来说，上面两点应尤其要引起注意[11]。

为避免出现双硫仑样反应，大家在吃能够引起双硫仑样反应的药物期间以及停止吃药后的7天内要牢记两个用药原则：“酒菜不能随心吃，药品也要小心用”。

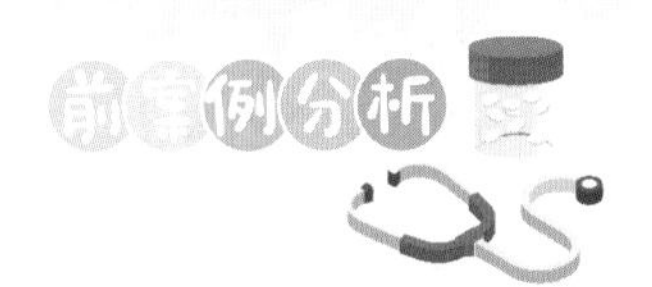

头孢类药物属于能够与酒精引发双硫仑样反应的药物，正确做法应该在用药期间及停药7天内回避一切含有酒精的东西，但新闻中的男子用药当天晚上就和客人饮酒，才最终导致身体不适，送往医院。

4）能够引起双硫仑样反应的药物有哪些?

说了这么多，到底有哪些药物与酒精（乙醇）作用后能够引发双硫仑样反应呢?药宝这就为您总结整理了一份药品清单，请查收：

（1）头孢菌素类抗生素：以头孢哌酮和头孢哌酮舒巴坦钠最为常见，还包括头孢唑啉、头孢匹胺、头孢孟多、拉氧头孢[14]；

（2）咪唑类抗菌药物，包括奥硝唑、甲硝唑、替硝唑；

（3）其他抗菌药，包括呋喃唑酮、氯霉素、酮康唑、异烟肼；

（4）降糖药物，包括苯乙双胍、甲苯磺丁脲、格列本脲、胰岛素；

（5）抗过敏药，包括盐酸赛庚啶、茶苯海明；

（6）降压药，包括胍乙啶；

（7）其他药物，包括华法林、三氟拉嗪、妥拉唑林、水合氯醛[11,13,14]。

虽然我们强调很多头孢类药物会与酒精反应引发双硫仑样反应，但实际上也有一部分头孢类药物极少甚至并不会引发该反应，但为了安全起见，药宝还是建议大家“吃头孢不喝酒，喝酒不吃头孢”。

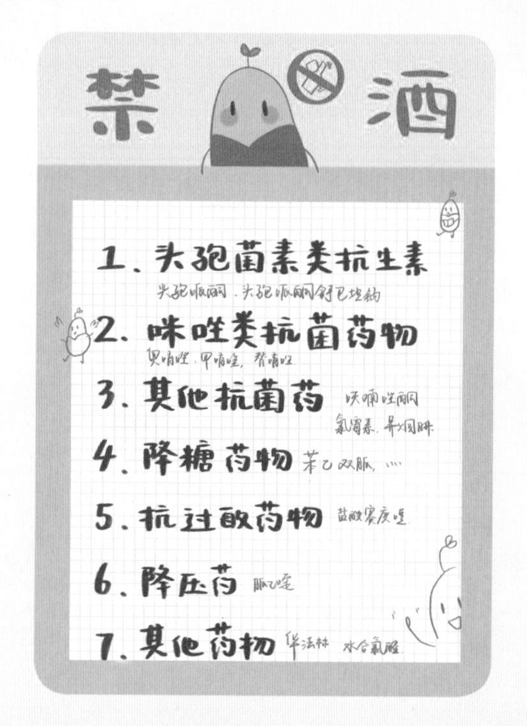

服用这些药物时，一定要注意前面提到的两个用药原则。另外，若您在还没服用头孢类药物前就已经喝过酒的话，保险起见，在喝酒后的7天内应禁止使用头孢类药物。

5）除双硫仑样反应外，酒精对其他药物有什么影响？

酒精不仅能引发双硫仑样反应，还会对药物造成其他不良影响。例如，酒精能够使主要成分是酶类的药物（包括胃蛋白酶、胰蛋白酶、多酶片）失活失效。酒精还会导致抗癫痫药（包括苯妥英钠）失活，降低其疗效，因此酒精与抗癫痫药同时服用容易诱导癫痫的发作[15]。

此外，酒精也可以降低包括阿司匹林、对乙酰氨基酚在内的解热镇痛药的疗效，长期将对乙酰氨基酚与酒同服可以引发肾损伤[16]；而阿司匹林与酒同服会刺激我们的肠胃，严重时可导致胃溃疡患者的胃出血[17]。

对于磺脲类降糖药（如格列本脲）来说，酒精可以增强其降糖作用，在不降低吃药量的情况下长期与酒同服可引发严重低血糖反应[18,19]。对于镇静催眠药来说，酒精可能会使吃药的人嗜睡加重、反应力下降、注意力不集中，严重时甚至可导致死亡[19,20]。

为了避免酒精对药物的干扰，最好的办法就是在吃药期间甚至是吃药后7天内都远离酒精。

2. 果汁对药物的影响

众所周知，果汁是一种老少皆宜的健康饮品，但就是这样一种“好东西”，如果和药物一起喝，却会立马翻脸不认人，变成影响药效的“捣蛋鬼”，严重时还可能成为我们的“健康杀手”。在各种果汁中，最出名的“捣蛋鬼”当属葡萄柚汁，它可以影响40多种药物的疗效。

1）葡萄柚汁为什么能够影响药物？

葡萄柚，又叫胡柚或西柚，其果汁能够影响药物主要是因为它能够抑制肠道中一种叫CYP3A4的酶的活性，这种酶参与约50%—60%药物的体内转化过程[21]，该酶被抑制会导致这些药物的分解代谢减少，相应地，药物在血液中的浓度可增加数倍乃至几十倍[22]，最终导致药效增强或不良反应加重[23]。

2）受葡萄柚汁影响的药物有哪些？

葡萄柚汁影响的药物主要包括中枢神经系统药物（包括阿芬太尼、舍曲林、地西泮），降脂药（包括洛伐他汀、辛伐他汀、阿托伐他汀），口服降糖药（包括瑞格列奈、沙格列汀），心血管药物（包括胺碘酮、卡维地洛、维拉帕米），抗肿瘤药物（包括达沙替尼、伊马替尼、舒尼替尼），抗组胺药（如特非那定）[24,25]。

葡萄柚汁会增加这些药物的体内浓度，诱发药物不良反应。这么说可能不太好理解，那么药宝就以降脂药为例为您解释这一概念：用 1 杯葡萄柚汁送服 1 片洛伐他汀后，体内洛伐他汀浓度比用 1 杯水送服时高出 10—15 倍[22]。药物浓度升高这么多倍意味着什么呢？意味着更容易出现洛伐他汀能引起的多种不良反应（包括横纹肌溶解、肌肉疼痛、急性肾衰竭），从而对我们的身体造成损害。

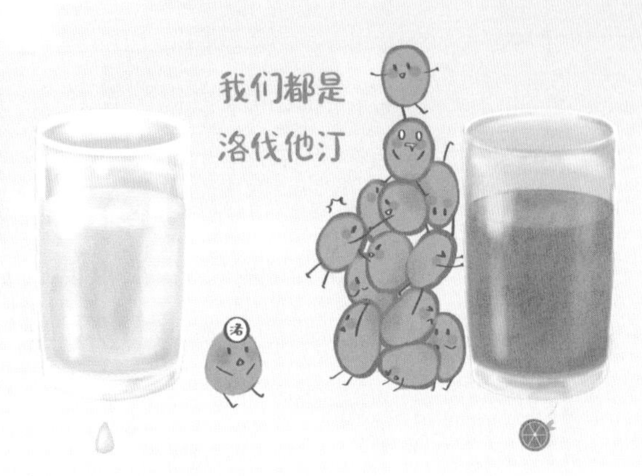

3）为避免葡萄柚汁对药物的影响，我们该怎么做？

葡萄柚汁对药物的影响可持续 3 天（72 小时），也就是说即使是前天喝的葡萄柚汁也可能对今天所吃药物产生影响，因此药宝建议大家在服药前 3 天和服药后 6 小时内尽量避免或谨慎食用葡萄柚或饮用葡萄柚汁[22]。

除葡萄柚汁外，黑桑葚汁、野葡萄汁、石榴汁、黑山莓汁也会或多或少地抑制人的 CYP3A4 酶[26]，它们也是会影响药物疗效的“捣蛋鬼”，因此服药时也应注意避免与这些果汁同服。

从另一个方面来说，果汁中含有柠檬酸、苹果酸、酒石酸等有机酸，如果用果汁送服药物，这些有机酸可能会导致某些药物（如阿司匹林、保泰松、土霉素、红霉素）的结构被破坏，使其药效降低[27]。总而言之，果汁不宜送服药物。

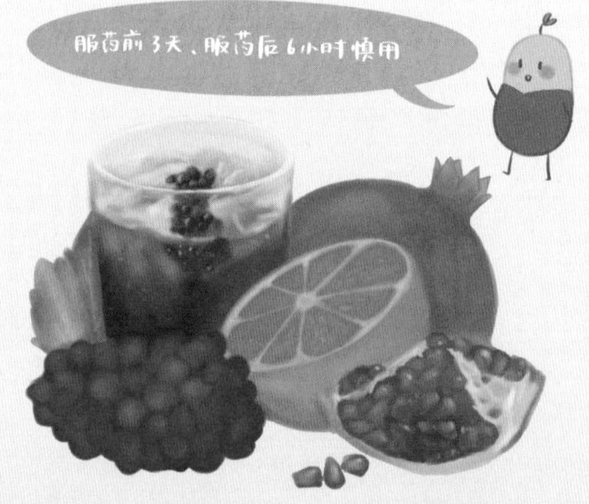

3. 碳酸饮料对药物的影响

碳酸饮料中含有大量二氧化碳，二氧化碳到胃部与胃酸作用后，会使弱碱性药物（如红霉素）的吸收增加，引发不良反应[27]。另外，碳酸饮料、含酒精饮料、酸性果汁饮料均会加强阿司匹林对肠胃的损伤，严重时甚至会引发胃出血[27,28]。

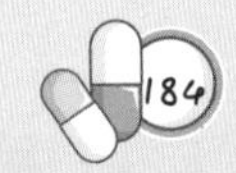

除了酒精、果汁不能与药同服外，我们也应注意避免用各种碳酸饮料送服药物。

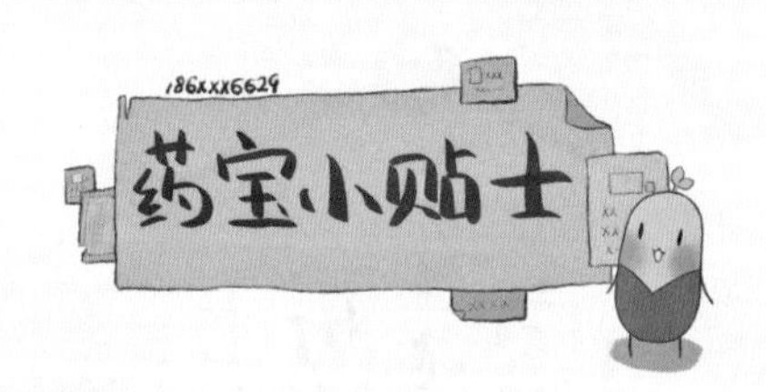

酒精、果汁和碳酸饮料都会对药物产生一定的影响。对酒精来说，吃药与饮酒之间应间隔 7 天，即吃药期间和吃药后 7 天内不饮酒，或是喝酒后 7 天内禁止使用头孢类药物，这不仅适用于各种酒类，也适用于含有酒精的饮料、食物和药物。就果汁来讲，我们应注意的是在服药前 3 天和服药后 6 小时内尽量避免或谨慎食用葡萄柚或饮用葡萄柚汁。此外，碳酸饮料也不应与药同服。因此，为了避免意外，我们应养成用温水送服药物的习惯，既健康又安全。

1. 服用头孢菌素类抗生素时，能否再食用或接触含有酒精的东西?

2. 停止服用能引起双硫仑样反应的药物多久后才能饮酒，饮酒后过多久才能开始服用头孢类药物?

3. 为避免葡萄柚汁对药物的影响，应在服药前几天和服药后几小时内避免或谨慎食用葡萄柚或饮用葡萄柚汁?

4. 碳酸饮料能不能用来送服药物?

5.3 喝茶对药物的影响

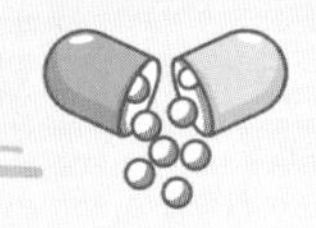

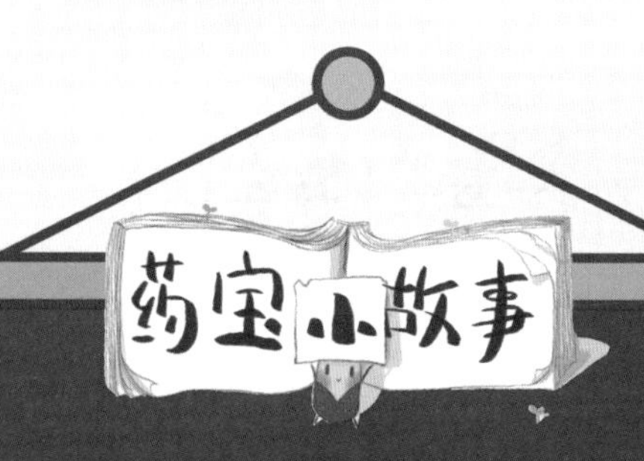

"阳羡春茶瑶草碧，兰陵美酒郁金香。"

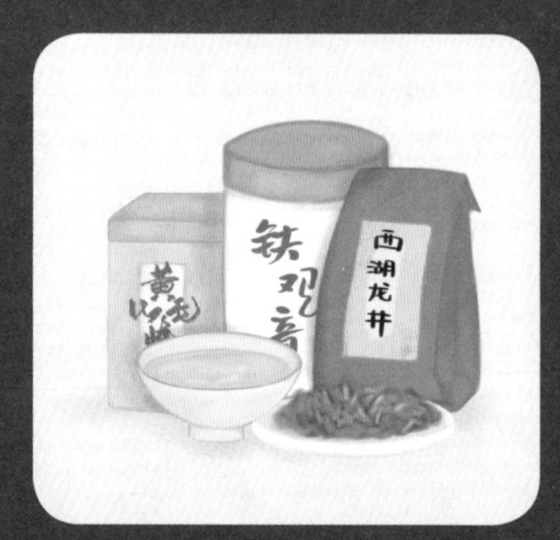

从丝绸之路到茶马古道，从陆羽的《茶经》到唐朝时的"斗茶"，几千年来，中国人对于茶这种特殊的饮品情有独钟，发展出了特有的茶文化，并辐射影响了整个东亚文化圈及很多西方人的日常习惯。开门七件事，柴米油盐酱醋茶，在有着悠久的饮茶和种茶历史的闽南地区，茶叶更是人们日常生活不可或缺的物品，人们称饮茶为"吃茶"，茶叶称"茶米"，并形成了"功夫茶"的习俗。[29]紫砂小壶、白瓷小杯摆好，武夷乌龙、云南普洱呈上，沸水温壶、洗茶、闻香、泡茶、品茶，若干道工序下来，轻咂一口，这片小小的树叶已经超越了简单的饮品，更是融入了中国人的日常生活，维系着纲常伦理，润滑着社会关系，在清香的滋味中散发出中国人的生活智慧。

西湖龙井、碧螺春、铁观音、黄山毛峰、君山银针、信阳毛尖、武夷岩茶、福建铁观音，中国盛产名茶，中国人也好喝茶，并且以茶为原料，制作了许多风味独特的食品，如樟茶鸭、龙井虾仁和茶叶蛋等。烟酒茶也已经成为很多中年男性必不可少的三样消费品。而对于千禧一代的少女，奶茶是她们中的大多数外出逛街、社交访友的必备品。既然茶叶的受众如此之广，很多朋友就可能要问药宝了，喝茶对于吃药有没有影响呢？会不会影响药物疗效呢？老一辈人常说，喝茶能降低药效，是真的吗？

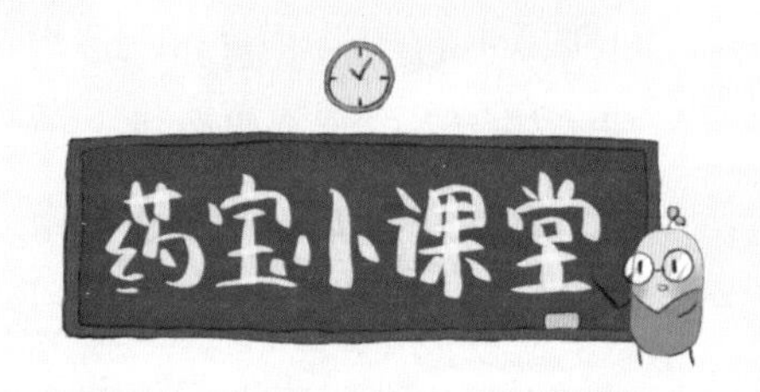

这的确是一个值得重视的问题，因为我国茶叶消费的主力军和慢性病人群往往存在一定的重叠，在日常饮茶的同时，可能同时也在使用着胰岛素、降压药和抗血栓药物等。今天，关于吃药和喝茶间的那些事儿，药宝就为大家一一道来。

1. 茶叶的化学成分

在说药之前，我们需要先来熟悉一下，茶这片小小的树叶里边包含着什么样的化学成分。

作为世界传统三大饮料之一，茶叶含有超过 500 种化学成分，有机成分达 450 种之多，不少都对人体的生理功能有一定影响。其中，茶叶中含有含量很高的各类多酚类化合物，也称鞣质、茶单宁，约有 30 多种化合物，主要由儿茶素、类黄酮、花青素和酚酸四类物质组成，儿茶素占茶多酚总量的 70%，是决定茶汤颜色、味道的主要成分。从茶叶中提取的茶多酚，研究表明其具有抗氧化、清除自由基及抗血凝、防止血小板聚集的作用，同时还能够影响人类免疫系统，抑制自身免疫反应[30]。茶中的苦涩味道就来自这种物质。茶多酚之外，茶叶还含有生物碱，如咖啡因和茶碱等，可产生兴奋和利尿作用；茶叶中还含有芳香物质，即萜类挥发油，这种物质正是茶叶独特清香的来源之一。

除了茶多酚和生物碱等物质外，茶叶中还含有有机酸、维生素和矿物质等成分，都可以产生生理活性，影响生理功能代谢。

2. 茶叶如何影响药物疗效？

上面我们介绍了茶叶里的主要化学成分，想必和药宝一样，很多朋友也想明白了，正是茶叶中这些形形色色的化学成分，会影响药物疗效。一般来说，药物进入人体发挥药效要经历这么几个过程，即吸收(absorption)、分布(distribution)、代谢(metabolism)和排泄(excretion)，理想的情况是药物可以完全吸收进入血液，然后与目标靶点结合发挥作用，然后完全经代谢后排出人体。但由于大部分药物的药物代谢动力学和药物效应动力学特征都存在着各种影响因素，因此无法达到理想的药效，它可能会分布到不该去的地方产生不良反应，或者在特殊情况下由于生理功能限制无法完全代谢导致蓄积产生毒性，或是与靶点结合后发挥药效时又受到其他物质的干扰。而茶叶如何影响药物疗效呢？也正是通过两种方式，一是通过影响药物的药动学，例如茶叶中所含不同酸碱性的物质可能会通过改变药物在体内的存在形式，进而影响其代谢和排泄；二是通过影响药物的药效学，例如茶叶中含有咖啡因，可产生中枢兴奋作用，如果同时服用一些可产生中枢抑制作用的药物(治疗失眠等)，二者就可产生拮抗作用，导致无法充分地发挥药效。

茶叶中的化学成分通过影响药物的动力学和效力学进而影响药物疗效。

3. 服用哪些药物时要注意茶叶的影响？

药宝在前两部分介绍了茶叶中含有的主要化学成分和影响药效的途径，相信读者朋友们现在一定很好奇，服用哪些药物时应该注意茶叶的影响呢？下面药宝就为大家列举一些常见的可与茶叶产生相互作用的药品。希望常喝茶的朋友能在吃药之前，记得来翻翻看。

(1)含金属离子的药品，如含钙的乳酸钙/葡萄糖酸钙、含铁的琥珀酸亚铁/硫酸亚铁、含铝的硫糖铝/铝碳酸镁、含铋的枸橼酸铋钾等，由于可与茶中的茶多酚(鞣质)结合产生沉淀，影响药物的吸收进而影响药效。

（2）含酶或者益生菌的药品，如胃蛋白酶/胰酶/淀粉酶等，可与茶多酚（鞣质）结合产生沉淀，影响药物的吸收，减弱助消化的药效。

（3）部分可与鞣质结合的抗生素，如四环素类（米诺环素/多西环素等）、大环内酯类（罗红霉素/阿奇霉素等），其抗菌活性会受到影响。同时四环素和大环内酯类抗生素也可抑制茶碱代谢，增加茶碱的毒性，导致恶心、呕吐等[31]。治疗失眠的药品（佐匹克隆/地西泮/硝西泮）等，茶叶中的咖啡因可与其产生拮抗作用影响药效。

（4）肾上腺素受体阻断药纳多洛尔，可用于高血压和心绞痛，有研究表明绿茶可以显著降低纳多洛尔的血药浓度，进而影响其疗效[32]。

（5）其他有报告的与绿茶可产生相互作用的药物，与绿茶同服有降低疗效和增加毒性的风险，包括降脂药辛伐他汀、瑞舒伐他汀；抗凝药物华法林；治疗勃起功能障碍的药物西地那非；免疫抑制药物他克莫司[33]。

常见的可与茶叶产生相互作用的药物列在上边啦，爱喝茶常喝茶的朋友们记得来翻翻看。

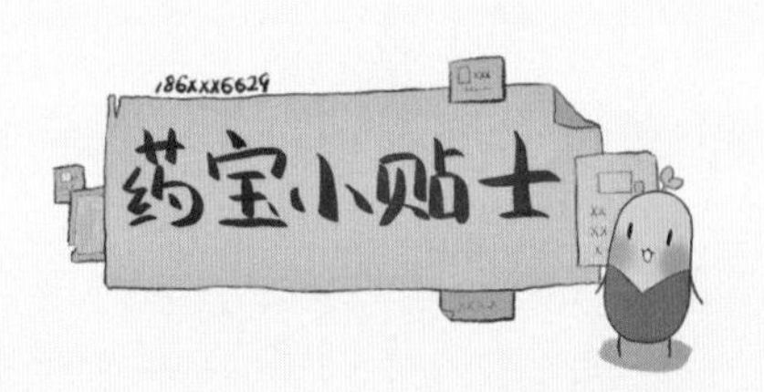

需注意茶叶影响的药物，药宝就为大家介绍到这里。事实上，对于大多数健康成年人来说，经常喝茶似乎没有什么危害，还有一定的远期收益。诚然，由于不同茶叶中所含成分也有一定差别，对于它和药物之间存在着哪些相互作用，这些相互作用和个体差异（如基因型、病理生理状态）又有什么样的关系，科学家目前还尚未完全阐明。因此就要求大家在吃药时，如果是上边列出的这些药物，那就应该避免同时大量饮用浓茶；如果是上边未列出的药物，尤其当您长期服用某种药物时，应当为了自己的健康着想，具体情况具体分析，咨询当地的医生或者药师，征求他们的建议。

小小的一片茶叶，里边蕴含着如此多的知识，如现代分析化学、生理学、药理学等科学知识。这就提醒我们，在日常生活中，对待一件事物，不仅要尊重传统文化的惯性，更应该用现代科学的视角审视它，才能更全面地认识它。但愿大家看完本节的内容，能对茶叶有全新的认识。

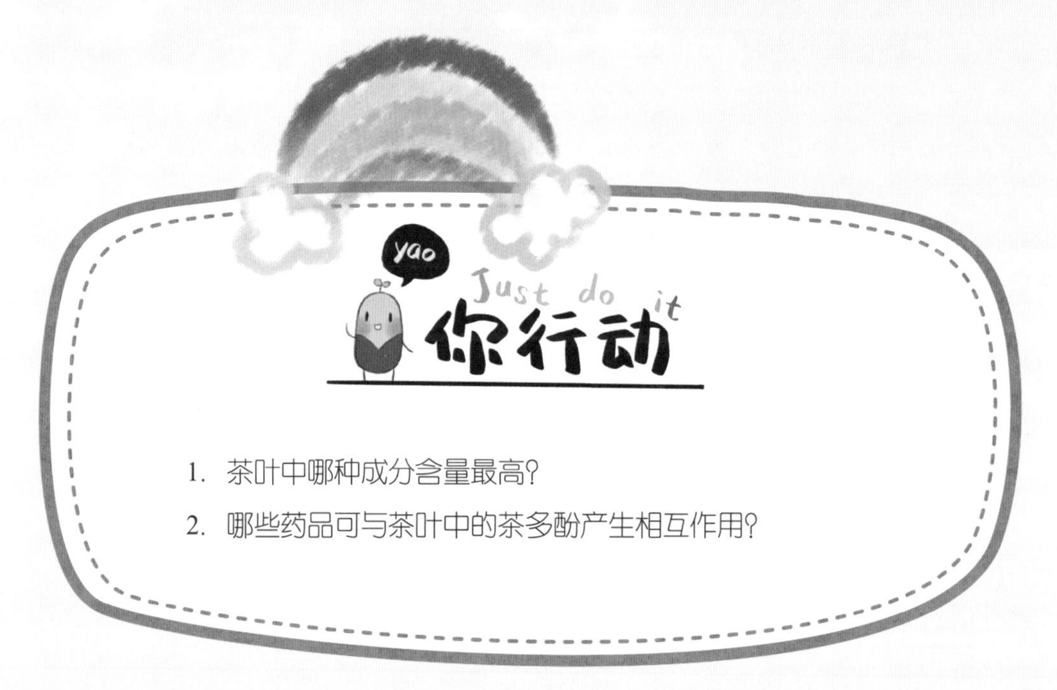

1. 茶叶中哪种成分含量最高？
2. 哪些药品可与茶叶中的茶多酚产生相互作用？

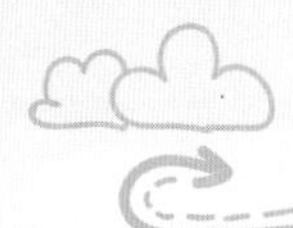

5.4 咖啡对药物的影响

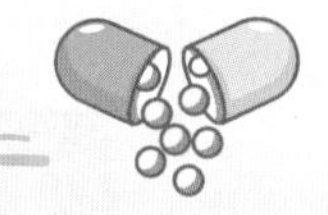

药宝小故事

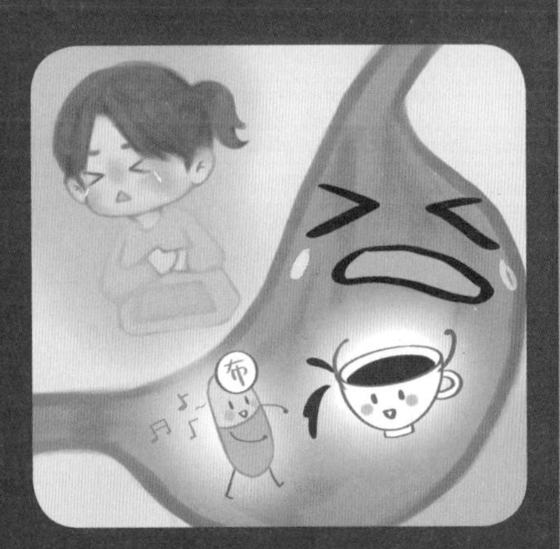

药宝的朋友小美是一家公司的白领，工作5年几乎天天加班，晚睡早起已成为家常便饭。于是咖啡成为小美最贴心的伙伴，清晨睁眼来一杯，困了累了来一杯，焦虑紧张再一杯。小美本就常常胃痛，近期又患了急性咽喉炎。小美自行购买了消炎药布洛芬治疗，为了方便她总是用咖啡送服药物。这天小美因腹痛难忍被同事送去医院，医生诊断小美为胃穿孔。药宝得知消息很自责，怪自己没有提前给小美科普一下咖啡对药物的影响。

咖啡对药物会产生怎样的影响？难道小美的胃穿孔真的与咖啡有关？快来听听药宝怎么说吧。

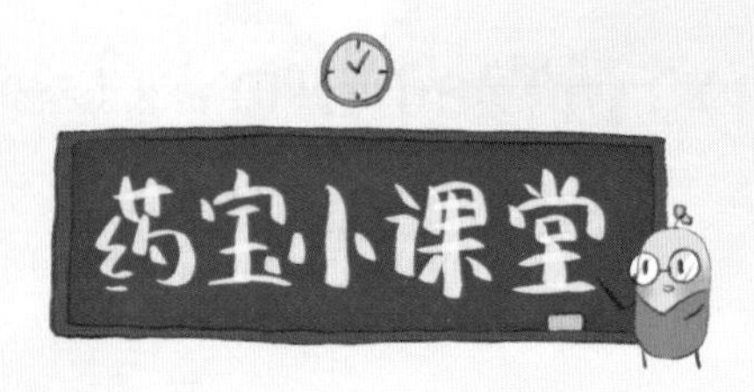

1. 我们的老朋友——咖啡

有人说喝咖啡可以增强记忆力；有人说喝咖啡可以预防糖尿病；有人说喝咖啡可以减肥，不得脂肪肝；有人说喝咖啡可以防癌；甚至还有人说坚持喝咖啡有助长寿……生活中越来越多人迷恋咖啡。

《中华本草》[34] 中有记载，咖啡别名咖啡豆。性味微苦、涩、平。功能主治：醒神、利尿、健胃。主精神倦怠、食欲不振。

咖啡主要的有效成分有咖啡因、茶碱，具有很强的中枢兴奋作用，常常表现睡意消失，疲劳减轻，思维敏捷。剂量加大时出现紧张、焦虑、不安、失眠等，更甚者会出现痉挛。此外，还可导致恶心和呕吐。值得注意的是，长期服用咖啡因可产生耐受性和药物依赖性。

药宝提示：什么是耐受性？比如原来喝一杯咖啡就不困了，现在必须喝更多的咖啡才会达到这个效果。什么是依赖性？比如长期喝咖啡提神，突然某一天没喝，我们不仅会觉着特别的困倦，心理上也会特别怀念咖啡的味道，恨不得立刻来一杯。

咖啡因、茶碱对循环系统作用明显，但因为个体差异、用量不同等差异，作用是复杂的。比如某些人在服用咖啡后心率会稍有增加、血压会有所上升，有的人感觉就不明显。过量服用后，敏感者可能出现心律失常。

茶碱亦是平滑肌松弛药，尤其是对气管平滑肌的舒张，药用于支气管哮喘等。

咖啡因可增加肾小球的血流量，减少肾小管的重吸收，有利尿的作用。茶碱亦有利尿的作用，可以增加水和电解质的排泄，与噻嗪类利尿剂相似。

咖啡中的主要成分咖啡因、茶碱都有各自的药理作用，所以咖啡对我们不仅仅是芳香浓郁的饮料，对我们机体也会产生一定的影响。

2. 咖啡对药物的影响

我们知道，药物和药物之间常常会存在相互作用。既然咖啡本身就是一种药物，而且其有效成分咖啡因、茶碱等亦会对我们身体产生影响。那么接下来就请药宝来讲讲咖啡对药物的影响吧。

1）镇静催眠、抗焦虑药

这类药物可作用于人体中枢神经系统而产生镇静、催眠、抗焦虑作用，而咖啡因、茶碱能引起神经中枢的兴奋，两者作用完全相反，削弱了上述药品的作用。因此在服用上述药品的同时最好不要喝咖啡。代表药物：地西泮、氟西泮、硝西泮、替马西泮、艾司唑仑、溴替唑仑、阿普唑仑等[35]。

2）钙调节药

大量饮用含咖啡因的饮料可抑制钙的吸收，长期饮用会导致缺钙，诱发骨质疏松症。代表药物：碳酸钙、氯化钙。此外，咖啡可使阿仑膦酸钠的生物利用度降低约 60%，服用阿仑膦酸钠后 2 小时内不宜饮用咖啡[35]。

3）解热镇痛抗炎药

布洛芬为非甾体类消炎药，具有镇痛、抗炎、解热作用。布洛芬常引起的消化系统不良反应有：消化不良（约 16%），也较多见胃烧灼感、胃痛、恶心、呕吐等，偶见消化性溃疡和消化道出血（发生率均低于 1%）。而咖啡因则会刺激胃酸分泌，加重这些药对于胃黏膜的刺激，严重时可引起胃烧灼感、胃出血、胃穿孔等危险。值得注意的是：患有胃溃疡或胃酸过多的患者在日常生活中也不宜饮用咖啡。

4）利尿药

咖啡中的咖啡因和茶碱都可以促进肾脏的机能，有利尿作用，加速人体排出体内多余的钠离子。因此咖啡与利尿药同服会引起效果的叠加，更是容易造成体内钠离子的过度流失。代表药物：氢氯噻嗪、呋塞米、螺内酯等。

5）其他

此外，咖啡对降血压药、抗抑郁药、喹诺酮类抗菌药、口服避孕药、维生素 B1、异烟肼等药物的疗效都会有不同程度的影响，均不建议同服。药宝建议大家：服用药物时，不要用咖啡或含咖啡因的饮料送服。除说明书或医生、药师有特意说明外，均应该用白水送服，才能避免对药效构成的隐患。

服药期间避免与咖啡同服，日常生活中饮用咖啡也要留意个人的疾病与状态。

3. 这样喝咖啡更健康

1）每天不要超 3 杯

人们对咖啡的耐受量因人而异。《美国居民膳食指南》[36] 指出：健康人每天喝 3—5 杯咖啡是健康饮食的一部分。国内不少专家建议，一天最好不要超过 3 杯（每杯约 200 毫升）。所以拿咖啡当水的小伙伴们还是不要这样做啦。

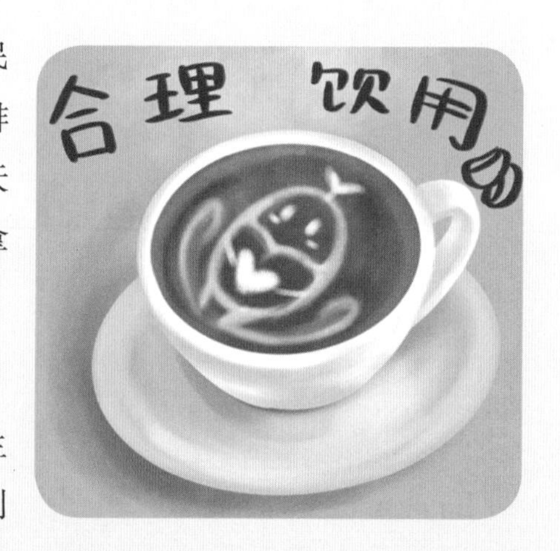

2）最佳时间是在上午 9:30—11:30

咖啡因与人体中的一种重要激素皮质醇发生相互作用效应，上午 9:30—11:30 这段时间可达到最佳状态。餐后、运动前饮用更有利于消耗脂肪。

3）注意事项

（1）最好不要空腹饮用咖啡。咖啡有刺激胃酸分泌的作用，可增加胃肠道的不良反应。此外，空腹喝咖啡会加快对咖啡因的吸收，此时喝上一杯咖啡就可能会引发心悸。[37]

（2）如果对咖啡因中枢神经兴奋作用很敏感，建议晚餐后不要喝咖啡，以免影响睡眠。

（3）不建议孕妇喝咖啡。作为家长我们也应该帮助孩子控制咖啡、茶及其他含咖啡因饮料的摄入。[38]

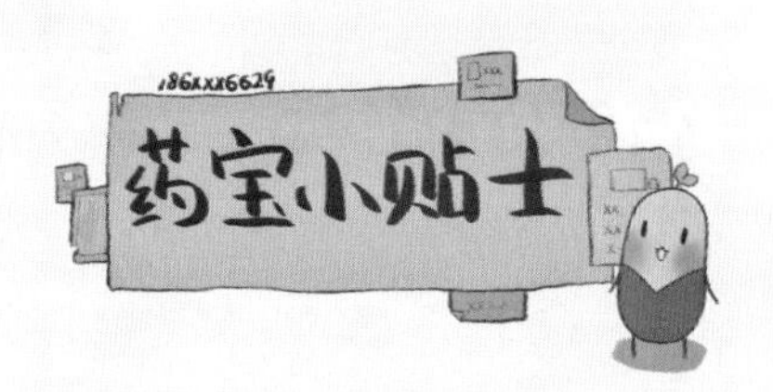

咖啡对人们的中枢神经系统、心血管系统等具有药理作用。尽管咖啡已成为最流行的饮料之一，但我们也要根据自身情况适度、合理饮用咖啡。咖啡对很多药物的疗效都会产生影响，服药时应避免与咖啡同服。

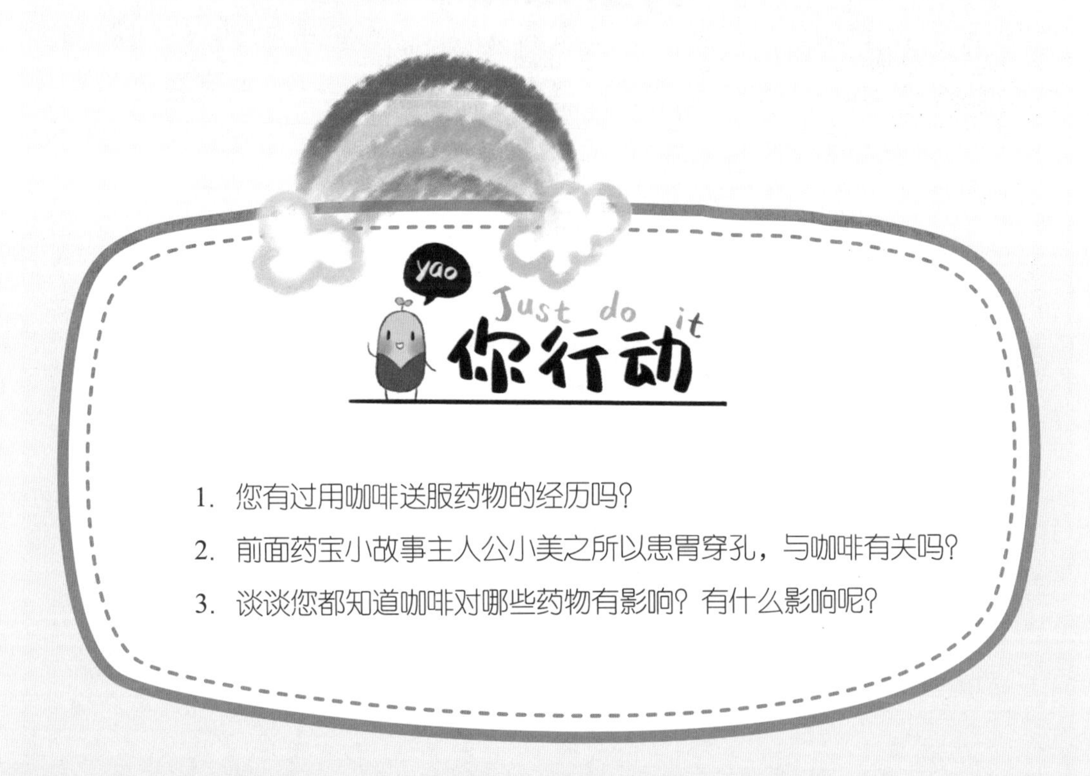

1. 您有过用咖啡送服药物的经历吗?
2. 前面药宝小故事主人公小美之所以患胃穿孔，与咖啡有关吗?
3. 谈谈您都知道咖啡对哪些药物有影响? 有什么影响呢?

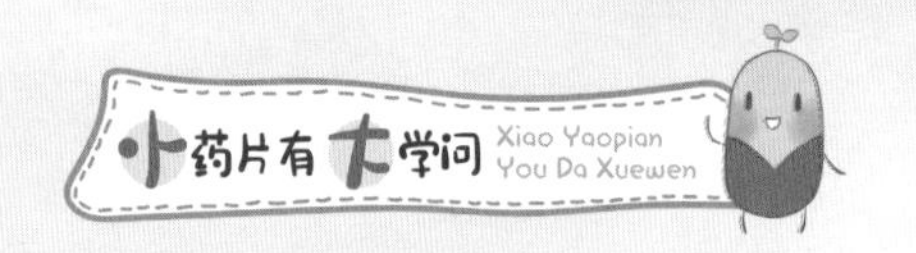

5.5 牛奶对药物的影响

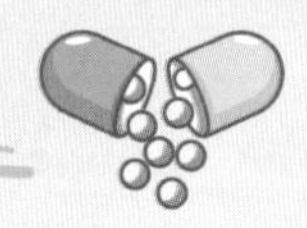

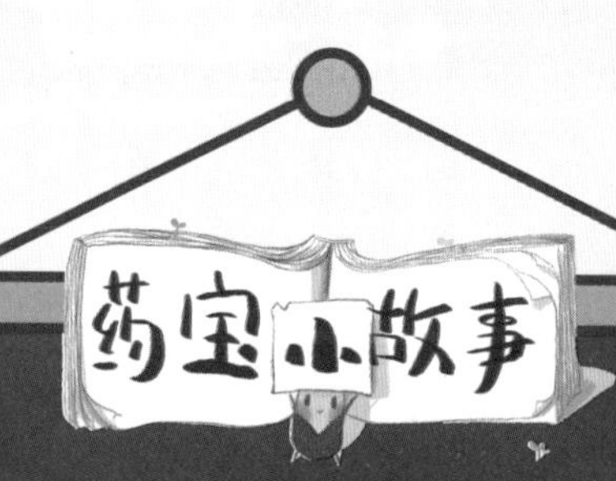

2020年初，我国抗击新型冠状病毒肺炎疫情战役全面打响，广大医务工作者恪尽职守，勇敢担当，上演了一幕幕感人的事迹，药宝每每听到这些故事也是感动得泪水稀里哗啦往下流。药宝深知救死扶伤才是第一使命，便擦干泪水，立刻投入《新型冠状病毒感染的肺炎诊疗方案》等治疗方案的学习中去。

虽然，目前《新型冠状病毒肺炎诊疗方案》（试行第八版）当中，不推荐应用羟氯喹进行新型冠状病毒的抗病毒治疗，但在治疗初期，一些药师对“牛奶送服羟氯喹可以缓解患者用药后出现食欲减退、恶心、呕吐等不良反应”这一做法产生了争议。人们普遍认为牛奶会降低药物的疗效，且“随手用咖啡、饮料、牛奶等送服药物”也被列入2017年全国安全用药月公布的十大公众用药误区。

那么，用牛奶送服药物究竟对不对呢？牛奶对药物会有什么样的影响呢？快来听听药宝怎么说吧。

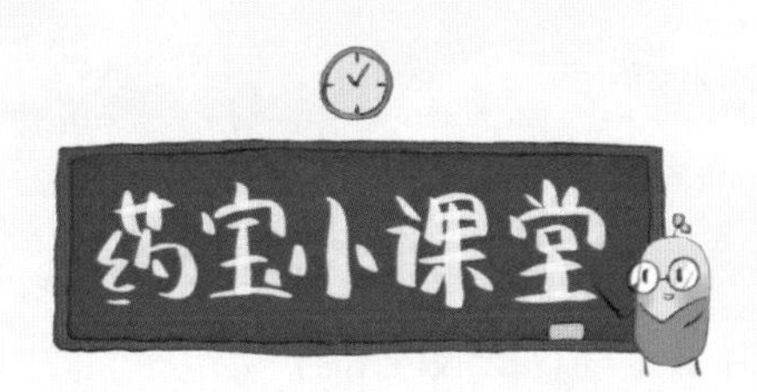

1. 牛奶的好朋友们

1）某些常见胃肠道不良反应的药物

某些药物服用后会出现恶心、呕吐、食欲减退等胃肠道不良反应。与牛奶同服可以增加胃肠道的耐受性，降低不良反应的发生。上面小故事中提到的牛奶与羟氯喹同服可以降低恶心、呕吐，就是这个原因了。

2）罗红霉素

罗红霉素是一种常用的抗生素，常用于治疗咽炎、扁桃体炎、鼻窦炎、中耳炎、支气管炎等感染性疾病。罗红霉素口服后经胃肠吸收入血，随血液循环到达感染部位发挥作用。与牛奶同服时，因为罗红霉素的脂溶性强而吸收良好，可提高本药生物利用度[39]。

3）活菌药片

乳酶生、金双歧等活菌药片的主要成分是双歧杆菌、保加利亚乳杆菌、嗜热链球菌、枯草杆菌等，它们都是肠道益生菌，有一定的活性。与牛奶同服时，牛奶能包裹住药物颗粒，防止胃酸对它的破坏，顺利到达肠道发挥药效。但要注意的是牛奶温度不要超过40摄氏度。

牛奶和某些药物同服是有益的。不但可以提高机体对药物的生物利用度，还可以降低药物对机体产生的胃肠道不良反应。我们可以通过仔细阅读说明书或在医生和药师的指导下，辨别哪些药物与牛奶是真正的好朋友。

2. 牛奶对多数药物不友好

首先牛奶可在药物表面和胃黏膜表面各形成一层薄膜。一来穿了“牛奶衣”的药物不易将身体里的有效成分释放出来，二来即便有效成分顺利释放，也会被胃黏膜上的“牛奶衣”阻隔在外，降低了药物的吸收和疗效。

其次牛奶营养丰富，含钙、磷、铁、多种维生素、蛋白质、氨基酸和脂肪等化学物质，可与药物发生不良的化学或物理反应，如：生成稳定的铬合物或难溶性盐类，使药物难以吸收，严重者还会形成胆结石、肾结石[40]。

另一方面，人体对牛奶的吸收也会受到影响，而且还加重了胃的负担。

牛奶与很多药物同服时，不仅会降低药物的生物利用度，还会破坏牛奶自身的营养。选择用牛奶送服药物需谨慎。

3. 不可与牛奶同服的药物

1）中草药和中成药

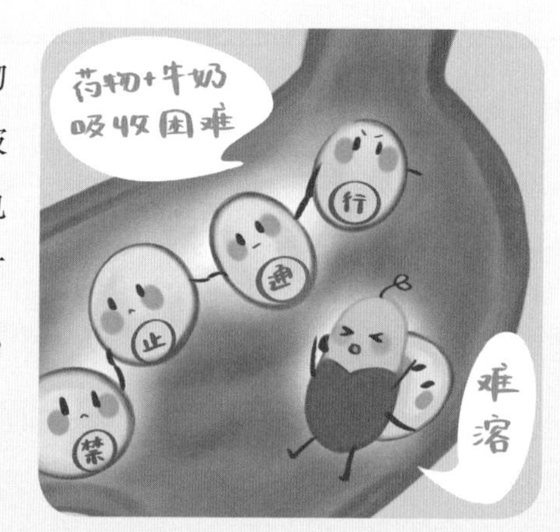

牛奶中的钙、磷、铁容易和中药中的有机物质发生化学反应生成难溶并稳定的化合物，同时破坏了牛奶和药物的有效成分。中药中的生物碱也可以与牛奶中的氨基酸发生反应，不但失去应有的效用，甚至产生不良的刺激或过敏反应[41]。此外，牛奶中的蛋白质、脂肪有时也会影响药物吸收。

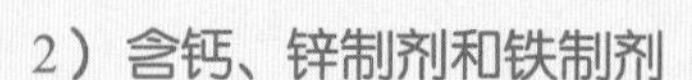

2）含钙、锌制剂和铁制剂

牛奶中的蛋白质可与钙、锌制剂形成凝块，不仅影响吸收，降低疗效，还会加重胃肠的负担。代表药物：乳酸钙、葡萄糖酸钙、葡萄糖酸锌等。

牛奶中的磷可使铁剂沉淀，也可影响铁的吸收。牛奶中钙离子可与铁剂在十二指肠吸收部位发生竞争，使铁吸收减少，降低疗效。代表药物：琥珀酸亚铁、富马酸亚铁、葡萄糖酸亚铁等。

3）缓泻药和止泻药

缓泻药比沙可啶用于治疗急、慢性便秘和习惯性便秘。牛奶可使本药的肠衣过早溶解，导致胃或十二指肠激惹现象。服用比沙可啶前后 2 小时内不得饮用牛奶[39]。

腹泻时喝牛奶可能受乳糖的影响，加重腹泻症状。牛奶和药物混在一起，会将药物包裹起来，阻碍药物有效成分释放，同时影响胃黏膜的吸收，降低疗效。代表药物：蒙脱石散。

4）强心药和降压药[42]

牛奶中的钙离子可增加强心药物的毒性，使得药物蓄积中毒，甚至发生意外。代表药物：地高辛、洋地黄毒苷等。

牛奶送服某些降压药，非但起不到降压作用，还可能引起血压骤升，甚至发生高血压危象。代表药物：帕吉林。

5）胃黏膜保护药和抗酸药

许多胃黏膜保护药和抗酸药含金属离子，可与牛奶中的蛋白质形成凝块，不仅降低药物的疗效，加重胃肠的负担，也影响牛奶营养成分的吸收。代表药物：碳酸钙、碳酸氢钠、枸橼酸铋钾、胶体果胶铋、复方铝酸铋。

另外，服用碳酸氢钠时，饮用大量牛奶或奶制品，可产生乳－碱综合征[39]。（乳－碱综合征：是指长期进食大量牛奶或钙剂，并服用大量可吸收的碱剂引起的高钙血症、碱中毒及不同程度的肾功能损害等一组临床症候群。主要症状有肌肉无力、食欲不振、恶心呕吐、口渴多尿、体重下降、头痛头晕、嗜睡及肾绞痛等。）

6）抗菌药物

一些喹诺酮类、四环素类药物可与牛奶中的钙离子结合，生成不溶物，从而影响药物吸收，降低抗菌作用，使药物疗效降低。代表药物：诺氟沙星、左氧氟沙星、环丙沙星、盐酸四环素、盐酸土霉素等[39]。

7）抗震颤麻痹药（抗帕金森病药）

食物（特别是高蛋白的食物）可减少胃肠道对本药的吸收。此外，牛奶中的蛋白质降解为氨基酸后可与药物竞争运输入脑，使药物疗效减弱或不稳定。代表药物：左旋多巴、卡比多巴及其复方制剂[39]。

8）抗结核病药物

异烟肼可抑制二胺氧化酶，用药期间应避免进食含组胺的食物（如牛奶），否则可引起头痛、多汗、心悸、脸红、低血压等症状。此外，牛奶可降低利福平的肠道吸收[39]。

9）钙调节剂及骨质疏松用药

碳酸钙与牛奶同服，偶可发生乳－碱综合征。阿仑膦酸钠、利塞膦酸钠与食物同服吸收率降低，与牛奶等含钙高的食物同服尤其明显。服药后2小时内不宜进食高钙食品（如牛奶或奶制品）。帕米膦酸二钠、氯膦酸二钠与含阳离子的牛奶同服，药品生物利用度显著降低[39]。

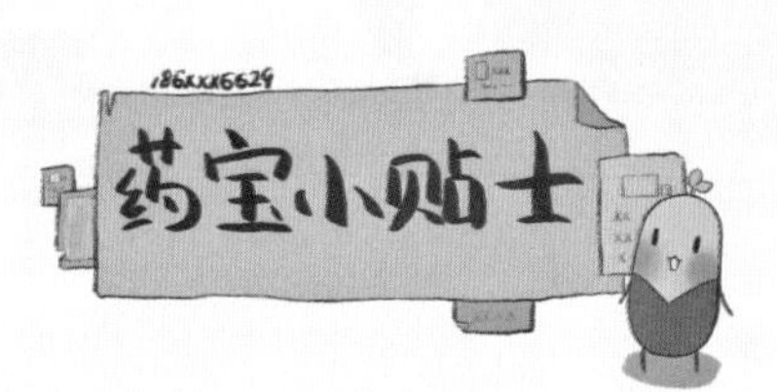

牛奶与药物的关系非敌非友，是合作还是分工，我们需要判断。如果不确定的话，我们首先应该仔细阅读说明书，或者咨询医生、药师后再服用。多数药物最好用清水送服，不宜用牛奶、茶水等，服药与喝牛奶需间隔一两个小时，婴儿服药后也应隔一段时间再吃母乳，以避免产生相互作用，影响药物疗效，增加不必要的副作用。

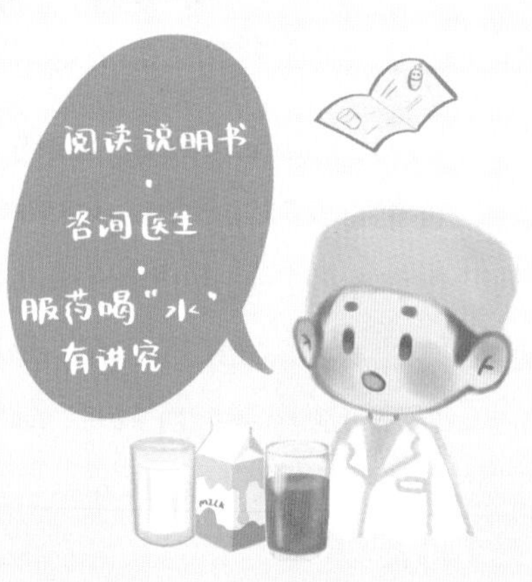

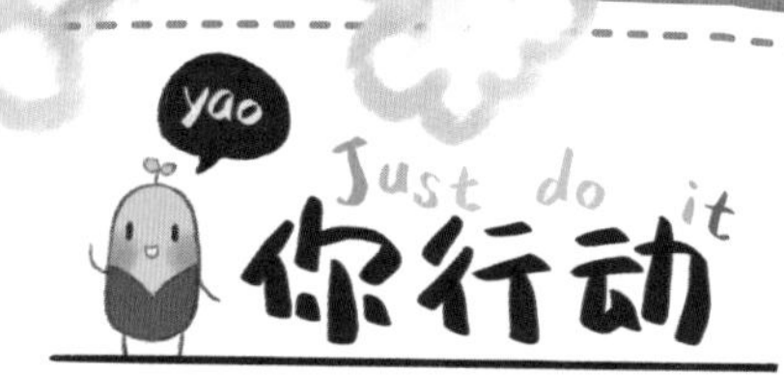

1. 有人说：“牛奶营养丰富，用来服药肯定有好处。”这是真的吗？
2. 用加热的牛奶服用肠道益生菌好处多多？
3. 白水服药后，可不可以马上喝奶呢？
4. 是不是所有的药物都不能用牛奶送服呢？

5.6 药物相互作用情况下如何取舍

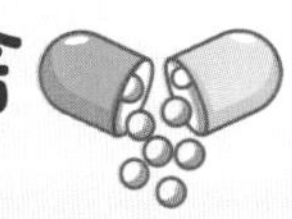

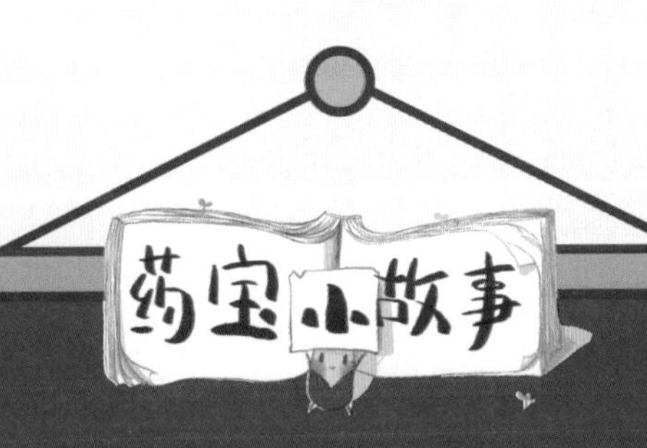

某年的"3·15"晚会"食物相克"被打假了，这是一个没有什么科学依据，然而却是在生活中被口口相传的"真理"。其实在各种动物、人体实验中均没有观察到什么异常反应。但是我们今天不聊大葱和豆腐能不能一起吃，也不说海鲜和水果的组合是否赛砒霜的事，药宝今天想聊聊的是：对药物和药物这个组合，会产生怎样的火花呢？

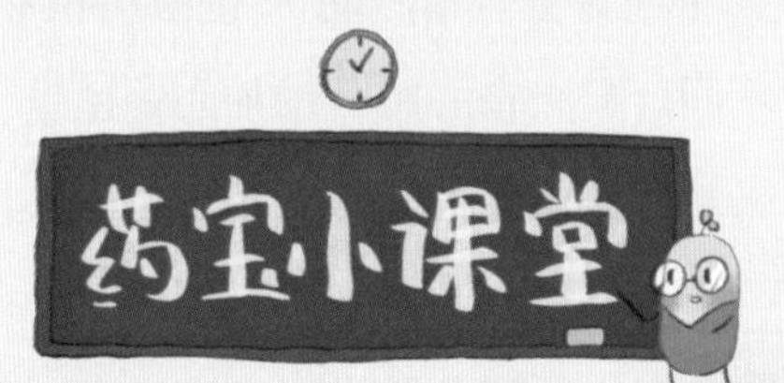

1. 什么是药物相互作用？

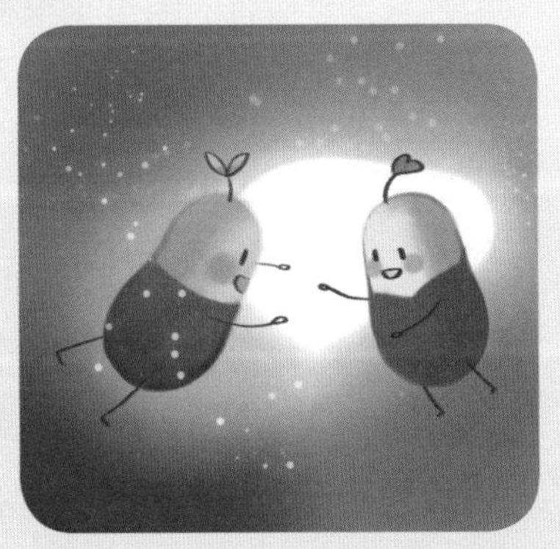

一说起药物相互作用话题，药宝就想起每次化学实验，往烧杯里添加不同化学试剂，观察烧杯里各种反应时的画面。我们的身体太像这个烧杯，任各种药物试剂在里面发生反应。它们在我们身体里溶解、混合、反应，最后产生什么碰撞，有些像谜一样未知，有些已被我们破解。药物之间的这种碰撞，我们叫药物相互作用。因此我们如果正在服用一些特殊的药物，一定要向医生和药师咨询清楚相关注意事项，关注它们发生了什么反应[43]。

2. 药物与药物之间都有哪些缘分呢？

1）遇见对的它，互相成就

一种药与另一种药相遇，像我们遇见另外一个人一样。如果我们遇见的人，都是彼此对的人，我们就能彼此成全，成为更好的自己。药物也一样，它们遇见对的彼此，能让自己更出色。

比如克拉维酸和阿莫西林，克拉维酸能抑制β-内酰胺酶裂解。它能保护β-内酰胺酶抗生素活性。阿莫西林是β-内酰胺类抗生素。克拉维酸和它合用，可以保护阿莫西林的抗菌活性，更好对付细菌。而且克拉维酸也是抗菌药，两者合用是增强抗菌效果，更好成全彼此。

2）遇见错的它，注定分别

多少人，宁愿与另外一个人相忘于江湖，相见不如不见。药物里也有这样的故事。比如医学上一对经典冤家——α受体阻断药酚妥拉明和α、β受体激动剂肾上腺素。原本用肾上腺素是想升高血压，但患者要是用了酚妥拉明抗休克，再用肾上腺素是快速降压。

没办法，药物非常复杂，谁叫肾上腺素激动α，也激动β，β又分为β_1和β_2。别看都是β，但是β_1和β_2“性子”非常不同。β_1兴奋心脏，增加心输出量，又激动血管α收缩血管，升高血压，而β_2又可以舒张骨骼肌血管，降低血压。一般来说，肾上腺素给药后，血压迅速升高，后血压微弱降低。但是用了酚妥拉明，阻断肾上腺素的α受体，不让血管收缩，改为舒张，然后肾上腺素β_2又舒张血管，结果明显降压了。所以当一个药物与另一个药物相遇时，如果不能成全彼此，反而更糟糕，趁早分道扬镳比较好。

3）对手成全更好的你

生活中，我们总是怕对手，怕在对手手上输得一败涂地，失败退场。但是我们不要忘记，对手也有可能成全更好的你。药物与药物在体内竞争，存在一方成就另一方的情形。

比如青霉素遇见丙磺舒。这是一对冤家，共同竞争进入肾小管内。我们绝大多数药物通过主动转运的方式，从血浆分泌进入肾小管内。每一种类别药物都有自己的转运机制。相同转运机制的药物，一般转运体相近。如果两个相同转运机制的药物同时需要转运，就会竞争同种转运体。分泌速度慢的药物能有效抑制分泌速度快的药物。丙磺舒是弱酸，青霉素也是。它们进入肾小管内的转运机制一样，都是酸性药物离子的转运机制。丙磺舒和青霉素合用时，可以减慢青霉素进入肾小管，使青霉素血药浓度升高，增强抗菌疗效。

4）没有交集的擦肩而过

我们与很多人的相遇，谁对谁都是大街上擦肩而过的陌生人，我们彼此无关。药物里，也有这样的关系，不是恋人，也没有敌对，更没有交集。它们之间不产生量变和质变，或不反应，或者没有临床意义。一般来说，药品说明书上【药物相互作用】一栏没有明确指出药物与谁相互作用，那么这个谁很可能就是这个药的无关对象，可以一起合用。比如对乙酰氨基酚（解热镇痛药）和奥司他韦（抗流感药）合用，目前奥司他韦说明书显示奥司他韦和活性代谢物不改变对乙酰氨基酚在体内的血药浓度，也没有改变药代动力学。

5）如何平衡?

以上，我们可以知道，药物与药物之间存在多种关系和可能的反应，正确看待药物相互作用，需要具体药物具体分析。无法笼统说好，或者坏。当我们所患的疾病需要用到两种或者两种以上药物时，想知道是否可以合用，直接办法是阅读说明书、查询专业且权威的医药软件，但是药宝不建议大家自行判断，最好咨询医生或药师，尤其需要多种联合用药或存在多种疾病情况下。

医生或者药师会根据疾病情况，权衡利弊，会根据患者情况，以及药物之间互相作用情况，组合出风险较小且有效的治疗方案。比如不能用硝苯地平降血压，医生会考虑是否可以用其他降压药替代，比如卡托普利、氯沙坦、普萘洛尔等。如果实在没有可替换的药物，我们如何取舍，非常应景俗话“两相其害取其轻，两利相权取其重”，综合评估风险和获利，最后选择对自己利益多的一方。

其实呢，药物与药物之间的爱恨情仇，无非就是一种药物负了另外一种药物（药效降低，增加不良反应，影响吸收等等），以及药物之间你侬我侬（提高药效，减少不良反应，促进吸收等等）。

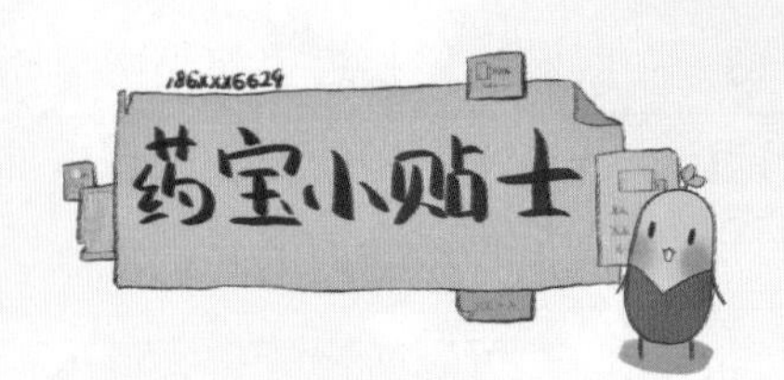

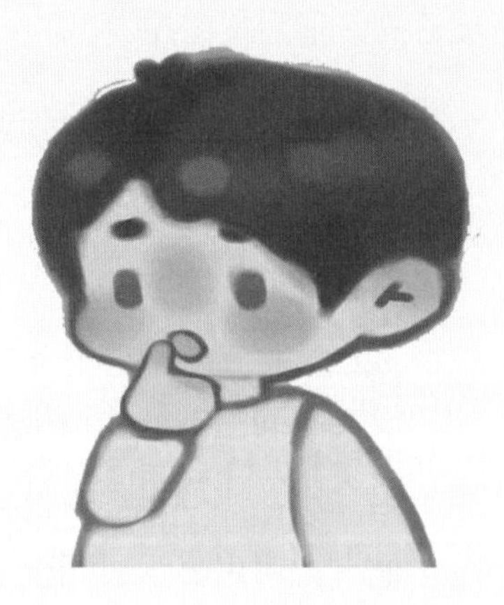

因此凡碰到要吃药的时候，最好还是问一问医生或药师，服药期间有啥忌口、有啥要注意，不同专科医生看病开药时，也得主动提醒，下面教给大家一个言简意赅的沟通句式，超实用哦：“现在我因为××疾病在吃××药物，和现在开的药不会冲突吧”，这样更便于医生或药师给出合适的、相互作用小的药物。

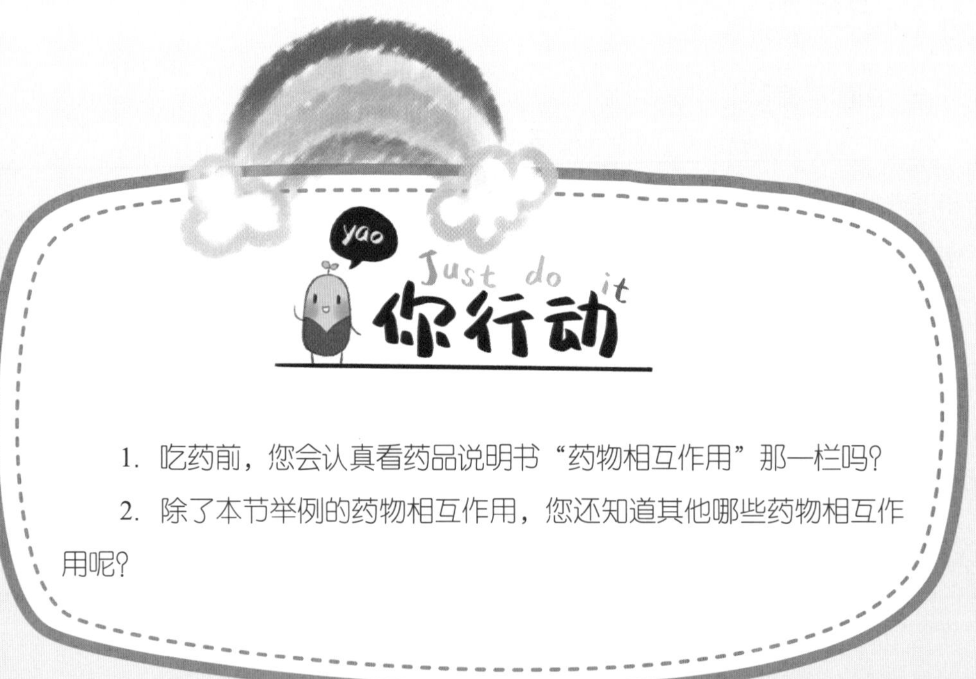

1. 吃药前，您会认真看药品说明书“药物相互作用”那一栏吗？

2. 除了本节举例的药物相互作用，您还知道其他哪些药物相互作用呢？

本章参考文献

[1] 牟宁波 . 华法林抗凝血作用的影响因素分析 [J]. 中国处方药 ,2016,14(4):16–17.

[2] 张澜 , 孙海荣 . 食物对常用口服药物的影响探究 [J]. 中国保健营养 ,2018,28(26):76.

[3] 杨敏 , 饶友义 , 卢静 , 等 . 日常饮食与临床用药的相互影响 [J]. 中国药业 ,2013, 22(019):71–73.

[4] 宋海波 , 郭晓昕 , 任经天 , 等 . 药品不良反应的食物因素 [J]. 中国药物警戒 ,2014,11(1):35–38.

[5] 陈艳君 , 刘梅 , 靳倩 , 等 . 食物影响口服药物吸收的研究进展 [J]. 中国新药杂志 ,2018(10):1137–1143.

[6] 刘雅娟 , 张文锐 , 宋燕青 , 等 .407 份药品说明书中药物—食物相互作用信息标注情况调查与分析 [J]. 中国医院用药评价与分析 ,2019,19(11):1391–1395.

[7] 曹芳 , 张敏 , 杨彩娟 .555 例药物引发双硫仑样反应的文献分析 [J]. 中国药房 ,2013,24(46):4378–4380.

[8] 赵宁民 , 王睿 , 梁蓓蓓 , 等 . 药源性双硫仑样反应 [J]. 中国临床药理学杂志 ,2011,27(1):59–60.

[9] 辛栋轶 , 辛学俊 . 双硫仑反应 810 例文献分析 [J]. 医药导报 ,2013,32(7):969–970.

[10] 杨晓琼 . 浅谈头孢与酒精共服的不良反应及预防措施 [J]. 医药前沿 ,2014,(36):376–377.

[11] 孔生海 .157 例药源性双硫仑样反应分析 [J]. 医药导报 ,2011,30(12):1668–1669.

[12] 赵海云 , 王海春 . 替硝唑致双硫仑样反应 2 例 [J]. 医药导报 ,2013,32(12):1669.

[13] 房财富 , 涂星 , 刘韬 , 等 . 我院双硫仑样反应 82 例分析 [J]. 中国药房 ,2015,(29):4089–4091.

[14] 班亚磊 , 梁金旺 , 李梦珍 .58 例双硫仑样反应的临床分析 [J]. 中国医药指南 ,2014(6):159–160,161.

[15] 郭毅 . 酒精 (乙醇) 相关性癫痫发作的临床特点及预防 [J]. 国际神经病学神经外科学杂志 ,2015,42(6):534–538.

[16] 阴绯 . 对乙酰氨基酚致慢性酒精中毒患者肝损伤 1 例报告 [J]. 临床肝胆病杂志 ,2015,31(11):1904–1905.

[17] 肖克臣，邹江．非甾体抗炎药相关上消化道出血危险因素分析 [J]. 胃肠病学和肝病学杂志 ,2017,26(9):1035–1039.

[18] 安国华，耿晓芳，季闽春．降糖药与其他药物间的相互作用 [J]. 中国临床药理学杂志 ,2003,19(1):67–70，74.

[19] 刘雅娟，徐宏，刘鑫，等．我院 131 份药品说明书【药物 – 乙醇相互作用】信息标注情况调查 [J]. 中国药房 ,2018,29(13):1845–1849.

[20] 张楠，赵侠，周颖，等．乙醇与药物相互作用的研究现状 [J]. 中国临床药理学杂志 ,2017,33(4):381–384.

[21] 胡帆，袁洪，左笑丛，等．葡萄柚汁与钙通道阻滞药的相互作用 [J]. 中国新药与临床杂志 ,2010,29(12):881–884.

[22] 马超，于凝，张树荣．葡萄柚与治疗心血管疾病相关药物间的相互作用 [J]. 中国食物与营养 ,2013,19(1):67–68.

[23] 张兰华，邓鸣．葡萄柚汁对药物代谢动力学的影响 [J]. 解放军药学学报 ,2013,29(5):471–475.

[24] 宋海波，郭晓昕，任经天，等．药品不良反应的食物因素 [J]. 中国药物警戒 ,2014,11(1):35–38.

[25] 刘丹，张永慧，李小山，等．葡萄柚汁与药物相互作用的研究进展 [J]. 科技视界 ,2016,(27):127,32.

[26] 王永芳，李新宇．饮食影响药物疗效的研究新进展 [J]. 食品与药品 ,2013,15(1):65–67.

[27] 常宁，徐立勤．居民服药用水的研究与进展 [J]. 医药前沿 ,2018,8(13):361–362.

[28] 刘蓉．常见服药误区和用药指导 [J]. 临床合理用药杂志 ,2015,(10)：172–174.

[29] 程艳斐．闽南工夫茶考 [J]. 中国地名 ,2020(6):34–35.

[30] 杜继煜，白岚，白宝璋．茶叶的主要化学成分 [J]. 农业与技术 ,2003(1):53–55.

[31] 国家食品药品监督管理局执业药师资格认证中心．国家执业药师资格考试应试指南 – 药学综合知识与技能 [M]. 北京：中国中医药出版社，2007.

[32] Awortwe C, Bruckmueller H, Cascorbi I. Interaction of herbal products with prescribed medications: A systematic review and meta-analysis[J]. Pharmacological Research, 2019,141:397–408.

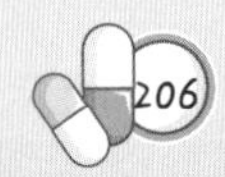

[33] Werba J P, Misaka S, Giroli M G, et al. Update of green tea interactions with cardiovascular drugs and putative mechanisms[J]. Journal of Food and Drug Analysis, 2018,26(2S):S72–S77.

[34] 国家中医药管理局《中华本草》编委会 . 中华本草 [M]. 上海 : 上海科学技术出版社 ,1999.

[35] 卫计委合理用药专家委员会 . 中国医师药师临床用药指南 [M]. 重庆 : 重庆出版社 , 2009.

[36]2015–2020 Dietary Guidelines for Americans（eighth edition）[EB/OL].2016-01-07.

[37] 李坚 . 空腹喝咖啡能不能减肥？ [J]. 中医健康养生，2019（4）：54.

[38] 阮光锋 . 关于咖啡，你应知道的 6 件事 [J]. 江苏卫生保健，2020（1）：42–43.

[39] 卫计委合理用药专家委员会 . 中国医师药师临床用药指南 [M]. 重庆 : 重庆出版社 ,2009.

[40] 上海药讯 . 这 9 类药物不应与牛奶同服！ [EB/OL]. 中国药房 ,2020-06-18.

[41] 黄军 . 滋补药不宜与牛奶同服 [J]. 云南农业 ,2002(11):37.

[42] 方艳 . 不宜与牛奶同服的药 [J]. 家庭护士 ,2005(1):23.

[43] 杨宝峰 , 陈建国 . 药理学 [M].9 版 . 北京 : 人民卫生出版社 ,2018:11–25.

第六章

特殊人群用药警示

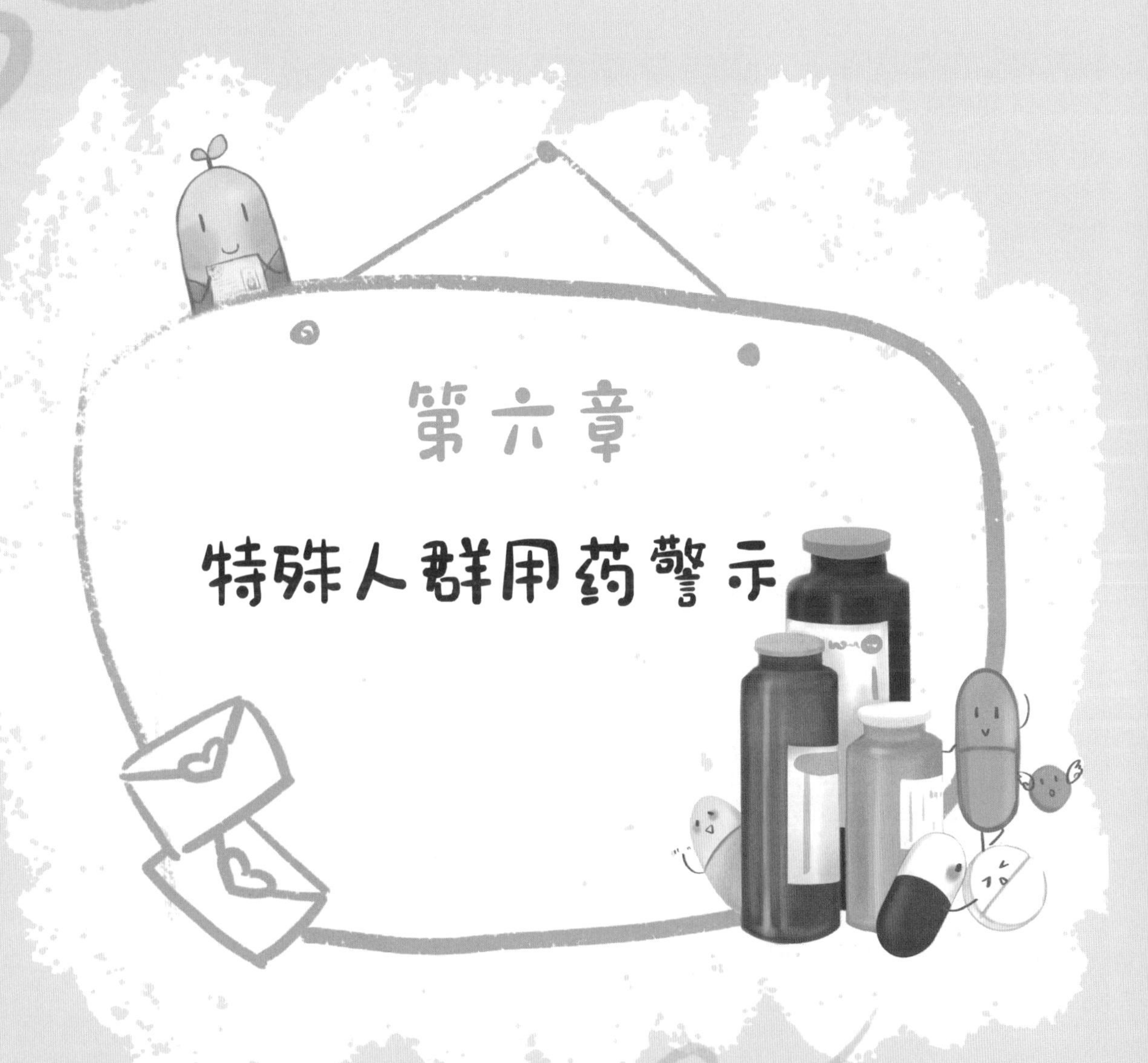

6.1 儿童常见用药错误行为

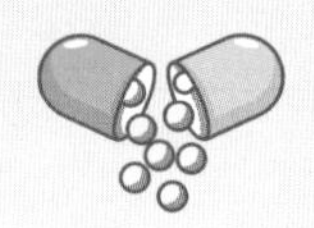

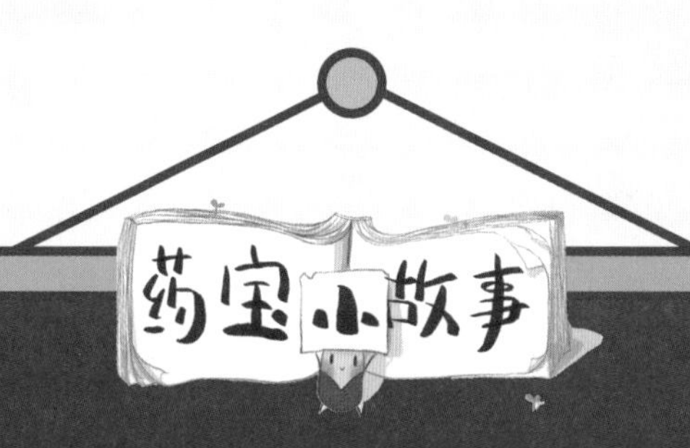

奶奶做完午饭，准备去叫睡觉的孙女晨晨起床，无奈怎么喊都没有反应。推了孙女几下，孩子毫无反应，躺在床上就像昏过去了，奶奶赶紧送晨晨到医院去。急救医生初步怀疑是药物中毒，经过几个小时紧张抢救，晨晨终于得以苏醒。后来才得知，原来是晨晨自己偷偷误食了家里的安眠药。药宝和急诊同事讨论这个事时，心总是不由得紧紧地揪了起来。

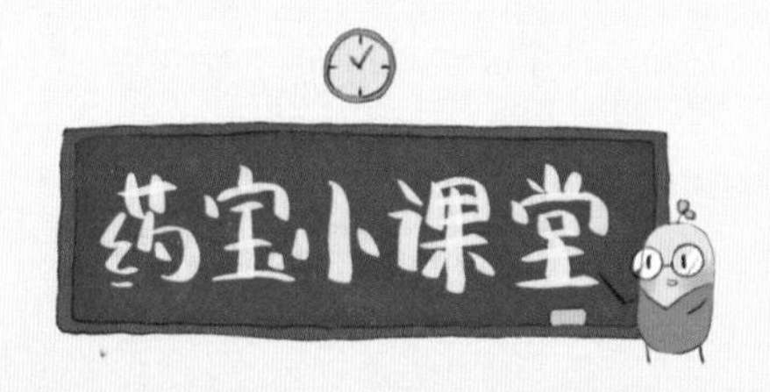

1. 药物不可被忽略

儿童意外伤害事件是全球儿童致死重要原因之一[1,2]。而意外伤害事件里，药物中毒经常被人忽略。《2018 中国儿童家长安全用药科学素养研究白皮书》的调查显示，有误服药品和药物中毒经历的儿童占 16%，其中一半药品的来源多为家庭备用药品[3]。

还有太多太多……

误服药物种类[4]，快快对照一下你家有没有：

（1）误服安定（苯二氮卓类镇静药 / 抗焦虑的药物），发生意识模糊、呼吸抑制。

（2）误服奶奶的地高辛，导致药物中毒死亡。

（3）误服爷爷的降糖药，导致较长时间低血糖，昏迷不醒。

（4）把糖衣降压药当糖吃，可能要抢救 6 小时多才能脱离危险。

（5）误服高锰酸钾，导致口腔溃烂。

（6）误服过量对乙酰氨基酚混悬液，造成肝脏损伤。

北京儿童医院的一项研究显示，2014—2016 年医院急诊救治误服中毒儿童 644 例，年龄大都在 1—4 岁[5]。误服最多的 3 种药物分别为氯硝西泮、布洛芬、对乙酰氨基酚及其复方[6]。

这些不幸事件看似离我们很远，其实很近。因为我们一不注意，可能就发生了。

药宝最近也接到了两例咨询案例：

（1）一个朋友的孩子把药当糖，一口气吃了 10 粒维生素 D 小熊糖。

（2）一个 4 岁宝宝将奶奶的止痛贴“酮洛芬贴片”贴在额头上。

2. 如果你遇到误服药品情况，该怎么办？

首先，要先保持冷静，能不能进一步控制风险和家长是否能冷静有很大关系。冷静下来后，想 4 件事，因为即便到了医院，这 4 件事也是你要说给医生的。

1）吃的是什么药物

药物百种千种，知道是哪个药物有助于提前控制风险。随后产生的药物反应也会有很大差异，因此首先要确定误服了什么药物。

比如以下这些情况，可以在等待救护车到来的期间处理。

如果误服降糖药物，那么可能会发生低血糖，可以给孩子补充葡萄糖。

如果误服大量解热镇痛药（对乙酰氨基酚、布洛芬等）、催眠药（安定等）等药物，可以迅速采取催吐（催吐时要让孩子低头防止误吸），减少药物吸收。

如果服用了腐蚀性物质，如漂白剂，就不能催吐或者洗胃，可能的话，喝下大量的鸡蛋清、牛奶、稠米汤等，减轻对胃黏膜的伤害[7]。

如果服用大胶囊或片剂，可能会堵塞咽喉，要先检查孩子喉咙，且在吸收之前让孩子把药物吐出来，避免产生副作用。

如果将药物与 PTP 包装（铝箔那种）一起吞下，食道等可能会被片层刮伤，不鼓励孩子呕吐。

2）吃了多少

如果误用一般药品（非特殊药品）在安全治疗剂量，可以不用慌张。比如服用维生素 C，可以多喝水，促进排泄。误服抗过敏的马来酸氯苯那敏，有困倦副作用，如果身体状况没有很大变化，避免骑车或登高玩就可以。

3）什么时候吃的

药物进入身体就开始了一段旅程，可以帮助医生判断药物多久吸收进入血液，多久产生药效，什么时候出现副作用。

且很少有药物服用超过一周后仍然持续药效，大部分药物的成分早已经排出体外。如果一个星期身体状况没有变化，可以不必紧张。

4）要时刻观察孩子的状态

如果你发现摄入药物已经引起孩子状态的变化，比如消化道症状（恶心、呕吐、腹痛）、呼吸道症状（咳嗽、呼吸杂音）、神经症状（意识障碍、困倦），那么必须要尽快送诊。

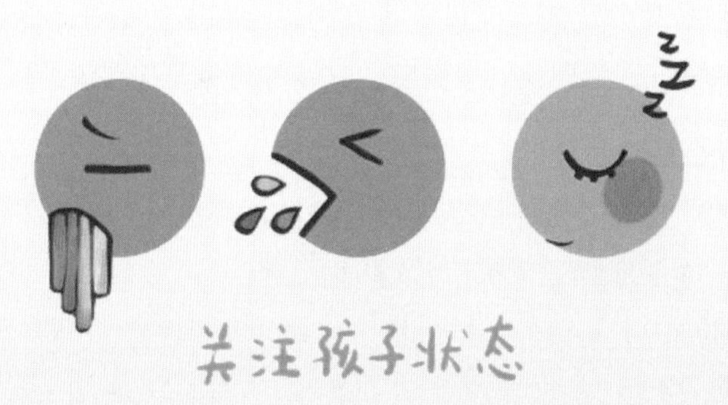

关注孩子状态

就医时，一定要带上药品以及药品说明书！如果找不到相关药物标识，应将呕吐物、残留物带到医院做毒物鉴定。

平时没事的时候最好研究一下周围的医院，知道危险发生的时候第一时间送哪里。学习必要的急救常识，比如自己尝试一下是否可以单独完成海姆立克急救法。

3. 催吐？未必总是个好主意

一般来说，如果孩子意识清楚，则让孩子呕吐是可以的，可抠咽部，压舌后跟。吞食的东西会在胃中停留约 3 至 4 小时。如果误服在 3 到 4 小时内，首先考虑催吐。

然而，6 个月不到的婴幼儿和高龄老人，强行催吐有窒息或引起吸入性肺炎的危险，尝试催吐是一件很危险的事。下面药宝给您介绍一下常见误服的家庭处理方式，见表 6–1。

表 6–1 常见误服的家庭处理方式

误食物			危险度	对应的家庭处置
洗涤剂	厕所或其他地方的清洁剂	酸性或碱性	★★★	喝少量牛奶，然后就医，因为它会伤害胃和食道的黏膜，不要让孩子呕吐，你也可以通过喝牛奶来保护黏膜，但不要大量，会引起恶心
		中性	★★	喝少量牛奶，然后就医，不要催吐
	漂白剂（原液）		★★★	喝少量牛奶，然后就医，不要催吐
	厨房清洁剂		★★	喝少量牛奶，不要催吐，就医，观察孩子状态 含有漂白剂的浓缩类型，即使少量摄入，也要及时就医
	洗衣粉		★★	喝少量牛奶，不要催吐，就医，观察孩子状态 含有漂白剂的浓缩类型，即使少量摄入，也要及时就医
	肥皂		★	如果摄入量不大可以不用担心
化妆品	化妆水		★	如舔一舔或摄入一口，可以先观察。如果喝了大量，使孩子面部潮红或者表情痛苦，及时就医
	乳液、膏霜、口红		★	除非大量，少量不要太担心
	洗发水		★	如果量不多，喝牛奶并观察
	香水、古龙水		★★	只是舔一舔的话，观察即可。喝下去的话，喝牛奶，催吐就医
	防晒乳液		★★	只是舔一舔的话，观察即可。喝下去的话，喝牛奶，催吐就医

（续表）

误食物			危险度	对应的家庭处置
周边物品	液体蚊香		★★	只是舔一舔的话，观察即可。一口以上，就医。不要喝任何东西，不要催吐
	驱虫剂	樟脑	★★★	有毒物质，即使摄入量少也要就医，不要喝任何东西。不能喝牛奶，因为脂肪成分会促进其吸收
		对二氯苯	★★	毒性低，相对安全，如果身体状况有任何异常，或者大量吞咽，立即就医
	纽扣电池		★★★	立即就医。在大多数情况下，它会随粪便排出。但如果它在身体内成分泄露，则会有内脏的烧伤风险
	食品干燥剂	生石灰	★★★	喝牛奶，立即就医。不要催吐，它可能与水反应产生热量灼伤气道
		硅胶	★	不要担心、观察孩子的状况
	芳香产品		★	舔固体或凝胶不要担心。如果误服液体，喝水或牛奶，然后催吐
	香烟		★★	1根以上非常危险，不到2cm先观察。2cm以上催吐。不要喝任何东西
	浸泡烟头的水或果汁		★★★★	即使少量，立即就医。不要喝任何东西
	蟑螂害虫防治剂		★★★	如果明确已经吃下，喝水或牛奶，催吐就诊。里面碳酸含量因产品而异，如果量少，则风险较低
	煤油、汽油		★★★★	即使量少（包括舔一舔）也要就医。让孩子呕吐是非常危险的，如果喝水，担心会因反射而感到恶心，所以不要喝任何东西，也不要试图让孩子呕吐，直接去医院

到了医院，宝宝可能要面临抽血、催吐、洗胃、导尿和补液等。面对这种“解救酷刑”，当妈的肯定于心不忍，宁愿自己受罪，也不让宝宝痛苦，会想大吼一声：“难道就没有更好的办法避免‘酷刑’吗？”

这时会有一个响亮声音回答大家：“有！预防！”

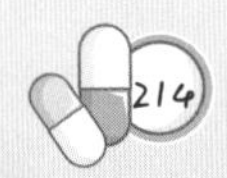

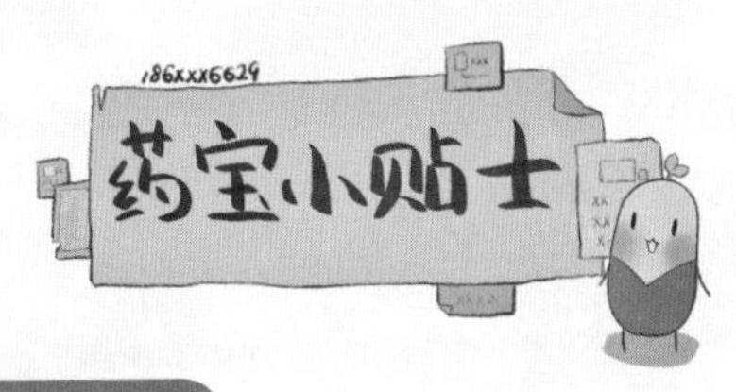

4. 如何预防误服药物事件?

（1）将可能转移的液体药品放在带有安全瓶盖的容器中。美国、澳大利亚和韩国使用CR容器已经是法律规定。

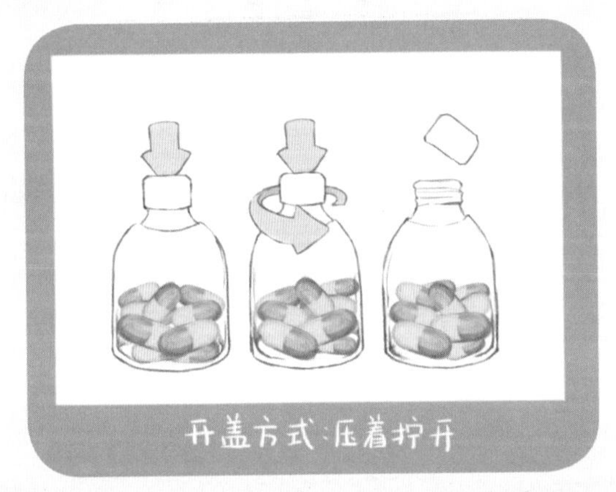
开盖方式:压着拧开

（2）大人不要在宝宝面前服药。尤其是1到4岁的宝宝（实际上，任何年龄段都有误服药品的可能），他/她们正处于心理发育的成长期，喜爱尝试新鲜事物，又活泼好动，在缺乏安全意识和识别能力下容易模仿大人误用，特别长得很像果汁、糖果的东西[8]。大人服药后，第一时间收好剩余药品[9]。

（3）大人和宝宝的药要分别存放。家庭日常存储的药品，要远离儿童，放置在高处。

（4）记住紧急情况下可以咨询的电话（如药品厂家的客服、医院药房、急诊室电话等），及最近的医院地址[10]。

当妈以后会格外脆弱，简直不能听到任何孩子受伤的新闻，心揪着，别人家的也不行……药宝再啰唆一下下啊，一定要熟知孩子可能遭遇的各种危险的处置办法！关键时候一定不能慌乱，如果危险已经发生，请保持镇定。愿每一个孩子都平平安安地长大，离危险和灾难远一点，再远一点。

yao

Just do it

你行动

1. 您身边有误服的案例吗？是什么药？
2. 误服的预防方法您记住了吗？您还有其他的办法吗？
3. 常见误服的处理方式您记住了吗？

6.2 老年人常见用药错误行为

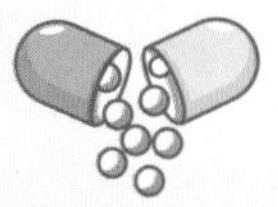

药宝小故事

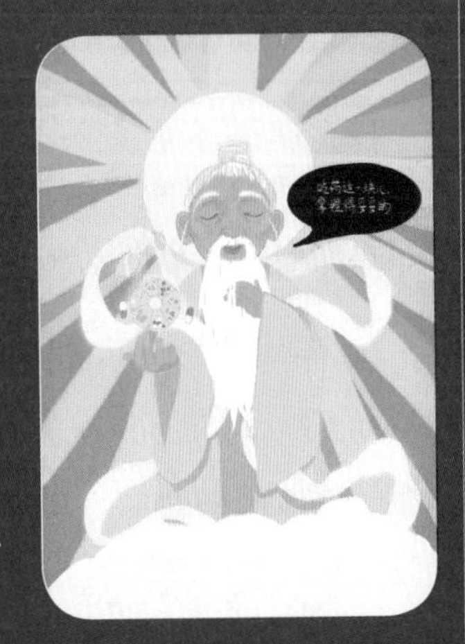

七十岁的王大爷是用药大户，他是一名“三高”患者，高血压、高血脂、糖尿病，既往还得过脑梗死，每天要吃四五种药物，同时还要注射胰岛素。王大爷有一个神奇的工具——分装药盒，每周他都会把这一个星期的药装进药盒里，还会在药盒外面清楚地贴着哪个药片是哪种药物的。

有着多年用药经验的王大爷还会给自己开药，感冒、发烧选择哪种抗生素他都轻车熟路。服用过好几种降压药的王大爷，血压低了就把降压药减量，血压高了就自行加用另一种降压药，王大爷认为自己把血压拿捏得妥妥的。

药宝想问问，王大爷的用药行为哪些是正确的，哪些是错误的呢？答案后面再揭晓。

随着我国人口老龄化速度的加快，老年人成为用药的最大群体。大家身边有没有这样的老年人呢？今天，药宝小课堂为大家细数一下老年人常见的用药错误行为。

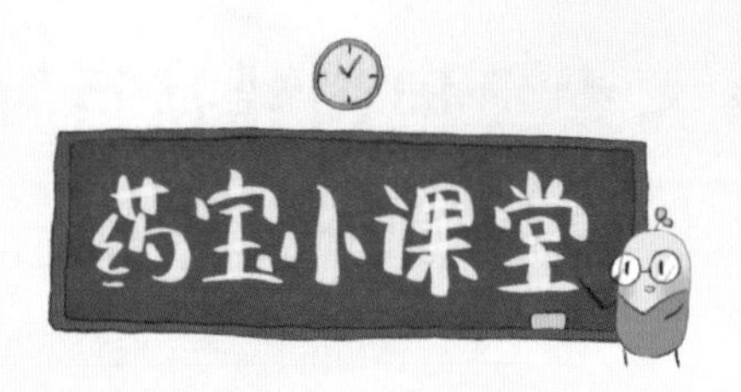

1. 经常忘记服药，什么时候想起来什么时候吃

老年人记性差、忘性大，前脚要去浇花转头就跑去逗鸟了，刚刚还记得要吃药，孩子打个岔又忘记了，这样的老人您家里也有不?

药宝发现一些老人忘记服药以后，总是什么时候想起了什么时候再吃，不注意给药间隔，这可是非常危险的。

一些药物间隔时间过长就会失去药效了，比如房颤患者服用华法林抗凝治疗，若长时间忘记服用华法林，会导致凝血功能发生变化，血液中易出现栓子，栓子在血管内流动，堵塞血管，严重会发生心肌梗死或者脑梗死等梗死性疾病。

一些药物短时间内服用多次，可能会发生超量风险。比如长效的降压药厄贝沙坦，若平时剂量是 150mg（一片）一日一次即可以平稳降低血压，老人忘记已经服用过药物了，再次服用一片可导致血压骤降，发生晕厥、甚至脑卒中等风险。

1）如何解决忘记服药的问题呢?

药宝教您一招，准备一个分药盒，把周一至周日的药物一次性装进去，并在盒子外面标注好服药的时间，再用手机定上闹钟，听见闹铃响就会记得吃药了。即使真的闹钟没听到，忘记服药了，那么哪一顿的、哪一种药物忘记服用了，一目了然。

2）发现忘服药物了，该怎么办呢?

药宝告诉您一个基本原则，计算发现漏服的时间点!

若在两次用药时间间隔的一半以内发现了漏服药品，则应按照原剂量补服，并且按照原时间间隔和原剂量服用下一剂药品；若在两次用药时间间隔的一半以上发现漏服药品，则不必补服，按照原时间间隔和原剂量服用下一剂药品。举个例子，例如早七点晚五点各服用一片药物，早上忘记服药了，在中午 12 点之前发现的，就可以补服一片，若在 12 点以后发现的，早上那片药就不用补了，晚上五点继续吃一片药就可以了，切记不可因为漏服而加倍用药。特殊药品以说明书为准。

教会老人使用分装药盒，定上闹铃，就不容易忘服、错服药物了。

2. 多种疾病同时存在，不注意药物间的相互作用

年纪大了各种疾病找上门来，老年人往往是多种慢性病共存的，50% 以上的老年人有 3 种及以上的慢性疾病[11]。

什么是“共病”呢？同时合并 2 种及以上慢病和老年综合征称为共病，共病是老年患者的特点并且非常常见。存在共病的老年人，不仅疾病之间会相互影响，诊断和治疗也存在很多相互作用。

比如，老年人同时患有冠心病及肠道肿瘤，一方面冠心病支架术后需要双联抗血小板治疗，另一方面，肠道肿瘤切除手术围手术期不可使用抗血小板药物，易出现出血等风险，在治疗上，两种药物是存在矛盾的，因此，药宝提醒大家，对于老年人就诊时，一定要及时告知医师既往有什么疾病，以及正在服用的药物有哪些。

一些老年人容易忽略药物之间的相互作用，将有相互作用的药物混用，而发生用药不良事件。

药物联用风险大，切忌自行选择，建议找医生、药师来帮忙。

3. 想停就停，随意停用药物

老年人在用药物过程中，发现有好转就认为可以减量和停药了，殊不知有些药物随意停药会发生危险的。

抗高血压药物不能说停就停，血压达标后就停药会导致血压反弹，更容易出现心脑血管风险。β 受体阻滞剂例如普萘洛尔、美托洛尔等，长期服用后若突然停药会出现反跳现象，出现血压升高、心率加快、心肌梗死等[12]。

降糖药同样不能随意停，有的老人觉得血糖降下来了或者我少吃点糖，就不用吃

药了，这样也是很危险的，随意停用降糖药会导致血糖飙升，严重会出现酮症酸中毒。

药宝提醒各位老年人，服用药物别任性，不能想停你就停！

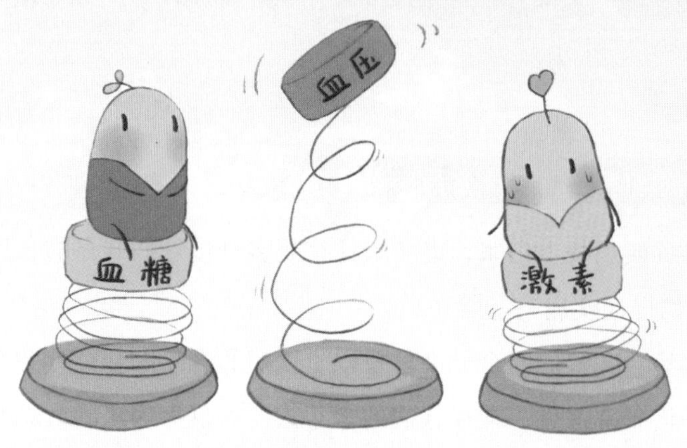

一些药物随意停药会出现停药反应，所以千万不能想停就停。

4. 根据症状自行选用药品或者保健品

药宝给大家分享个案例，李大爷本身有高脂血症，正在规律服用他汀类药物降血脂，邻居朋友推荐他购买了国外的降脂保健品，据说该保健品不是药物，没有那么多的不良反应，能够安全降血脂。合用了一个星期，李大爷就出现了肌肉酸痛的症状，疼痛难忍，到了医院才知道是横纹肌溶解。原来啊，该保健品的主要成分是红曲，在体内也会代谢成他汀类似物，造成他汀类药物在体内过量，而发生了严重的不良反应。

除了医生的处方外，老年人常常会根据一些广告宣传自行购买药物或者保健品，殊不知这些药品或者保健品与自己正在服用的药品可能会存在重复现象，导致药物作用加大，发生严重不良反应。

一些保健品里含有药物或类似物等成分的，老年人应该谨慎选择保健品。

5. 自行服用镇静催眠药物

老年人失眠的现象非常普遍，比如高血压、帕金森、阿尔茨海默病等疾病都会引起失眠的症状。很多老年人会自行选用镇静催眠药物，这是很危险的。

对于老年人来说，脑细胞数量、脑血流量及脑代谢均降低，因此，对中枢神经系统药物敏感性增高，尤其是镇静催眠药物，老年人服用安眠药应遵医嘱，从小剂量开始，若自行选择服用镇静催眠药物，并按照正常的成人剂量，易发生醒后跌倒等事故，要知道很多老年人都存在骨质疏松的情况，摔倒的后果不堪设想。

老年人服用镇静催眠药物易发生跌倒，因此选药、剂量都应该遵医嘱，不能随意服用。

6. 有病就吃药，盲目相信药到病除

有的老年人认为有病就应该吃药，吃药才能做到根除疾病。实际上，很多疾病初期是可以通过生活习惯、运动等改善的。例如常见的老年疾病高血压、高血脂初期，是可以通过低盐低脂饮食，适当的锻炼改善相应指标的。对于新发的 2 型糖尿病患者，通过合理膳食，加强运动，也可以降低血糖值。

老年人医源性疾病的最常见原因就是不适当用药，盲目地用药不仅不能提高疾病的治愈率，还会增加药物的不良反应[13]。

不能生病了就想到吃药，一些健康的生活习惯也是可以改善疾病的。

7. 看了药品说明书中的不良反应，立刻对号入座

老年人容易焦虑、敏感，一看到长长的药品说明书就望而生畏，看到罗列出的各种不良反应就认为这个症状我也有，是不是出现了不良反应？

有关药品不良反应的介绍，本书前面的内容有提及。药宝还想告诉您，不良反应

的发生是有概率的，不是每个人都会出现的。但如果真出现了明确的不良反应症状，也不要惊慌，停用可能的药物，找医生或者药师来帮忙。

看到说明书上的不良反应不要惊慌，有的不良反应只是小概率事件，相比疾病来说药物的治疗作用更重要。当然，若出现了不能耐受的不良反应，应该及时就医。

8.滥用“三大素”

“三大素”指的是抗生素、激素和维生素，它们不是万能药，万万不能乱用。

前面提到了抗生素随便停用会导致疾病加重的情况，但是如果没有适应证随意使用也是不对的。很多老人出现咳嗽、咳痰等感冒症状就要吃抗生素。药宝告诉您，大多数的感冒都是病毒感染导致的，抗生素对它们没有作用，盲目滥用还会导致体内菌群失衡。因此一定要确有适应证才能用哦!

有的老年人感冒发烧就去社区医院打激素，认为激素是万能药，打上就能退烧。药宝告诉您，激素的乱用会掩盖疾病本身的症状，过量使用还会出现很多不可逆的不良反应，例如满月脸、水牛背、血糖异常等等。

维生素也不是神药，维生素过量服用会在体内蓄积，对机体造成损害，甚至出现中毒症状。

抗生素、激素和维生素不能想用就用，盲目滥用会损害身体。

通过以上药宝的介绍，相信大家已经知道老年人用药的哪些行为是正确的、哪些是错误的了吧。

王大爷会应用分装药盒，可以大大减少漏服药物的可能性，是非常正确的。但是王大爷感冒、发烧自行选择药物，对于老年人来说是存在风险的。同时，对于高血压患者应避免血压的忽高忽低，自行增减药物不仅对血管弹性有影响还会增加脑出血、脑梗死的风险，这种行为非常不可取。

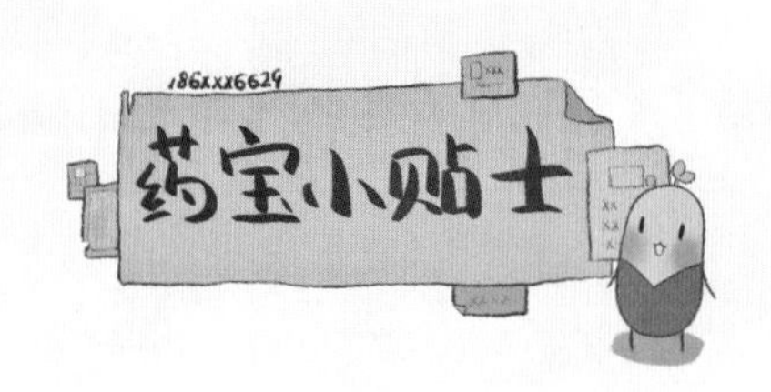

老年人就像上了年纪的机器一样，很多零部件都会老化，那么药物对身体的作用也会发生或多或少的变化。有一些正常剂量的药物对于老年人可能就变成了中毒剂量，一些发生率低的不良反应在老年人身上也频频发生，再加上对药物的认识不够，错误地使用药物，更增加了老年人用药风险。年轻人用错药都很可怕，更何况是老年人呢。因此，药宝提醒大家，老年人用药需谨慎！

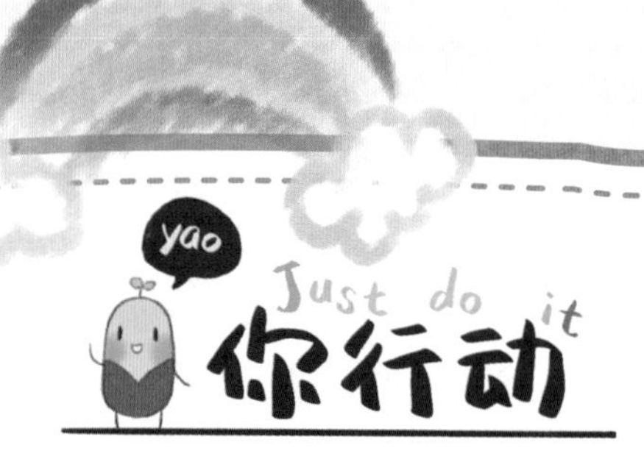

1．服用的药物太多了，总是记不住，那就做个分装药盒，定个闹钟吧！

2．如果吃药效果不明显，那就立刻停药，这样对吗？

3．如果药品说明书里写的不良反应太多了，就不适合老年人服用了吗？

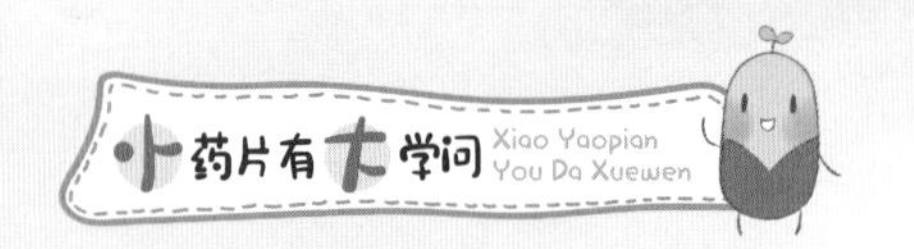

6.3 孕妇常见用药错误行为

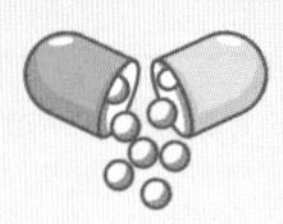

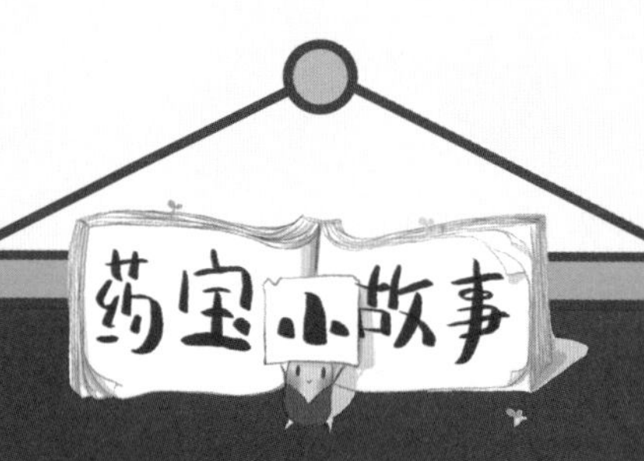

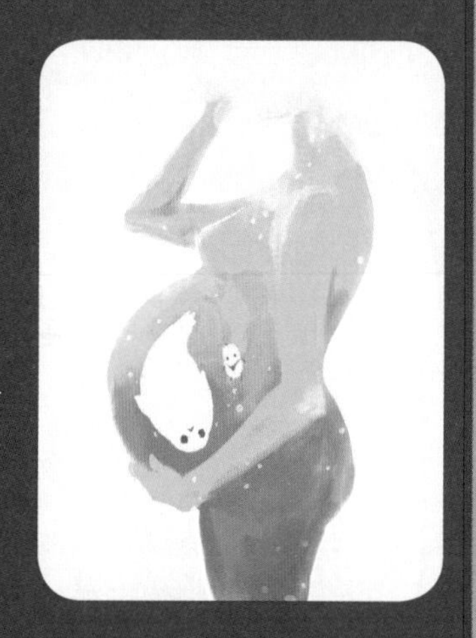

今天药宝跟大家讲述一个二十世纪中叶人类用药史上发生的悲剧——反应停事件[14]。

1959年，在联邦德国出现了很多手脚异常的畸形婴儿，这种婴儿手脚比正常人短，形状类似于海豹，被称为海豹儿。联邦德国大学的医学家兰兹博士展开调查，于1961年11月公开调查结果——“婴儿畸形的罪魁祸首是反应停沙利度胺”。这一结果震惊世界，沙利度胺又叫反应停，作为一种“无副作用的抗妊娠反应的中枢镇静药物”有镇静、止吐作用，在当时的欧洲、日本、澳大利亚、加拿大及非洲等地共46个国家畅销，在一些国家甚至不需要医生处方就可以直接买到反应停。截至1963年，世界各地因该药物引起的海豹畸形婴儿达到12000多名。

这一悲剧警示我们，怀孕期间盲目用药很危险，严重会导致胎停或者胎儿畸形，但不能绝对地认为孕期不能使用任何药物，即使生病了也只能挺着，疾病本身也会影响胎儿的发育哦！

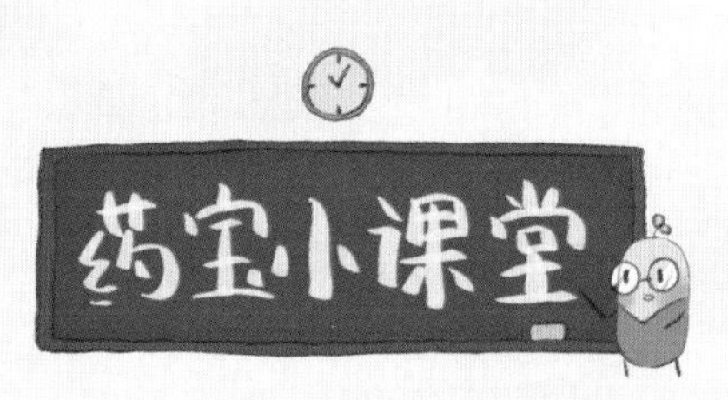

一般情况下，怀孕可以分为以下三个时期，详见表 6–2。

表 6–2 常见妊娠分期具体时间划分

妊娠分期	时间
孕早期	末次月经第一天——13+6 周
孕中期	14 周——27+6 周
孕晚期	28 周——分娩

今天，药宝跟大家聊聊一些孕妇常见用药错误行为，身边的准妈妈们需要注意。

1. 怀孕期间滥用维生素

怀孕期间孕妇对维生素的需求量增大，加上有些孕妇妊娠期间的孕吐反应剧烈，饭量减少，单纯靠食物不足以补充充足，需要额外补充一些维生素。但有的孕妇认为，维生素补充得越多越好，甚至会将几种复合维生素一起服用。

药宝提醒大家，维生素虽然是身体里不可或缺的营养元素，但不是越多越好，对于孕妇来说，有些维生素补充过量还会增加风险。

例如孕妇补充维生素 A 不宜过量，维生素 A 属于脂溶性维生素，是保证胎儿视力、生长发育所必需的维生素之一，但是摄入过量又会导致胎儿的尿道畸形、生长迟缓等，因此每日摄入维生素 A 不能超过 6000IU（国际单位）[15]。

那么，怀孕期间应该补充哪些维生素呢?

叶酸和维生素 C 是怀孕期间容易缺乏的维生素，可以适当地补充，在怀孕前三个月至怀孕后三个月每天补充 0.4mg 的叶酸可以有效减少胎儿神经管畸形的发生，这类维生素为水溶性的，不易在体内蓄积。

在妊娠 30 周以后胎儿对于钙的需求量骤增，因此，为防止体内的钙量不足，可以从怀孕 20 周起开始补充钙剂了[3]。

选择复合维生素是比较方便的方法，一粒药丸就可以补充很多维生素了，但是切记不要将不同的复合维生素叠加使用，以免出现维生素摄入过量的情况。

维生素不是补得越多越好，记住这几个量，怀孕期间补充叶酸的量是每天 0.4mg，维生素 A 一日不能超过 6000 IU（国际单位），维生素 D 一般一日不超过 800IU。

2. 怀孕期间盲目信任中药

很多人认为中药的安全性要比西药好，孕妇出现一些不舒服的情况，会使用中药治疗。

药宝想说，中药并不是绝对的安全，一些中药成分对妊娠期的研究数据较少，若说明书中明确写明孕妇“禁用”的，绝对不能使用；若说明书中对于妊娠期用药“慎用”或“尚不明确”的，应该咨询医生或者药师，谨慎选择。

哪些中药是孕妇禁止使用的呢?

目前有明确孕妇禁用的中药有螈青、斑蝥、天雄、附子、乌头、野葛、水银、巴豆、芫花、大戟、硇砂、地胆、红花、乳香、没药、滑石、冬葵子、甘遂、芫花、牵牛子、木通、草果、丁香、降香、川鸟、草乌、大黄、郁金、元胡、水蛭、延胡索、五灵脂、生南星、朱砂、雄黄、商陆、蜈蚣、砒石、蟾酥、全蝎、轻粉、马钱子、生川乌、枳实、蒲黄、益母草、当归、三棱、虻虫、穿山甲、莪术、川芎、干漆、蟹爪甲、麝香等。

准妈妈们在选择中药或者中成药的时候，看到上面的这些药名，一定不要使用了。

3. 过度使用保胎药

不知道大家见没见过这样的现象，有些孕妇总是担心宝宝的安危，即使医师告诉可以停止保胎药了，仍然不放心，过度使用保胎药，这样做真的是对宝宝好吗？会不会适得其反呢?

药宝想说，保胎药不是万能药，是否需要使用保胎药，保胎药的用量，都是需要医师根据情况进行评估的。

保胎顾名思义是设法保护胎儿，使之健康发育避免流产。有些孕妇在怀孕期间因为过度疲劳、体力劳动及腰部外伤等会出现流血等先兆流产症状，医生根据胚胎发育情况，评估是否需要保胎。基于目前研究，没有证据表明过量的保胎药会增加胎儿畸形风险，但是50%的先兆流产是因为胚胎自身染色体发育异常引起的，对于这一类型的先兆流产，使用保胎药是没有用处的。

发现先兆流产的迹象例如流血等情况，切记不可自行使用保胎药，应到医院就诊，根据医师或者药师评估情况，合理使用保胎药，不能随意乱用。

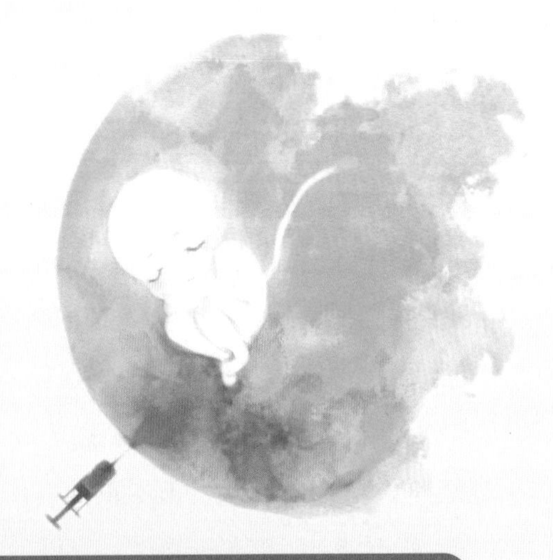

4. 过度担心药物对胎儿有影响，生病了仍不敢用药

怀胎十月，免不了会受寒着凉，孕妇感冒是很常见的，有些孕妇认为吃药会对胎儿有影响，即使感冒已经发展成肺炎了，依然只是多喝热水挺着，不敢吃任何药物。

药宝提醒大家，不是所有的药物对胎儿都有不良影响。

美国食品药品监督管理局（FDA）根据动物实验和临床用药经验对胎儿致畸相关的影响，将药物划分为五类：A类、B类、C类、D类和X类，药宝给大家解释一下各分类的含义：

A类（较安全）：孕早期用药，经临床对照观察未发现对胎儿有损害，亦未发现在随后的妊娠期间对胎儿有损害。例如维生素B族等。

B类（比较安全）：动物生殖试验未显示对胎儿有危害，但尚缺乏临床对照资料，或者动物生殖试验中观察到对胎儿有损害，但尚未在妊娠早期临床试验中得到证实。例如青霉素、磺胺类药物等。

C类（中等安全）：在动物的研究中证实对胎儿有副反应（致畸或使胚胎致死或其他），但在妇女中无对照组或在妇女和动物研究中无可利用的资料。药物仅在权衡对胎儿的利大于弊时给予。比如氯霉素、异丙肾上腺素等。

D类（可能危险）：对人类胎儿的危险有肯定的证据，但尽管有害，孕妇用药后绝对有益（如对生命垂危或疾病严重而无法应用较安全的药物或药物无效）。比如四环素、苯妥英钠等。

X类（禁忌）：动物或人的研究中已证实可使胎儿异常，或基于人类的经验知其对胎儿有危险，对人类或对两者均有害，而且该药物对孕妇的应用，其危险明显地大于任何益处，该药禁用于已妊娠或将妊娠的妇女。比如沙利度胺、利巴韦林等。

怀孕期间生病，要根据实际情况选用和使用药物，参考药物的妊娠等级，尽量选用靠前的等级，降低对胎儿的影响，如怀孕期间感冒，如果是单纯病毒引起的上呼吸道感染，那么它本身是自限性的，不用管它，无须用药，一般5—10天自己就会好。如果感冒症状持续加重，出现黄脓鼻涕等症状，可能是细菌感染，一些抗菌药物对于孕妇也是相对安全的。当然抗菌药物不能随意使用，应去医院就诊明确有细菌感染的情况下使用，孕妇可以选择FDA妊娠分类为B类的青霉素或头孢类抗菌药物。如果感冒出现发热、头痛症状，可以选择FDA妊娠分类为B类的非甾体类消炎药如布洛芬等。

用药后，症状仍持续加重，就不能自行选择药物了，应该到当地医院产科就诊。

2014年12月，FDA宣布该妊娠分类停止更新，因此会出现一些药物可能查不到相关的分类的现象。药宝建议怀孕期间选药，应咨询专业医师或者药师来帮忙。

怀胎十月，孕育生命，是一个非常幸福但辛苦的人生经历，怀孕了不要过分紧张，生病了也不要不敢用药，更不能因噎废食，同时，要重视胚胎发育，不乱用药物，否则将遗憾终生。

1. 孕妇能不能使用抗菌药物？
2. 怀孕期间补充微量元素的量是越大越好吗？
3. 为避免流产，可以一直使用保胎药吗？

6.4 特殊体质人群如何避免用药禁忌

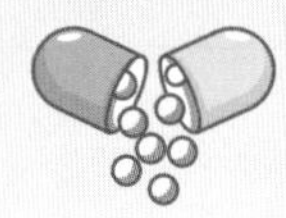

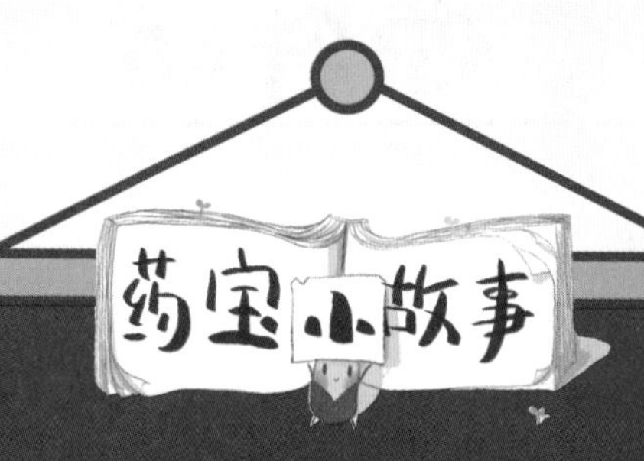

患有糖尿病的李阿姨，不规律地服用二甲双胍片，平时不注意监测血糖，有一次血糖飙到了35mmol/L，发生酮症酸中毒住了院。最近查出了高脂血症，服用辛伐他汀片降血脂，服药的第二天，李阿姨出现了肌肉酸痛的情况，也没当回事儿，继续服药，过了一周出现了浓茶色的尿液，这才觉得大事不妙，赶紧去医院检查，结果发现是因为服药导致横纹肌溶解，加上疾病和其他药物对肾脏的影响，最后发展成为肾衰竭。这些倒霉的事为啥都让李阿姨摊上了？

正常人在不合理应用药物的过程中都容易发生危险，更何况是李阿姨这种特殊体质人群呢！

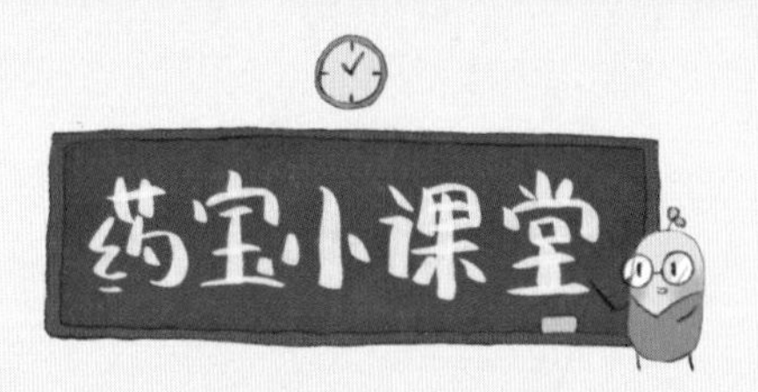

什么是特殊体质人群呢？

一般来说，过敏体质、肝功能不全、肾功能不全、肥胖人群、代谢功能异常患者等，都属于特殊体质人群。

今天，药宝跟大家聊聊特殊体质人群如何避免用药禁忌。

1. 过敏体质

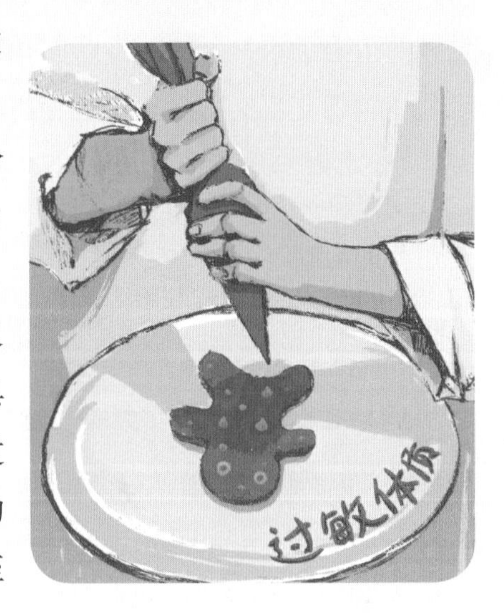

药宝想问问，你是不是遇到过对青霉素过敏的人？这样的人就属于过敏体质。

有的人对药物反应高于一般人，其中一部分是由遗传因素导致，称为特异体质，另一部分是由免疫系统参与而形成的差异，称为变态反应。

一般将容易发生过敏反应和过敏性疾病而又找不到发病原因的人，称之为“过敏体质”。具有过敏体质的人可发生各种不同的过敏反应及过敏性疾病，如湿疹、荨麻疹、过敏性哮喘，有的对某些药物特别敏感，可发生药物性皮炎，甚至剥脱性皮炎。

类似这样过敏体质慎用的药物有很多，药宝帮您列举一些，例如维C银翘片、碘普罗胺注射液、含红花的制剂如红花注射液、云南白药、加巴喷丁、阿司匹林（哮喘患者慎用）、维生素E等。

如果您是易过敏体质，那么在就诊时一定要将以往的过敏史，过敏食物或者药物以及家族过敏情况及时告知医生。

2. 肝功能不全

肝脏是人体最大的内脏器官，它就像一个化工厂，掌管着糖、蛋白质、脂肪在体内的转化和代谢，它负责人体的各种代谢、合成、贮存、排泄和解毒等功能。肝脏是许多药物代谢的主要场所，大多数药物在肝内经过代谢而失去药理作用。

什么是肝功能不全呢？

肝功能不全指的是一些原因引起的肝脏组织受到损伤，导致肝功能下降的状态。好比化工厂机器遇到问题，那么它的工作效率就会降低。

当肝功能出现问题时，药物的代谢必然受到影响。肝功能不全常常伴有低蛋白血症，血液内的蛋白负责结合、转化药物，低蛋白血症的患者血液内的蛋白量减少，导致其与药物结合减少，药物生物转化也会减慢，血浆游离药物增多而使药物作用增强[16]。

药物影响肝脏功能有以下三种情况：

（1）有些药物对肝脏是有毒性的，应该避免或者谨慎使用。

例如对乙酰氨基酚对肝脏有毒性，若出现感冒引起发热的情况，谨慎使用非甾体类解热镇痛药如对乙酰氨基酚、布洛芬等。若必须使用药物退热的话，必须经过医生评估选择药物，并从小剂量开始使用。

（2）有些药物是经过肝脏代谢的，应该减量使用。

例如慢性肝炎患者同时患有结核，应用经肝脏代谢的抗结核药如异烟肼、利福平，若剂量使用不当，容易导致肝衰竭。因此，应根据结核情况、肝损伤程度及相关危险因素来决定是否选用抗结核药物及剂量[17]。

（3）有些药物本身没有肝毒性，但需要在肝脏代谢成为有药理活性的物质才能发挥药效。

例如可待因、依那普利、环磷酰胺等。若肝功能异常，导致这些药物活性代谢物质减少，降低药效。

肝功能不全的人群用药需谨慎，如何安全、有效地使用对肝脏功能有影响的药物，应该咨询医师或者药师。

3. 肾功能不全

肾脏是人体排泄的主要器官，它就像一个过滤器，把好的东西留下，将废物排出体外。许多药物也是经过肾脏来代谢排泄的。

什么是肾功能不全呢？

指由多种原因引起的，肾小球严重破坏，导致身体排泄废物等方面紊乱的情况。可想而知，若肾脏出现问题，有害物质排不出去，就会在体内蓄积发生危险。

同样，肾脏受到损伤时，药物吸收、分布、代谢、排泄以及机体对药物的敏感性均可能发生改变[16]。

药宝给大家详细解释一下。

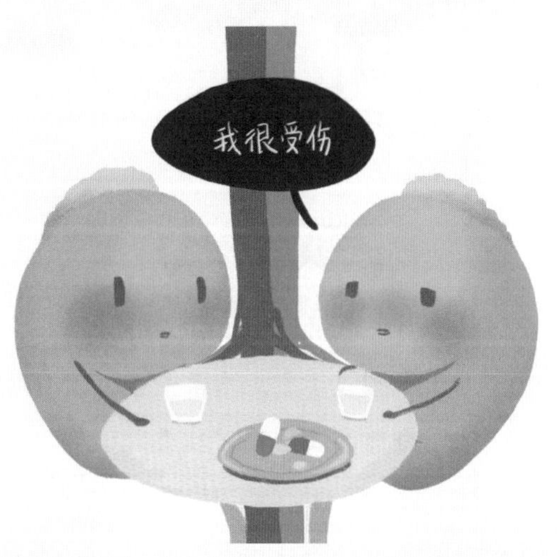

1）肾功能不全，会影响药物的吸收

什么是药物的吸收呢？药物进入到血液循环为药物的吸收。

肾功能不全的人肾单位数量减少，肾小管酸中毒，都会减少药物的吸收。例如维生素D要在肾脏经过羟基化才能起到补钙的作用，肾功能不全会导致维生素D羟化不足，使得钙吸收减少。

2）肾功能不全，会影响药物的分布

什么是药物的分布呢？药物由血液循环被运送到身体的不同部位如组织、体液等。而药物与血浆蛋白结合后，不利于药物向其他部位分布。

肾功能不全会改变药物与血浆蛋白结合从而影响药物的分布。例如酸性的药物血浆蛋白结合率会下降，如苯妥英钠、呋塞米；而碱性药物如普萘洛尔、地西泮，会使血浆蛋白结合率不变或者降低。

3）肾功能不全，会影响药物的代谢

肾脏中有很多个药物代谢酶，当肾脏出现问题时，经肾脏代谢的药物生物转化会出现障碍。这会导致这些药物代谢消除减慢，造成药物在体内的蓄积，甚至产生毒性反应。

例如，地高辛主要经肾小球滤过而排出体外，若肾功能不全，肾小球滤过率下降，地高辛易在体内蓄积造成洋地黄中毒，出现心率加快等症状。

因此，肾功能不全的人应该避免使用对肾脏有损害的药物，若必须使用主要经肾脏排泄并具有明显肾毒性的药物时，应该按照肾功能损害程度来调整剂量，当然调整剂量一定不能自行判断，必须借助医生或者药师的帮助。

药宝给大家列出常见的肾功能不全患者须慎用的药物：四环素类抗生素、甲硝唑，抗高血压药如普萘洛尔、可乐定、利血平等，利福平、青霉胺、锂制剂、甲氨蝶呤、氨基糖苷类药物、噻嗪类利尿剂、青霉素类、磺胺类，一些抗肿瘤药物如顺铂等等。

如果是肾功能不全的患者，谨慎使用对肾脏有损害的药物。确需使用，请咨询医生或药师。

4. 肥胖人群

什么样的人群属于肥胖人群呢？

对于中国成年人，体重指数（BMI）大于 28 的，就属于肥胖人群了。

体重指数如何计算呢？

体重指数（BMI）= 体重 / 身高 ^{2}（kg/m^2）

肥胖人群的身体组分配比及机体机能与正常体重人群不一致，因此药物在体内的吸收效果和疗效都会有差异[18]，不是单单的体重大、加大药物剂量就可以了，很多药物都是要个体化分析的。

肥胖人群的用药剂量不能随意加量，若明确有公斤体重用量的药品，可按照剂量使用，若未标识，应寻求医师或药师帮助。

5. 代谢功能异常患者

临床上常常把高血脂、糖尿病、痛风及低血糖症等患者称之为代谢功能异常患者，在我国，这类人群逐年上升。这些患者也需要注意药物的选择和使用。

例如，对于高脂血症的患者，选择药物时应避免使用对血脂有影响的药物。对于糖尿病患者，若应用了影响血糖的药物，应密切监测血糖指标，避免出现过高血糖或者低血糖情况。

在我国，像高血脂、糖尿病这类代谢功能异常患者很常见，一定要关注药物对疾病的影响，不能随意自我药疗。

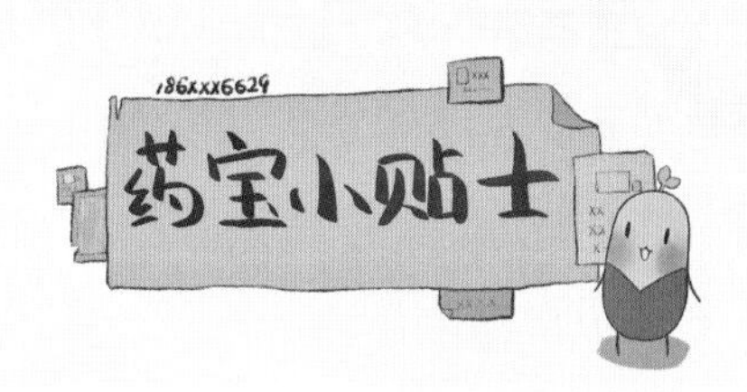

药宝提醒大家，若您属于上文所诉的特殊体质人群，那么在使用药物前必须谨慎，在专业医师或者药师的建议下，充分考虑药物对原有疾病的影响，方可按规定剂量、规定疗程使用。

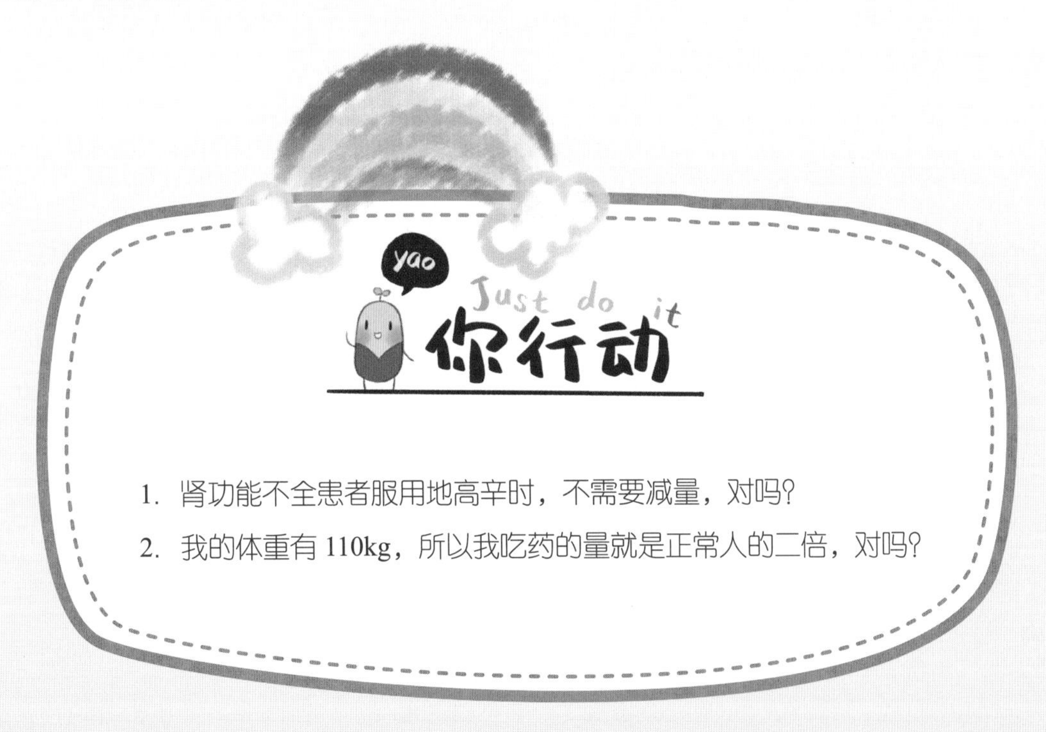

1. 肾功能不全患者服用地高辛时，不需要减量，对吗？
2. 我的体重有110kg，所以我吃药的量就是正常人的二倍，对吗？

本章参考文献

[1] Sminkey L.World report on child injury prevention [J]. Injury-international Journal of the Care of the Injured, 2008,14(1):69.

[2] 全球儿童安全组织 . 2015 儿童用药安全报告 [EB/OL]. 2015-12-21.

[3] 中国医药新闻信息协会儿童安全用药分会 . 2018 中国儿童家长安全用药科学素养研究白皮书 [R]. 2018-10.

[4] 吴斌，解启莲 . 儿童急性中毒临床特点与急救分析 [J]. 现代中西医结合杂志 , 2014, 23(26): 2887-2889.

[5] 杨奔，胡利华，邢梅，等 . 644 例儿童误服药物特点分析 [J]. 中国药房 , 2018, 29(1): 135-137.

[6] 胡利华，张琬迎，李惠茹，等. 2014 年中国城市居民家庭药箱及儿童用药行为调查及分析 [J]. 实用药物与临床 , 2016, 19(2): 257-260.

[7] 季兴，郭慧蕾，王珊珊，等 . 儿童误服药（毒）物中毒 87 例分析 [J]. 儿科药学杂志 ,2017,23(11)：42-44.

[8] 刘小群 . 家长喂药不当导致儿童意外伤害的原因分析及预防 [J]. 医学理论与实践 ,2012,25(8): 990-991.

[9] Schillie S F, Shehab N, Thomas K E, et al. Medication overdoses leading to emergency department visits among children[J]. American Journal of Preventive Medicine. 2009, 37(3):181-187.

[10]Smith M D,Spiller H A ,Casavant M J,et al. Out-of-hospital medication errors among young children in the United States,2002-2012[J]. Pediatrics，2014,134: 867-876.

[11] 胡世莲，王静，程翠 . 中国居民慢性病的流行病学趋势分析 [J]. 中国临床保健杂志 ,2020,23（3）：289-294.

[12] 梅丹 , 刘晓红 . 综合知识与技能——药学 [M]. 北京：中国医药科技出版社，2015：115-120.

[13] 纪立农，陈莉明，郭晓蕙 . 中国慢性病防治基层医生诊疗手册（糖尿病分册）[J]. 中国糖尿病杂志 ,2015,23（8）：673-701.

[14] 方来英 . 二十世纪人类用药史的最大悲剧——“反应停”事件 [J]. 药物与人 ,1994,1:36.

[15] 童荣生 . 妊娠和哺乳期患者治疗临床药师指导手册 [M]. 北京：人民卫生出版社 ,2012:261.

[16] 梅丹 , 刘晓红 . 综合知识与技能——药学 [M]. 北京：中国医药科技出版社，2015：120-129.

[17] 中华医学会结核病学分会 . 抗结核药物肝损伤诊治指南 [J]. 中华结核和呼吸杂志 ,2019,42(5):343-355.

[18] 肖淋 , 史道华 , 谢添成 , 等 . 肥胖人群药代动力学参数的荟萃分析 [J]. 中国临床药理学杂志 ,2012,28(5):373-375.

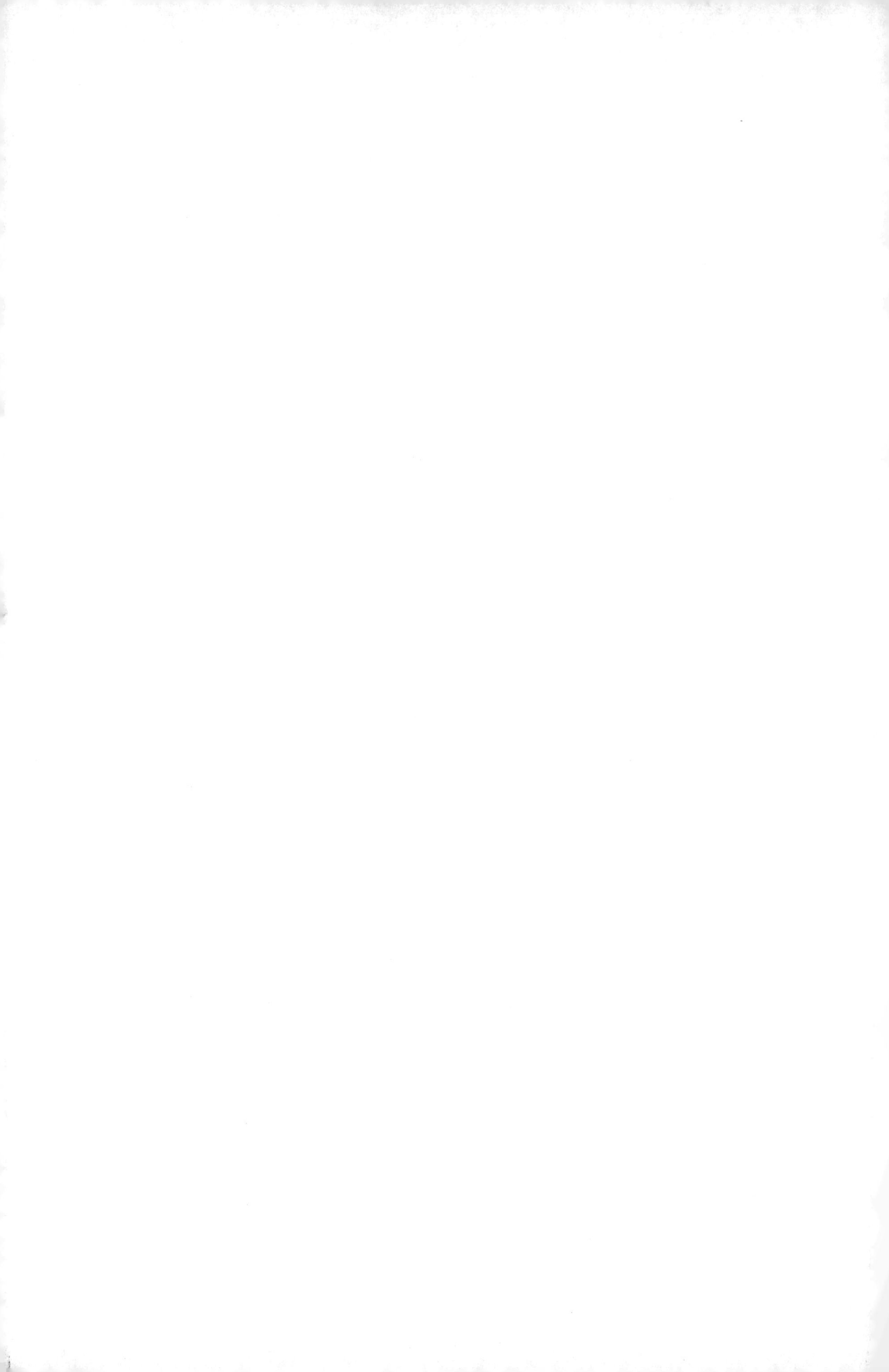